정신분석적 마음의 모델

THE Psychoanalytic Model OF THE Mind

Elizabeth L. Auchincloss, M.D. 지음
박 진 홍 옮김

圖書出版 하나醫學社

THE PSYCHOANALYTIC MODEL OF THE MIND

by Elizabeth L. Auchincloss, M.D.

First Published in the United States by American Psychiatric Publishing, A Division of American Psychiatric Association, Arlington, VA.

나의 제자들을 위해

차 례

•제Ⅰ부• 기 초

•제Ⅱ부• 지형학적 모델

•제Ⅲ부• 구조적 모델

•제Ⅳ부• 대상관계이론과 자기심리학

•제Ⅴ부• 통합과 응용

•제Ⅵ부• 부록

저자에 대해

Elizabeth L. Auchincloss, M.D.는 뉴욕시의 Weill 코넬 의과대학교 정신과 교수, DeWitt Wallace 선임 학자, 정신역동의학 연구소 소장이며 교육 부학과장이다. 또한, 컬럼비아 대학교 정신분석연구소 교육 및 지도 정신분석가이며 선임 부소장으로 활동하고 있다.

한국어판 독자들을 위한 서문

The Psychoanalytic Model of the Mind의 한국어판 출판을 환영하며 매우 기쁘다. 이 책이 정신분석을 공부하는 모든 수준의 학생들에게 유용하기를 바란다. 이 책은 정신분석 분야를 쉽게 활용하고 전반적으로 정교하게 체계화시키는 것이 필요한 학생들에게 도움이 될 것이다. 또한 복습을 통해 항상 도움 받는 전문가들과 이제 막 배우려고 시작하는 이들에게 설명할 방법을 찾고 있는 교육자들에게도 유용할 것이다. 마지막으로 외부 분야에서 정신분석이 다른 마음의 과학이나 지식들과 어떻게 어울릴지 찾고자 하는 사람들에게도 도움이 되기를 희망한다.

100여년 전 비엔나에서 태동하여 세계로 뻗어나가는 정신분석을 바라보는 건 흥분되는 일이다. 세계가 점점 가까워지고 시간이 지나며, 나는 사람에 대해 특히, 인간의 정신에 대해서 더욱 알고 싶다. 예로 우리는 마음의 어떤 부분이 보편적이고 어떤 부분이 보편적이지 않은지 알게 될 것이다. 우리는 마음의 어떤 부분이 모든 인간에게 공통적이며, 어떤 부분이 역사, 장소, 문화의 결과인지 알게 될 것이다. 이 같은 쟁점과 그 외 쟁점들에 대한 미래의 대화에 이 번역본이 기여하기를 기대한다.

Elizabeth L. Auchincloss, M.D.

뉴욕시, 뉴욕, 미국

2017년 1월 6일

역자 서문

처음 예상했던 것보다 번역이 오래 걸렸다. 2015년 봄에 시작했던 번역은 해를 넘겨 겨울이 되어서야 출판하게 되었다. 조금이나마 독자들이 읽기 쉽도록 정확한 표현을 쓰고자 여러 차례 탈고했지만 여전히 아쉽다. 무엇보다도 전공의 4년차, 군의관 1년차가 번역했기 때문에 많은 이들이 어려움 없이 읽을 수 있을 것이며, 이 책이 많은 정신과 의사가 좋은 책을 번역할 수 있는 계기가 되었으면 한다.

최근 들어 한국에서 다양한 정신분석, 정신치료에 대한 체계적인 교육 프로그램들이 생기고 있지만, 아쉽게도 아직 한국어 교과서, 한국어 논문, 연구는 시작 단계이다. 2015년 한국정신분석학회 춘계학술대회에서 정도언 교수님이 언급하였듯이 아시아에서 정신분석에 대해 점차 늘어나는 관심 속에서 정신분석 용어를 공식적으로 번역하고 정립해나가는 것은 앞으로 우리에게 주어진 과제라고 생각한다.

이 책을 접한 건 우연이 아니었다. 나는 정신건강의학과 수련 과정에서 가장 흥미를 가졌던 정신치료, 정신분석에 대한 문헌을 읽고 수집하는 것을 좋아했지만 전공의 4년차 때 보호병동 수석전공의를 맡으며 1년차 전공의들에게 어떻게 무엇을 얼마만큼 알려주어야 할지 어렵고 막막했다. 그러던 와중에 저자의 책을 아마존을 통해 예약 구매하였다. 이 책이 지닌 교육적 가치를 빠르게 알아채고, 운 좋게도 하나의학사를 통해 이른 시간에 번역을 시작할 수 있었다. 이렇게 출판까지 가능케 도와주신 하나의학사 소정영 전무님, 오무근 사장님께 감사드린다.

저자의 서문과 Otto Kernberg의 추천사에서 기술하듯 이 책은 정신분석의 역사, 다양한 이론들의 등장 배경과 그 과정과 의미, 주요 개념들의 정의와 이론들의 요약으로 이루어져 있다. 정신분석이론을 때로 줄글로서 모호하게 배우거나 가르치는 경우가 있지만 나는 이 책에서와 같이 이론을 개념화하고 구조화하는 것이 도움이 된다고 생각한다.

이 책의 장점은 기존의 정신분석이론서들과는 달리 최근의 정신분석학계의 견해와 함께 주변 학문들(인지 심리학, 뇌과학 등)의 견해를 소개하는 것이다. 이는 정신분석이 1950~1970년대 부흥을 거쳐 주춤하고 있는 시점에 과학으로서 입지를 다지기 위해 많은 정신분석가, 치료자들이 노력해야 할 부분이다. 또 하나의 장점은 주옥 같은 참고문헌들의 인용과 소개이다. 나와 같은 초심자들에게는 길잡이가 될 것이고 전문가들에게도 최신 지견 또는 역사적으로 중요한 논문과 단행본들을 참고할 내용이다. 비록, 시간과 능력의 문제로 참고문헌들을 전부 읽지는 못하였지만 이는 앞으로 내게 남겨진 과제라고 생각한다.

이 책을 만난 것은 인생에서 좋은 선생님을 만난 것과도 같은 행운이었다. 실제로, 나는 글로 만났던 저자보다 더 따뜻했던 Elizabeth Auchincloss 선생님을 운 좋게도 뉴욕에서 만나뵐 수 있었다. 이 책은 내가 태어나던 해부터 저자가 코넬대학교 정신건강의학과 전공의들에게 강의했던 강의록을 기반으로 30년 가량의 경험이 축적되어 집필된 책이다. 정신분석가들에게 친숙한 Arnold Cooper가 저자 이전에 가르치던 강의이기도 하다.

나처럼 정신분석, 정신치료 공부에 목말라 있는 초심자들에게 하나의 길잡이가 되기를 바라며 번역하였다. 비록 첫 번째 번역이라서 부족하지만, 점차 나아질 것이라고 생각한다. 번역은 쉽지 않고 지속적인 노력과 시간이 필요한 작업이다. 기존에 한글 용어로 잘 알려져 있지 않거나 다소 생소한 분야들의 용어를 번역하는데 어려움이 있었다. 문헌 검색을 통해 최대한 알려진 용어를 사용하고자 노력했지만 그 의미가 모호한 경우에는 좀 더 쉬운 단어나 의미를 전달하기 위해 풀어서 번역하였다. 오역이나 탈자는 모두 옮긴이의 책임이며, 이를 이메일(jinhong.park@daum.net)로 알려주시면 다음 인쇄본에 반영하겠다.

번역은 주변 사람들의 지지와 배려가 없었다면 불가능했다. 경험이 부족한 나에게 꾸준하게 소중한 시간을 내어주었던 환자들에게 감사하다. 그분들 덕분에 정신치료에 더욱 관심을 갖고 공부하게 되었다. 10년 전 예과 행동과학 수업 때 정신분석과 꿈 분석을 처음으로 소개해주셨던 이동수 교수님, 석사 논문을 지도해주신 김도관 교수님, 일찍이 여러 책을 번역하셨던 유범희 교수님을 비롯한 삼성서울병원 의국의 홍경수 과장님과 모든 교수님들, 많이 챙겨주셨던 강은호 교수님, 명우재 선생님을 비롯한 선배님들, 그리고 보호병동 수석전공의 때 같이 고생했던 1년차 전공의들을 비롯한 후배들, 전공의 수련 과정 동안 많은 가르침을 주셨던 대한분석치료학회와 한국정신분석학회의 지도감독 선생님들께 이 자리를 빌려 깊이 감사드린다. 그리고 무엇보다 삶의 활기와 영감을 되찾게 해주신 노왕구 선생님께 감사드린다. 또한, 긴 여정을 아낌없이 응원해주신 Clark Sugg, Francis Baudry, Anne Erreich, Gilda Sherwin, Malini Singh, Eric Singer, Philip Blumberg 선생님들과 실현 가능한 꿈을 꿀 수 있도록 지지해주신 Elizabeth Auchincloss 선생님께 깊이 감사드린다. 한국어판을 위한 서문을 바쁘신 와중에 기쁜 마음으로 써주셨다. 마지막으로 나에게 재능과 끈기를 주신 부모님과 가족, 오늘보다 기대되는 내일을 꿈꾸게 해준 사랑스러운 딸 설아, 언제나 내 곁에 있는 아내 지예에게 감사하다.

2017년 2월

추운 겨울 강원도에서

박진홍

추천사

Otto F. Kernberg, M.D.

현대 정신분석 이론을 명료하고 포괄적이며 깊이 있게 다양한 이론들을 포함하여 정리하고, 동시에 주변 학문과의 관계를 충분히 평가하는 작업은 매우 중요한 과제이다. Elizabeth Auchincloss가 이 작업을 해냈다. 이 책은 복잡한 정신분석 이론의 지식을 공부하거나, 관련있는 뇌과학이나 심리학을 이해하려는 정신과 의사, 심리학자, 정신건강 분야의 전문가들을 위한 책이다. 이미 수련 받은 정신분석가에게는 정신분석학계에서 관심을 갖고 연구하고 있는 질문들과 논쟁들을 명료화시키고, 독창적이며 박학다식하게 체계화 시켜줄 것이다. Samberg와 Auchincloss가 쓴 *Psychoanalytic Terms and Concepts* (2012)의 자매본과도 같은 이 책은 정신분석 전체의 개념과 용어들을 매우 이해하기 쉽도록 깔끔하고 정확한 용어들로 기술되어 있다. 나아가, 이 책이 좀 더 복잡하고 포괄적이지만 수십년 전에 출간되었던 Charles Brenner의 *An Elementary Textbook of Psychoanalysis*의 개정판과도 같다.

이 책에서 설명하는 정신분석 이론의 기본적 틀에서 다섯 가지 차원은 지형, 동기, 구조, 발달, 그리고 정신병리/치료법이다. 이들은 프로이트의 역동적 무의식 발견, 무의식적 동기의 힘에 대한 이론-리비도와 공격성에 대한 이중 욕동 이론-, 그리고 현실의 요구와의 갈등에서 방어 기제들에 의해 역동적으로 표현된 것을 따른다. 이에 해당하는 갈등의 변화는 지형학적 모델에서는 무의식과 의식 수준에서, 구조적 모델에서는 방어기제들의 체제로, 발달적 모델에서는 생애에 걸쳐 초기 단계와 후기 단계에서 주요 특성들로 나타난다. 정신병리에 대한 정신분석적 탐색은 갈등의 병리적 결과인 신체적, 심리적 증상, 융통성이 부족한 성격, 심리사회적으로 자기파괴적이거나 위험한 한계 상황들의 무리들을 드러낸다. 정신분석적 정신치료는 이러한 병리들에 대한 구체적인 접근법을 발달할 수 있게 한다.

Auchincloss는 정신역동적 이론과 치료들을 위의 차원들을 이용하여 정신분석이론 전반에 걸쳐 현재 서로 경쟁하고 있는 네 가지 정신분석학파의 지향점과 함께 역사적으로도 접근하며 현대적 발전을 알아간다. 여기서 네 가지 학파는 초기 지형학적 모델을 반영한 "이드"에서 나온 고전학파, 구조적 모델 안에서 주로 발달한 자아심리학파, 자기와 타인과의 내재화된 관계의 발달에 대한 구조적 변화에 중점을 두고 접근하는 혁신적인 현대 대상관계학파, 자기의 변천에 특별하게 접근하는 자기심리학파들이다.

Auchincloss는 지난 반세기 동안 미국 정신분석학계의 주류였던 미국 자아심리학파이지만, 특히 클라인 학파로 알려진 현대 대상관계이론과 관계이론(Relational approach), 자기심리학에도 많은 관심을 두고 있다. 또한 라틴어를 사용하는 대부분의 나라에 잘 알려진 프로이트의 지형학적 모델과 이중 욕동 이론을 강조하고 원시적 오이디푸스 갈등(archaic oedipal conflicts)을 중요하게 다루는 프랑스 정신분석학파에도 관심을 갖고 있다. 프랑스 정신분석학파는 미국에서 관계이론이나 클라인 학파에 비해 덜 알려져 있지만, 유아 성욕과 그와 공격성, 성도착 간 관계의 변천과 그에 따른 병리적인 결과의 중요한 분석에 공헌했다. 프랑스 정신분석가들은 정신활동의 통시적(diachronic), 공시적(synchronic) 측면을 강조하고, 구조적 관점에서는 무의식적 역동의 표현으로서 언어의 기능을 강조한다.

Auchincloss는 현대 정신분석이론의 다양한 측면을 상세하게 기술하며, 특히 뇌과학과 같은 정신분석적 관찰의 경계에 있는 분야들의 과학적 발전과 유아기 정신적 경험의 초기 발달 단계에 미치는 사회문화적 영향과의 관계를 강조한다. Auchincloss는 정신분석적 모델들과 연관되거나 상응하는 신경인지적 결과들과 이들을 연결시키는 광범위한 증거를 제시하며 일관성 있게 최근 인접 분야의 과학적 발전과 함께 마음의 정신분석적 관점을 설명한다.

이러한 접근과 함께 나도 중요한 분야 한 가지를 추가하고 싶다. 이 분야는 마음의 기본적 동기 체계로서 정동 체계를 다루는 현대 정동 이론인 정동적 뇌과학(affective neuroscience)이다. 이는 정동이 활성화, 표현, 그리고 변연계와 관련 대뇌피질에 등록되는 과정을 신경생물학적으로 연구하는 분야로 초기 대상 관계에서 일어난 강렬했던 긍정적, 부정적이었던 정동의 활성을 설명한다. 실제로, 정동적 뇌과학과 정신분석의 대상관계이론이 신경생물학적 발달과 정신역동의 발달 사이에 가장 중요한 연결고리를 설명할 수도 있다고 최근 정동 이론과 욕동 이론 간 관계의 연구가 나오고 있다. 초기에 내재화된 자기와 타인과의 역동적 관계들이 "삼요소(tripartite)" 정신 구조를 이루는 구성 요소인가? 아니면 자기와 타인과의 정동적 연결들(affective links)이 정신 욕동의 기본 요소인가?

이것이 현대 정신분석학자들과 연구자들이 갖고 있는 관심과 논쟁의 핵심 분야이다. *"정신분석적 마음의 모델"*이 명료한 틀을 통해 이러한 쟁점들을 오늘날 정신분석 이론은 어떻게 설명하고 있는지 독자들에게 알려줄 것이다. 또한, 다양한 정신치료를 하고 있는 모든 정신건강전문가들과 특히 정신역동적 정신치료자들을 도와 줄 고유한 정신분석 이론 입문서이다.

서론

*정신분석적 마음의 모델*은 마음을 깊이 있게 탐구하고자 하는 모든 이들을 위한 책이다. 이 책에서 소개하는 마음의 모델은 지난 120년 동안의 정신분석적 사고에 기반을 두고 있다. 이 책은 우리가 정신분석적 모델을 통해 사람의 마음을 어떻게 이해하고 정신적 고통을 겪는 사람들을 어떻게 도와주는지 설명하고자 한다. 또한 우리들의 감정, 생각, 소망, 두려움, 기억, 태도, 그리고 가치관과 같은 정신적 경험을 서술하고자 노력했다. 이러한 정신적 경험이 어떻게 우리 주변 타인들에게 영향을 끼치며 상호작용을 하고, 어떻게 우리 삶의 초기 경험으로부터 발생하고, 어떻게 발달 과정에서 변형해나가는지 설명하고자 노력했다. 이 책은 사람의 마음을 자의식의 수준, 동기, 구조, 그리고 발달과 같은 정신분석적 변수들을 통해 설명하고 정신 경험이 정상적인 행동과 병리적인 행동에 기여한 바를 설명하고자 한다.

정신분석적으로 사람의 마음이 어떻게 작동하는지 설명하는 것은 현재까지 임상적 목적으로 발명한 정신 기능을 설명하는 모델들 중 가장 복잡하다. 이는 마음을 지형, 동기, 구조, 그리고 발달과 같은 변수들로 설명한다. 각각의 증상과 성격적 특성과 함께 그 사람 전체와 인생을 살펴본다. 게다가 정신분석적 마음의 모델은 정신역동적 정신치료를 위한 이론적 토대를 제공하고 정서적 어려움을 다루는 모든 심리치료나 "말하기 치료"의 근본을 이루고 있다. 심리적 평가는 정신치료를 받는 환자들 뿐만 아니라 모든 환자들의 치료와 평가에 중요하다. 심지어 생물학적 원인이 있는 정신질환자에게도 심리적 요소들은 질병의 발병시기, 호전이나 악화, 그리고 발현에 관여한다. 감정이나 대인관계 패턴을 고려하지 않고 증상만 다루는 치료들은 치료 후 변화를 지속시키는데 효과적이지 못하다는 연구도 있다 (Westen et al. 2004). 실제로, 대부분의 치료 결과는 환자를 심리적 존재로서 어떻게 이해하는지에 달려 있다 (Lister et al. 1995). 심리적 요소는 치료받는 환자들의 태도에도 영향을 준다. 치료자와 환자 간 치료적 동맹(therapeutic alliance)의 질이 모든 정신 질환의 치료법에서 가장 중요한 예측인자라는 연구 결과들도 있다 (Krupnick et al. 1996, Zetzel 1956). 강력한 치료 동맹은 환자가 어떤 사람인지 정확하게 파악하는데 달려 있다. 치료자와 환자의 관계를 강화하거나 방해하는 전이와 역전이 반응을 이해하는 것도 치료 동맹에 중요하다.

정신건강분야에서 정신분석은 광범위하게 영향을 끼치고 있지만, 정신분석적 마음의 모델을 이해하고 싶어하는 많은 학생들과 전문가들에게 이를 제대로 설명하는 책이 없었다. 모든 사람들이 지그문드 프로이트의 얼굴과 카우치의 상징성만 알고 있다. 하지만 이러한 상징 뒤에 있는 지식이나 실제 임상에 대해서 알고 있는 이들은 적다. 모든 학생들은 정신분석이 찬양 받다가도 매도 당하고 칭송 받다가도 풍자된다는 점을 알고 있다. 그러나 무엇이 그렇게 문제이며 왜 정신분석적 마음의 모델이 중요한지는 잘 모른다. 이 책은 모든 환자들을 치료하면서 어떻게 정신분석적 모델이 항상 유용한지 설명하고자 한다.

비록 정신건강분야에서 공식적으로 생물심리사회적 모델(biopsychosocial model) (Engel 1977)이 사용되지만, 실제 임상에서 이를 느끼기는 어렵다. 너무 오랜 시간 동안 정신건강분야는 여러 비슷한 양극화를 겪으며 약해졌다. 정신건강전문가들은 마음에 중심을 둘지 뇌에 중심을 둘지 선택해야 했고, 이와 더불어 문화적 상황을 고려해야 했고, 인본주의적 관점과 자연과학적 관점, 임상 경험과 실험적 증거, 인지적 접근과 정신분석적 접근 사이에서 하나를 선택해야 했다.

동시에 우리 학생들은 환자를 이해하는데 기여한 정신분석을 이해하려고 노력했지만 정신분석 내부의 문제점들 때문에 어려움을 겪어왔다. 이 중복된 문제점들은 여러 주변 학문들로부터 비롯된 정신분석적 사고들의 고립, 학생들이 정신분석은 배타적인 언어를 사용한다고 느끼게 하는 여러 이해하기 어려운 용어들, 몇몇 정신분석가들의 경험적 연구 등한시, 정신분석가들의 창시자인 프로이트에 대한 과도한 우상숭배, 여러 학파들이 몇 안되는 반대된 의견이 있는 부분에서 서로 가장 우수한 이론이라고 벌이는 논쟁을 포함한다.

*정신분석적 마음의 모델*은 이러한 다양한 문제점들에 새롭게 접근하며 이를 넘어서고자 한다. 이 책은 아래의 사항들을 설명하고자 한다.

- 정신분석적 마음의 모델은 뇌를 중심으로 한 접근법과 일관성을 유지하며 이러한 접근법과 절대 분리되지 않는다.
- 정신분석적 마음의 모델은 문화정신과학과 일관성을 유지한다.
- 정신분석적 마음의 모델은 인지적 모델을 비롯한 다른 널리 알려진 마음의 모델들과도 일관성을 유지한다.
- 임상가들이 여러 경쟁 모델들의 우수한 측면들을 사용할 수 있도록 정신분석적 마음의 모델을 소개한다.
- 충분한 증거들이 정신분석적 마음의 모델의 기조를 뒷받침한다.

*정신분석적 마음의 모델*의 모든 장은 이분법을 피하고 다양성을 인정하며 위의 사항들을 다룰 것이다. 또한 프로이트를 언급할 때 그를 존경하지만 숭배하지는 않을 것이다. 다른 말로 표현하자면 "프로이트에 따르면…," 이라고 쓸 때, 이는 그의 권위에 기대는 것이 아니라 탐구심을 갖고 모든 증거를 이용하여 가장 좋은 마음의 모델을 찾으려는 것이다. 마지막으로 복잡한 생각과 개념들을 가능하면 전문용어를 사용하지 않고 최대한 쉬운 언어로 설명하려고 한다. 그러나, 중요한 용어는 독자들이 그 의미를 이해하도록 쉽게 찾을 수 있게 했다. 책의 뒷부분에 부록 C 용어 해설에서 찾아보면 된다 (제 VI부 참고).

이 책은 여섯 부분으로 구성되어 있다. 제 I부 "기초"는 네 개의 장으로 이루어져 있다. 1장 ("개요: 마음을 설명하기")에서는 "마음이란 무엇인가?" "정신분석이란 무엇인가?" "모델이란 무엇인가"와 같은 기본적인 질문들을 살펴본다. "왜 뇌의 시대에 마음을 이해하는 모델이 필요한가?"에 대해서도 다룬다. 2장 ("정신분석적 마음의 모델의 기원")에서는 자연과학적 심리학의 역사에 대해서 빠르게 훑는 것으로 시작하여 프로이트의 연구들을 살펴보며 첫 번째 정신분석적 마음의 모델이 만들어진 배경을 알아본다. 3장 ("역동적 무의식의 진화")에서는 정신분석적 마음의 모델의 기본이 되는 역동적 무의식의 개념을 알아본다. 서양 철학과 심리학에서 무의식이란 개념의 역사를 살펴보고 역동적 무의식(dynamic unconscious)과 관련있지만 다른 개념인 인접한 분야 인지 뇌과학에서 개발한 인지적 무의식(cognitive unconscious)을 비교한다. 4장 ("정신분석적 마음의 모델에서의 핵심 차원")에서는 모든 정신분석적 마음의 모델에서 다섯가지 핵심 차원으로서 지형, 동기, 구조/과정, 발달, 정신병리에 대한 이론/치료법(치료 작용)을 정의한다. 인접 학문의 비슷한 개념들과 각각의 차원들을 연관지어 논의한다. 이 장에서 네 가지의 기본적인 정신분석 이론인 지형학적 모델, 구조적 모델, 대상관계이론, 그리고 자기심리학을 간단히 살펴본다. 이 모델들을 역사적으로 발전된 순서에 따라 소개하여 정신분석적 모델이 임상적 이해와 다른 학문에서 밝혀진 새로운 증거들의 발전에 부합하여 어떻게 진화했는지 독자들이 알 수 있도록 한다. 또한 각각의 네 개 이론이 정신 활동의 핵심 차원들과 정신병리/치료법에 대해 어떻게 설명하는지 살펴본다. 이 책은 처음부터 끝까지 네 개의 모델들을 서로 연관지어 설명하면서 궁극적으로는 이들을 하나의 유용한 현대적인 마음의 모델로 통합할 것이다. 마지막으로 4장에서 독자들이 책의 내용을 통합할 수 있는 표 하나를 소개한다. 이 표는 정신 활동의 핵심 차원들, 정신병리/치료법, 그리고 각각의 이론에 따라 나뉘어져있다. 독자들은 책을 읽어가며 각 이론들이 어떻게 정신 세계와 질환들의 핵심차원/치료법을 개념화시켰는지 알아갈 것이다. 이로써 독자들은 제 V부와 마지막 13장에서 다양한 모델들을 이해하는데 훨씬 수월할 것이다.

제 II부부터 IV부에서는 네 개의 주요 정신분석적 마음의 모델들을 깊이 있게 알아본다. 제 II부 "지형학적 모델"은 세 개의 장으로 이뤄져 있다. 5장 ("마음의 지형")에서는 마음은 억압의 장벽에 의해 의식, 전의식, 그리고 무의식 세 영역으로 나뉘어 있다고 가정한 지형학적 모델을 살펴본다. 이 모델은 동기, 구조, 발달, 정신병리/치료법에 대해 가장 기본적인 생각들을 포함하고 있으나 주된 초점은 마음의 지형이다. 이 장은 *신경증*이란 중요한 개념을 비롯해서 굉장히 설명력 있는 프로이트의 지형학적 모델을 강조한다. 실제로 모든 정신역동적 정신치료는 무의식적 소망, 두려움, 그리고 공상을 의식화하는데 목적이 있다. 6장 ("꿈의 세계")에서는 현대 정신분석적 꿈 모델이 꿈을 어떻게 설명하고 정신치료에서는 어떻게 다루고 있는지 설명한다. 동시에 인지 뇌과학에서 제시하는 이론과 증거들을 살펴보고 이들을 꿈에 대한 정신분석적 접근과 통합해본다. 7장 ("오이디푸스 콤플렉스")에서는 아동기에 생겨 성인기까지 지속되는 무의식적 공상의 첫 번째 중요한 예를 다룬다. 비록 현대 정신분석가들은 더 이상 오이디푸스 콤플렉스가 모든 정신병리의 원인이라고 생각하고 있지는 않으나, 아직도 왜 오이디푸스 갈등이 중요하고 보편적인지 알아본다.

제 III부 "구조적 모델"은 세 개의 장으로 이뤄져 있다. 8장 ("새로운 배열과 새로운 개념: 자아")에서는 구조적 모델을 살펴보고 잘 알려진 구성 요소인 자아, 이드, 그리고 초자아에 대해 알아본다. 프로이트가 자신의 모델을 어떻게 수정했는지 살펴보며 독자들은 정신분석적 마음의 모델은 "사람이 만든" 이론이고 수정에 개방적이라는 사실에 매료될 것이다. 또한 자아의 개념을 좀 더 자세히 기술하고 자기-조절/항상성, 그리고 적응과 같은 개념들을 살펴본다. 9장 ("이드와 초자아")에서는 이드와 함께 욕동, 리비도, 정신성욕, 그리고 공격성의 개념들을 다룬다.(제 VI부 부록 A, "리비도 이론"에서 리비도적 욕동이 어떻게 방어를 통해 성인들의 성적 행동, 성격적 특성, 그리고 신경증으로 변형되는지 알아본다.) 비록 모든 사람들은 프로이트가 "우리가 하는 모든 것은 성 때문이다."라고 말한 건 알고 있지만 실제 그의 관점을 제대로 이해하지 못하고 있다. 또한 초자아의 개념을 다루며 초자아의 구조가 도덕적 임무에서 맡은 중요한 역할에 대해서도 살펴본다. 10장 ("갈등과 타협")에서는 자아, 이드, 그리고 초자아가 서로 각자의 목적을 위해 경쟁하며 생긴 갈등을 어떻게 조정하고 함께 타협을 형성하는지 설명한다. 또한 좀 더 자세하게 방어의 개념을 다룬다.(부록 B "방어"에서는 흔한 방어 기제들을 자아 기능의 비용에 따라 분류한다.) 마지막으로 정신병리와 치료법에 대한 최신 정신역동적 접근을 소개한다.

제 IV부 "대상관계이론과 자기심리학"은 두 개의 장으로 이루어져 있다. 11장 ("대상관계이론")에서는 대상관계이론이 무엇이고 어떻게 발전했는지 살펴본다. 어떻게 그리고 왜 이 이론이 형성됐는지 살펴보며 고정불변인 이론은 없다는 사실을 학생들에게 다시 한 번 상기시켜줄 것이다. 독자들은 대상관계이론이 경계성 정신병리나 친밀감의 문제와 같은 임상에서의 어려운 문제들을 이해하는데 시야를 어떻게 넓혀줬는지 배울 것이다. 12장 ("자기심리학")에서는 하인즈 코헛(Heinz Kohut)이 자기애적 문제가 있는 환자와의 경험에서 어떻게 자기심리학을 발전시켰는지 살펴본다. 이 모델은 유년기 때 부모의 공감 실패로 트라우마를 경험한 사람들을 대상으로 한 관찰에 기반을 두고 있다. 또한 자기심리학과 다른 정신분석적 마음의 모델들을 어떻게 통합할 수 있을지 설명한다.

제 V부 "통합과 응용"은 13장 한 개의 장으로 구성되어 있다. 13장 ("통합된 정신분석적 마음의 모델을 향하여")에서는 어떻게 서로 다른 네 개의 정신분석 이론을 각각 활용하면서 하나의 접근법으로 통합할 수 있는지 살펴본다. 이 시점에 각 이론들마다 소개하며 채

워갔던 표들의 최종본을 독자들에게 보여줄 것이다. 표를 통해 네 모델들이 정신 기능의 핵심 차원들과 정신병리/치료법에 기여한 바를 살펴본다. 또한 통합하는 과정에서 생긴 논쟁들도 살펴본다. 마지막으로 정신분석적 마음의 모델이 마음, 뇌, 그리고 문화를 통합하는 복잡한 정신과학에 어떻게 합쳐지는지 보여줄 것이다.

*정신분석적 마음의 모델*은 정신과 전공의, 심리학과 대학원생, 사회복지학과 학생, 그리고 의과대학생을 포함하여 모든 수준의 학생들을 위한 책이다. 철학, 뇌과학, 심리학, 문학 그리고 정신건강 분야 이외의 모든 학문을 공부하는 사람들 중 정신분석가가 마음을 어떻게 설명하는지 배우고 싶은 대학생, 대학원생을 위한 자료이다. 이 책을 통해 독자들은 환자들을 이해하는데 정신분석적 사고가 얼마나 유용한지 진가를 알게 될 것이다. 동시에 독자들이 환자들의 마음 뿐만 아니라 자신과 모든 사람들의 마음을 더 깊게 이해하게 되길 바란다. 환자들과의 작업은 환자들 뿐만 아니라 우리 정신건강 전문가들도 성장할 수 있는 의미 있고 보람된 경험이다. 독자들이 가장 좋은 마음의 모델과 함께 성장할 수 있는 기회를 쉽게 찾기를 희망한다.

인용문헌

Engel GL: The need for a new medical model: a challenge for biomedicine. Science 196:129–136, 1977

Krupnick JL, Sotsky SM, Elkin I, et al.: Therapeutic alliance in psychotherapy and pharmacotherapy outcome: findings in the National Institute of Mental Health treatment of depression collaborative research program. J Consult Clin Psychol 64:532–539, 1996

Lister EG, Auchincloss EL, Cooper AM: The psychodynamic formulation, in Psychodynamic Concepts in General Psychiatry. Edited by Schwartz H, Bleiberg E, Weissman SH. Arlington, VA, American Psychiatric Publishing, 1995, pp 13–26

Westen D, Novotny CM, Thompson-Brenner H: The empirical status of empirically supported psychotherapies: assumptions, finding and reporting in controlled clinical trials. Psychol Bull 130:631–663, 2004

Zetzel E: Current concepts of transference. International Journal of Psychoanalysis 37:369–375, 1956

감사의 글

*정신분석적 마음의 모델*은 내가 1987년부터 Weill 코넬 의과대학교 정신과학 교실에서 학생들을 가르쳐 왔던 동일한 이름의 수업 결과물이다. 나도 많이 배울 수 있도록 훌륭한 토론을 해주었던 학생들에게 정말 감사하다.

코넬 대학교 정신과학 교실의 과장 Dr. Jack Barchas에게 특별히 감사드린다. 정신건강의 세계를 여러 관점으로 바라보는 그는 나에게 많은 영감을 주었다. 그의 지지, 격려, 그리고 지혜는 매일 자양분과도 같았다.

또한 운 좋게도 나는 내 경력에서 Nathan Kravis, George Makari, Helen Meyers, Robert Michels, 그리고 특히 Arnold Cooper를 비롯한 여러 환상적인 선생님들과 다양한 환경에서 함께 일할 수 있었다. 또한 정신분석과 관련된 주제로 많은 토론을 함께 할 수 있었던 놀라운 동료들 Robert Glick과 Eslee Samberg와 다른 프로젝트에서 함께 일한 것은 행운이었다.

또한 정신분석학계, 특히 컬럼비아 대학교 정신분석연구소의 많은 학생들, 선생님들, 그리고 동료들에게 감사하다.

마지막으로 내게 항상 지적 호기심을 불어 일으켜주는 Richard Weiss에게 고맙다.

제I부

기 초

제1장
개요 : 마음을 설명하기

이 장에서는 "마음이란 무엇인가?," "정신분석이란 무엇인가?," 그리고 "모델이란 무엇인가?"와 같은 질문들을 던져본다. 이러한 질문부터 "왜 뇌의 시대에 마음의 모델이 필요할까?"라는 질문까지 이어 다루어본다. 이 장에서 소개할 단어들은 다음과 같다: *마음의 컴퓨터 모델(computational model of the mind), 체화(embodiment), 창발성(emergent property), 마음(mind), 거울 뉴런(mirror neurons), 정신분석(psychoanalysis), 정신역동적(psychodynamic), 마음 이론(theory of mind).*

이 책은 우리가 행동하는, 경험하는, 계획하며 선택하는, 그리고 삶을 살아가는 방식들이 마음(mind)의 작동에 의해 이루어진다고 전제를 둔다. 이는 마음을 갖고 있다는 것이 인간이란 존재의 특별한 측면이며, 정신적 사건이 우리가 누구이고 일상 생활과 임상 상황에서 어떻게 행동할지 결정하는 중요한 요소라고 가정한다. 또한 이 책은 정신적 사건을 정신과학이나 심리학 외의 다른 분야에서 나온 용어로는 설명할 수 없고 자체의 용어들로만 기술해야 한다고 가정하고 있다.

Merriam-Webster 영어사전은 마음을 "느끼고 지각하고 생각하고 의지를 갖고, 추론하는 인간을 구성하는 요소들의 복합체"라고 정의한다. 이는 "생물체의 조직화된 의식적, 무의식적 적응 정신 활동"[1]을 포함하고 있다. 마음의 개념은 매우 다양한 관점에서 분석될 수 있다. 수 세기 동안 플라톤(Plato), 데카르트(Descartes), 라이프니츠(Leibniz), 칸트(Kant), 하이데거(Heidegger), 설(Searle), 데네트(Dennett)와 같은 철학자들은 "마음은 존

1 http://www.merriam-webster.com/dictionary/mind 참고 (2013년 4월 7일 자).

재하는가?" "마음은 뇌로 환원될 수 있는가?" "마음의 특성은 무엇인가?" "동물이나 기계도 마음이 있는가?" "마음은 인과 관계의 특성을 갖고 있는가? 아니면 단지 뇌의 과정을 보여주는 부수적인 현상인가?" "마음과 신체의 관계는 무엇인가?" 와 같은 질문들을 했고, 계속 논쟁을 벌여왔다. 교육을 많이 받은 역사학자들은 이를 탐구했고 마음의 개념과 인간의 행동이 연관되어 있다는 것에 동의하지 않았다. 신학자들은 마음과 신과의 관계에 대해 주로 의문을 갖고 있었다. 물론 모든 유형의 심리학자들도 인간의 마음은 무엇인지, 마음에 대해서 뭐라고 설명할 수 있을지에 대한 이론들을 제시해왔다.

정신건강 전문가도 마음에 대한 다양한 학문들에 대해 많은 관심을 갖고 마음의 철학과 역사가 복잡하다는 것을 잘 알고 있다 (Kendler 2001; Makari 2008). 하지만 이미 알다시피 우리는 환자를 이해하기 위한 마음의 개념이 필요하다. 대부분 임상가들은 마음은 뇌의 창발성(emergent property)이라고 생각한다 (Frith 2007). 여기서 창발성이란 마음이 뇌에 의존적이지만 뇌에 적합한 용어나 개념으로는 설명할 수 없으며 새로운 용어와 개념을 필요로 하는 것을 의미한다. 실질적으로 많은 임상가들은 철학자들이 말하는 물질 이원론자들(property dualists)처럼 활동한다. 즉, 임상가는 마음이 뇌로부터 나오는 것인 줄 알고 있지만 임상적 목적에서 마음과 뇌가 서로 분리되었다고 생각한다는 뜻이다. 쉬운 말로 우리는 마치 환자들의 마음과 뇌가 서로 다른 속성을 갖고 있어 각각에 맞는 생각과 개입으로 치료한다는 것이다. 이렇게 환자들을 생각하는 방식이 우리의 전통에 깊숙이 자리잡고 있다. 이는 조지 엔젤(George Engel)(1977)의 생물심리사회학적 모델이나 폴 맥휴(Paul McHugh)와 필립 슬레브니(Phillip Slavney)(1998)의 정신과학의 관점(The Perspectives of Psychiatry)과 같은 고전들에 명료하게 기술되어 있다. 둘 다 정신건강 전문가들은 환자를 다양한 방식으로 바라봐야 하고 그 방식들 가운데 하나는 심리학 또는 마음의 이론에 중점을 두어야 한다고 주장한다.

정신분석이란 무엇인가?

정신분석이란 인간의 행동은 마음의 결과라고 가장 철저하고 깊이있게 여기는 심리학의 한 분야이다. 뇌의 활동으로 인간의 행동과 정신 활동을 탐구하는 신경생물학이나 문화환경적인 요소들로 인간의 행동과 경험을 탐구하는 사회학습이론, 사회 심리학과는 달리 정신분석적 마음의 모델은 우리가 경험하고 행동하게끔 영향을 주는 감정, 생각, 기억, 소망, 그리고 공상 같은 정신 현상에 대한 이해를 체계화시키고자 한다. 전통적으로 정신분석은 정신병리의 몇몇 측면에 대한 이론, 치료법, 마음을 탐구하는 방법, 마음에 대한 이론으로 다양하게 정의되어 왔다 (Freud 1923/1962). 이제부터 이 책에서 나오는 정신역동적(psychodynamic)이란 단어는 글자 그대로 "정신적 힘"(또는 동기)이란 의미로서 정신분석적(psychoanalytic)이란 말과 같은 뜻으로 사용할 것이다. 정신분석적 접근과 구별되는 정신역동적인 접근은 거의 없기 때문이다.

모델이란 무엇인가?

정신분석 이론가들이 마음을 설명하고 체계화시키기 위해 흔히 사용하는 전략은 정신분석적 마음의 모델이란 걸 만드는 것이다. 자연과학이나 사회과학에서 쓰이는 모든 모델과 마찬가지로 정신분석적 마음의 모델은 복합한 시스템을 설명하기 위해 만들어낸 가상의 구성(imaginary construction)이다. 여기서 복잡하다는 의미는 인간의 마음 그 전체를 직접 관찰할 수 없다는 것이다. 모든 모델의 목표는 시스템을 쉽게 이야기하고 연구하도록 설명하는 것이다. 몇몇 과학 모델은 수학적 언어나 논리적 원리를 사용하기 때문에 추상적이다. 그 외의 모델은 우리가 이미 알고 있는 실제 세계의 대상에 비유하기 때문에 보다 구체적이다. 과학 모델은 증거들을 얼마나 잘 설명하고 새로운 현상을 예측하고 다른 지식들과 일관성 있는지를 통해 평가된다. 이런 과학 모델의 예로는 코페르니쿠스의 태양계, 러더포드-보어(Rutherford-Bohr)의 원자모형, 그리고 입자 물리학의 "표준 모형(Standard Model)" (모든 물질을 이루고 있는 기본 입자들 간의 상호작용을 기술한 모델)과 같은 것들이 있다. 각각의 모델은 자연 세계의 몇몇 측면들을 설명하고자 가능한 증거들을 체계화시키려고 한다.

정신분석적 마음의 모델은 임상 상황의 여러 자료들을 일관성 있는 하나의 심리학적 시스템으로 체계화한 것이다. 환자의 인생, 환자가 보고한 내적 경험, 그리고 환자가 치료 상황에서 보이는 반응들이 모두 그 자료들이다. 모델은 감정, 생각, 소망, 두려움, 공상, 기억, 태도, 그리고 가치관 같은 심리적 현상들이 한 시스템 안에서 서로 어떻게 영향을 주며 상호작용하는지 설명한다. 모델은 환자들에게 생동감을 주는 동기, 마음을 체계화하는 구조, 그리고 마음이 작동하는 과정과 기능을 기술한다. 또한 마음이 어떻게 발달하는지도 기술한다. 정신분석적 마음의 모델은 개개인의 마음과 같이 일반적으로 모든 인간의 마음은 고유한 특성을 갖는다고 설명한다. 또한 정상 행동과 마찬가지로 어떻게 정신 세계가 병적으로 나타나는지, 어떻게 치료가 마음에 영향을 주는지 설명해준다. 정신분석적 모델이 마음에 대한 첫 번째 모델은 아니었다. 수 천년 동안 인류는 마음을 극장, 빙산, 수압 시스템, 그리고 (보다 최근에는) 컴퓨터와 같은 이미지에 비유하며 설명해왔다 (McGinn 2013).

초창기 정신분석적 마음의 모델은 지그문드 프로이트가 환자와의 경험을 이해하기 위해 만들었다. *꿈의 해석(The Interpretation of Dreams)* (1900/1962)에서 프로이트는 그 시대 신경생물학, 반사 회로, 광학 기구들이 혼재된 과학과 기술에 기반을 둔 처음으로 개발한 마음의 모델 또는 그가 이름 붙인 *정신 기구(psychic apparatus)*를 소개했다. 또한 프로이트는 문학이나 고고학과 같은 분야들에서 개념을 많이 빌려왔다.

프로이트의 지형학적 모델이라고도 불리는 첫 번째 모델의 몇몇 부분은 현대 정신분석적 모델에도 남아있다. 반면 몇몇 부분은 버려졌다. 실제로 프로이트가 남긴 유산 가운데 가장 중요한 부분은 성공적인 모델을 만들기 위해서 모델은 항상 수정 가능해야 하며 융통성이 있어야 한다는 점이다. 어떠한 과학적 모델도 완벽할 수 없다. 예를 들어 우리 모두가 어릴 때 배웠던 크리스토퍼 콜럼버스(Christopher Columbus)의 지구 구형 모델은 그 당시에 정설로 받아들여지던 지구가 거북이 등 위에 균형을 이루고 있는 평평한 판이라는 평면 모델을 비롯한 다른 모델들과 비교하면 정말 훌륭하고 발전된 생각이었다. 콜럼버스의 모델은 그가 서쪽으로 항해하며 “동쪽”을 찾으려는 대담한 계획을 세우게 한 이론적 근거였다. 하지만 콜럼버스는 지구의 크기를 적절하게 측정하지 못해서 항해의 끝이 어디인지 헷갈려 실패하고 말았다. 나중에 지도 제작자들은 콜럼버스와 다른 탐험가들의 발견을 토대로 대양과 대륙으로 지구가 이루어졌다는 발전된 모델을 제시하였다. 실제로 지도 제작자들은 아직도 볼 수 없는 대양의 해저 깊이를 작성하는 작업을 하고 있다. 세계 지도와 마찬가지로 정신분석적 마음의 모델도 프로이트가 내적 세계의 지도를 그리기 시작한 이후로 꾸준하게 발전해왔다. 비록 현대 정신분석적 마음의 모델이 프로이트의 첫 번째 이론에서 많은 부분을 차용했지만, *꿈의 해석*(Freud 1900/1962) 출판 이후 100여년 동안 임상 경험과 많은 연구들로부터 얻은 새로운 자료들을 통해 정신분석적 모델은 점점 더 복잡해져가는 중요한 변화들이 생겼다.

오늘날 우리는 하나의 정신분석적 마음의 모델로 임상 상황 내외적으로 얻은 모든 자료들을 설명할 수 없다. 현대 정신분석적 마음의 모델은 다원적으로 즉 하나가 아닌 여러 마음의 모델들로 구성되어 있다. 모델들은 각각 겹치기도 하지만 인간의 정신 활동에 대해 분명하게 다른 견해를 갖고 서로 다른 현상을 강조한다. 간단히 말하자면 현대 정신분석적 마음의 모델은 다른 "정신분석학파의 생각"들을 반영하고 있다. 독자들은 자아심리학, 대상관계이론, 애착이론, 자기심리학, 관계정신분석학파와 같은 주요 정신분석학파들에 대해 들어본 적이 있을 것이다. 이러한 마음의 모델들(또는 학파의 생각들)은 마음을 설명하고, 환자의 어려움을 이해하고, 정신치료의 치료 작용을 설명하는 면에서 다르다.

이 책의 목표는 주요 정신분석적 마음의 모델들을 하나의 유용한 현대 정신분석적 마음의 모델로 통합하는 것이다. 우리는 이 모델들을 통합하는 과정을 통해 프로이트와 많은 정신분석가들이 정신 생활의 본질을 개념화시키려 했던 노력의 발자취를 따라가볼 것이다. 임상적 발견의 과정과 이론적 구성이 마음의 모델을 만들어 가는데 어떻게 상호작용을 하는지도 살펴볼 것이다. 또한 모든 정신분석 모델들이 공유하거나 경쟁 모델들과 구별되게 하는 요소들을 짚어볼 것이다. 이 책의 전반에 걸쳐 정신분석적 모델을 만드는 것이 현재도 진행 중이라고 강조할 것이다. 임상가들은 여전히 프로이트가 가졌던 다음과 같은 질문들을 마주하고 있다: 어떻게 환자들을 이해하고, 어떻게 그들이 변화하도록 도와줄 수 있을까? 우리가 이 질문들을 대답하는데 우리 마음의 모델들은 중요하고 유용하다.

우리는 왜 마음의 모델이 필요한가?

1970년대 후반, 마음의 작용을 설명하려는 시도들은 인지 뇌과학에서 흥미로운 *마음 이론(theory of mind)*을 소개하면서부터 더욱 흥미를 끌기 시작했다. 이 개념에 따르면 모든 인간은 자신의 마음과 다른 사람들의 마음이 어떻게 움직이는지 이해할 수 있는 능력이 정해져 있다. 만약 이 개념이 맞다면 인간으로서 우리는 좋아하든 싫어하든 이미 정해진 자신만의 마음의 모델이 있기 때문에 정신건강 전문가들에게 마음의 모델이 필요한가라는 질문은 쓸모가 없다.

인지과학자 데이비드 프리맥(David Premack)과 가이 우드러프(Guy Woodruff)(1978)는 획기적인 논문 "침팬지는 마음 이론을 가지고 있는가?"에서 *마음 이론*이란 어구를 처음으로 사용하며 수년 동안 인지심리학자들이 다뤄온 모든 인간이(아마도 동물들도) 가지고 있는 특정 능력에 대해 기술했다. 이 능력으로 우리는 1) 타인이 믿음, 욕구, 의도를 가지고 있다는 것을 이해하고; 2) 타인의 믿음, 욕구, 의도는 나와 다를 수 있다는 것을 이해하고; 3) 타인의 믿음, 욕구, 의도가 무엇인지 조작적 가설, 이론, 또는 정신 모델들을 만들 수 있다 (Malle 2005). 마음 이론(Theory of Mind의 약자로 종종 ToM이 쓰인다.)은 우리가 매일 다른 사람들과 복잡한 상호작용을 하면서도 세상을 살아갈 수 있게 도와주는 타고난 자질이다. 진화 생물학자들이 말하듯 ToM은 우리가 생존하는데 꼭 필요하다. 정신분석적 마음의 모델은 마음 이론을 *정신화(mentalization)*라고 부른다 (12장, "자기심리학"과 부록 C, "용어해설" 참고).

연구자들은 ToM이 유아기에 타고난 잠재력으로 시작해서, 이후 정상적인 성숙, 사회적 교류, 그 외 경험들을 거치면서 발달한다고 말한다. ToM은 정상적인 환경에서 자란 만 4세 정도의 아이들에서 찾아볼 수 있다 (Bartsch와 Wellman 1995; Gopnik과 Aslington 1988; Mayes와 Cohen 1996). 어른들의 ToM은 정교하고 복잡하고 정확하고 합리적인 경우부터 제대로 발달하지 못하고 기능하지 못하고 실질적으로 존재하지 않는 경우에 이르기까지 다양한 스펙트럼 위에 있다. 다른 사람이 어떠한 감정을 느끼고 어떠한 행동을 하려는지 정확하게 예측하는 능력은 우리가 많은 대인관계에서 어떻게 행동할지 결정하는데 매우 중요하다. 이 스펙트럼의 한쪽 끝인 ToM이 없는 자폐증 환자들은 사회 생활을 하는데 매우 어렵다 (Baron-Cohen et al. 1985). 반대쪽 끝인 ToM이 고도로 발달한 사람은 양육, 친구 관계, 사랑부터 사업, 교육, 정치 그리고 정신건강 분야에서 일하는 것(!)까지 폭넓은 대인관계와 사회적 상호작용을 잘 한다. 이 많은 영역들에서 사람에 따라 확실히 능력 차이가 있다.

인지심리학자들은 어른, 어린이, 영장류들이 마음 이론을 가지고 있는지 알아보기 위해 여러 기발한 실험들을 해보았다. 말하기 전의 아이들이나 동물이 다른 이들의 마음을 상상할 수 있는지 알아내는 건 매우 어려우며 과학자들은 계속 논쟁 중이다. 이 논쟁의 양쪽 입장을 뒷받침하는 실험들은 매우 흥미로운 읽을거리이다 (Sperber와 Premack 1995). 과학자들은 기능적 자기공명영상(functional MRI)을 이용한 연구들에서 특정 뇌 영역이 ToM

의 역할을 담당하고 있다고 밝혀냈다 (Frith와 Frith 1999). 뇌과학자들은 영장류의 뇌에 우리가 행동하거나 다른 사람이 이와 똑같은 행동을 하는 것을 볼 때 작동하는 *거울 뉴런(mirror neurons)*이 널리 존재한다고 입증했다 (Rizzolatti와 Craighero 2004). 과학자들은 거울 뉴런이 우리가 다른 사람들이 무엇을 생각하고 느끼고 계획하려는지 마음 속 상상하는 능력에 매우 중요한 신경학적 기질이라고 믿고 있다. 우리는 이러한 거울 뉴런을 통해 각자의 마음 속에 타인의 행동 뒤에 있는 의도를 이해할 수 있는 틀을 갖고 있다. 사실 몇몇 과학자들은 우리가 거울 뉴런을 통해 다른 사람들의 마음을 개념적인 추론을 통해서 파악하는 것이 아니라, 다른 사람들의 경험을 시뮬레이션하며 파악하는 것이라고 주장하기도 한다.[2]

많은 인간은 다른 사람의 마음이 어떻게 작동하는지 이해할 수 있는 잠재력을 갖고 태어난다고 마음 이론 가설은 설명한다. 즉, 우리가 마음을 이해하기 위해 정신분석적 마음의 모델을 만들고 개선하려는 시도들이 매일 사람들이 생각하고 있는 정신 활동과 다르지 않다는 것이다. 우리들 모두 본인의 행동을 이해하거나 타인의 행동을 이해하려는 타고난 능력을 가지고 있다. 다시 말해 이것들이 뜻대로 잘 된다면 우리들 모두는 심리학자이다.

뇌의 시대에 마음을 모델화하기

우리는 뇌에 관한 발견들이 지배하는 이 시대에 마음을 어떻게 이해해야 할까? 뇌과학의 시대에 마음 이론은 어떤 역할을 할까? 많은 이들이 뇌과학과 정신약물학의 발전으로 마음을 이해하려는 것이나 "말하기 치료"가 더 이상 쓸모가 없다고 믿고 있지만, 임상가들은 그렇게 생각하지 않는다. 마음을 이해하는 과학이 과거에도 이렇게 활발했던 적은 없었다! 이 주제를 점차 다루어나가며 우리는 프로이트가 받은 정규 교육이 심리학도 정신과학도 아닌 거의 전적으로 뇌과학 분야였다는 점을 기억해야 한다. 정신질환을 겪는 환자들을 진료하기 전까지 프로이트는 신경병리학자로서 한동안 성공적인 경력을 쌓고 있었다. 프로이트는 정신 세계를 다루는 학문에 심취한 이후에도 뇌에 대한 지식을 바탕으로 한 마음의 과학을 만드는 것을 목표로 삼았다. 그의 초창기 원고 중 1895년부터 쓰기 시

2 국립정신건강연구소 연구 영역 기준, "사회 과정" 영역, "타인에 대한 지각과 이해" 구조, "정신 상태 이해하기" 하위구조 참고 (nimh.nih.gov/research-priorities/rdoc/social-processes-workshop-proceedings.shtml; 역자 수정 2015년 6월 기준).

작한 (하지만, 생전에 출간되지 않았던) *과학적 심리학에 대한 프로젝트(The Project for a Scientific Psychology)*(Freud 1895/1962)를 보면, 프로이트는 인간의 마음을 대변하는 뇌의 회로가 무엇인지 밝힐 수 있는 모델을 만들고자 노력했다. 그 시대 뇌과학은 충분히 발달하지 않아 프로이트는 신경 회로에 대해 많은 추측에 근거해서 "이론 만들기"를 할 수 밖에 없게 되자 "프로젝트"를 포기했다.

오늘날 뇌에 대한 우리의 지식은 프로이트가 살던 시대보다 훨씬 발전했다. 마음의 과학은 아직 뇌를 기반으로 한 심리학을 실현시키기에 부족하지만 마음과 뇌 사이에 장벽을 넘어 이해할 수 있는 대화를 해나가고 있다. 아직 우리는 기초 과학으로서의 심리학의 중요성과 정신치료에 대한 보다 깊은 이해를 재조명 할 수 있는 뇌과학과 심리학의 화해(rapprochement) 초기 단계에 있다. 오랫동안 체계적 조사의 범위를 넘어서는 것으로 생각해오던 마음의 모델의 중요 부분들이 최근 들어 갑자기 새롭게 관심을 끌고 있다. 이것이 무슨 의미인지 몇몇 예시를 통해 소개하겠다.

무의식 (The Unconscious)

20세기 전환기에 프로이트는 마음에서 일어나는 대부분의 일이 우리의 의식 밖에서 일어난다는 명제에 바탕을 둔 획기적인 "새로운 심리학"을 처음으로 소개했다 (Freud 1896/1962). 21세기에 심리학 분야에서 무의식을 고려하는 것은 더 이상 획기적이지 않다. 마음의 과학이 폭발적으로 발달하고 있는 현재, 무의식적 정신 활동은 마음의 기본적 특성으로 당연하게 여겨진다. 이제 새로운 과제는 의식(consciousness)에 대해 설명하고 의식이 무엇을 담당하고 있는지 설명하는 것이다 (Chalmers 1996; Crick 1994; Damasio 1984, 1999; Dennett 1991; Edelman과 Tononi 2000; Gazzaniga et al. 1998; Levine 2001; Thau 2001).

마음과 신체(Mind and body)

새롭게 관심을 받고 있는 정신분석적 마음의 모델의 두 번째 특성은 *체화*에 대한 강조이다. 이 체화라는 개념은 마음이 본질적으로 신체와 연결되어 형성된다는 생각 또는 마음이 생성하는 "하드웨어"인 신체가 마음의 본질을 결정하는 필수 요소라는 것이다. 예를 들어보면, 남가주 대학의 뇌과학자 안토니오 다마시오(Antonio Damasio)는 정신분석가들이 오랫동안 인지해오던 인간이 어떻게 추론하는지와 어떻게 느끼는지는 분리될 수 없다고 연구를 통해 설명한다. 즉, 인지는 *정서(affects)*와 떨어져 독립적으로 연구될 수 없고, 복잡한 감정/신체의 상태는 생존을 위해 주변 환경과의 관계 속에서 자신을 평가하는 시스템의 일부로서 신체로부터 생긴다고 했다 (Damasio 1984, 1999). 한편 조금 다른 측면에서 철학자 조지 레이코프(George Lakoff)와 마크 존슨(Mark Johnson) (각각 버클리 대학교와 오레곤 대학교)은 신체의 경험으로부터 형성된 비유(metaphors)를 통해서 이성적인 마음이 만들어진다고 주장했다 (Lakoff와 Johnson 1980, 1999). 앞으로 알게될 것처럼 정신분석적 마음의 모델은 오랫동안 정서와 신체적으로 결정된 비유 둘 다 정신 세계를 만들어 가는데 중요하다고 강조해왔다. 이는 신체적 경험이 정신 세계를 구성하는데 영향을 미친다는 다마시오, 레이코프, 존슨의 생각과도 매우 비슷하다. 체화된 마음이란 개념은 비체화된 현대 컴퓨터가 가장 뛰어난 마음의 모델을 만든다는 마음의 컴퓨터 모델과 매우 상반된 의견을 보였다. *마음의 컴퓨터 모델*은 지난 60년 간 마음을 다루는 과학에 널리 영향을 끼쳤다.

자기와 타인(Self and Other)

최근 인지과학자들과 뇌과학자들은 초기 유아기의 엄마와 아기의 상호작용이 영아가 괴로움을 견디는 능력에 기본이 되는 인지적 (그리고 신경) 구조를 만드는데 영향을 미친다고 설명한다. 우리는 인간 관계가 영아기 때부터 마음과 뇌를 조절하는데 영향을 끼친다고 밝혀가는 새로운 생물학 시대의 초기에 있다 (Eisenberg 1955; Hofer 1984; Schore 1994). 프로이트는 정신치료를 발명한 것은 아니지만 최초로 인간관계가 정신에 영향을 주고 행동을 교정하고 궁극적으로 뇌를 변화시키는 힘이 있음을 현대적으로 탐구하기 시작했다. 정신분석적 마음의 모델은 어떻게 관계가 발달 과정에서 내재화되어 경험을 이루는 자기와 타인에 대한 정신 표상(mental representation)을 만들고 일상 생활이나 치료에서 재활성화되는지 고려한다. 정신역동적 정신치료는 어떻게 새로운 관계를 통해 표상들을 움직여 변화시킬 수 있을지에 항상 초점을 맞추고 있다.

서사적 자기 (The Narrative Self)

정신분석적 마음의 모델과 인지 뇌과학의 수렴 종착점은 두 분야에서 모두 관심을 갖고 있는 마음의 타고난 서사적 표현력이다. 다마시오는 우리의 의식이 자기조절감(self-regulation)과 환경에 대한 적응(adaptation)을 담당하는 우리 자기 상태(self-state)에 대해 진행 중인 이야기를 만든다고 주장했다 (Damasio 1984; Farber와 Churchland 1995). 즉, 현대 뇌과학자들도 우리 개개인이 세상에서 자신의 자리를 찾고 일관된 자아감을 유지하기 위해 스스로의 인생 이야기를 발명하고 또 재발명해 나아간다는 사실에 관심을 갖기 시작했다. 인지심리학자들 또한 이런 서사적 마음의 구조에 많은 관심을 보이며 *스크립트(script)*라는 용어를 연구 분야에서 많이 사용하고 있다 (Tomkins 1986). 프로이트는 그의 첫 번째 책인 *히스테리에 대한 연구(Studies in Hysteria)*에서 변명하듯이 "내가 쓴 병력들은 이상하게도 짧은 이야기처럼 읽힌다"고 언급했다 (Breuer와 Freud 1893/1895, 160쪽). 앞으로 우리가 알게될 듯이 마음의 서사적 구조는 정신분석적 마음의 모델의 기본적 측면 중 하나이다.

임상 현장에서 정신분석적 마음의 모델

현대 마음의 과학이 발달하고 있는 것을 지켜보면 정신분석적 마음의 모델은 우리가 정신세계의 기본적인 측면을 관찰하고 밝히는 데 이상적으로 적합하다. 임상 현장에서 정신분석적 마음의 모델은 임상가에게 환자와 어떻게 상호작용해야 할지 알려준다. 또한 임상가는 환자의 의사소통, 행동, 관계 방식, 과거력과 같은 세세한 임상정보를 조직화하여 환자의 "내부 작용(inner workings)"을 그려본다. 이를 통해 임상가는 환자의 현재 상황을 이해하고 반응을 예측하고 개입을 계획할 수 있다. 만약 이러한 모델이 없다면 임상가는 드넓은 실험적 자료의 홍수에서 헤맬 것이다. 반면, 정교한 마음의 모델을 갖추고 있는 임상가는 의사–환자의 상호작용에서 적절한 태도를 찾고 임상 자료들을 조직화하고 궁극적인 변화를 계획할 수 있다.

인용문헌

Baron-Cohen S, Leslie AM, Frith U: Does the autistic child have a "theory of mind"? Cognition 21:37-46, 1985

Bartsch K, Wellman H: Children Talk About the Mind. Oxford, UK, Oxford University Press, 1995

Breuer J, Freud S: Studies on hysteria (1893/1895), in The Standard Edition of the Complete Psychological Works of Sigmund Freud, Vol 2. Translated and edited by Strachey J. London, Hogarth Press, 1962, pp 1-335

Chalmers DJ: The Conscious Mind: In Search of a Fundamental Theory. New York, Oxford University Press, 1996

Crick F: The Astonishing Hypothesis: The Scientific Search for the Soul. New York, Simon & Schuster, 1994

Damasio A: Descartes' Error: Emotion, Reason, and the Human Brain. New York, Putnam, 1984

Damasio A: The Feeling of What Happens: Body and Emotion in the Making of Consciousness. New York, Harcourt, Brace, 1999

Dennett DC: Consciousness Explained. Boston, MA, Little, Brown, 1991

Edelman G, Tononi G: A Universe of Consciousness. New York, Basic Books, 2000

Eisenberg L: The social construction of the human brain. Am J Psychiatry 152:1563-1575, 1995

Engel GL: The need for a new medical model: a challenge for biomedicine. Science 196:129-136, 1977

Farber IB, Churchland P: Consciousness and the neurosciences: philosophical and theoretical issues, in The Cognitive Neurosciences. Edited by Gazzaniga MS. Cambridge, MA, Bradford Books/MIT Press, 1995, pp 1295-1306

Freud S: Project for a scientific psychology (1895), in The Standard Edition of the Complete Psychological Works of Sigmund Freud, Vol 1. Translated and edited by Strachey J. London, Hogarth Press, 1962, pp 295-343

Freud S: Letter 52 (Extracts from the Fliess papers) (1896), in The Standard Edition of the Complete Psychological Works of Sigmund Freud, Vol 1. Translated and edited by Strachey J. London, Hogarth Press, 1962, p 233

Freud S: The interpretation of dreams (1900), in The Standard Edition of the Complete Psychological Works of Sigmund Freud, Vol 4/5. Translated and edited by Strachey J. London, Hogarth Press, 1962, pp 1-626

Freud S: Two encyclopaedia articles (1923), in The Standard Edition of the Complete Psychological Works of Sigmund Freud, Vol 19. Translated and edited by Strachey J. London, Hogarth Press, 1962, pp 233-260

Frith C: Making Up the Mind: How the Brain Creates Our Mental World. Malden, MA, Blackwell, 2007

Frith C, Frith U: Interacting minds—a biological basis. Science 286:1692-1695, 1999

Gazzaniga MS, Ivry RB, Mangun GR: The problem of consciousness, in Cognitive Neuroscience:

The Biology of the Mind. New York, WW Norton, 1998, pp 527–550
Gopnik A, Aslington JW: Children's understanding of representational change and its relation to the understanding of false belief and the appearance reality distinction. Child Dev 59:26–37, 1988
Hofer MS: Relationships as regulators: a psychobiologic perspective on bereavement. Psychosom Med 46:183–197, 1984
Kendler KS: A psychiatric dialogue on the mind–body problem. Am J Psychiatry 158:989–1000, 2001
Lakoff G, Johnson M: Metaphors We Live By. Chicago, IL, University of Chicago Press, 1980
Lakoff G, Johnson M: Philosophy of the Flesh: The Embodied Mind and Its Challenge to Western Thought. New York, Basic Books, 1999
Levine J: Purple Haze: The Puzzle of Consciousness. New York, Oxford University Press, 2001
Makari G: Revolution in Mind: The Creation of Psychoanalysis. New York, Harper Collins, 2008
Malle BF: Folk theory of mind: conceptual foundation of human social cognition, in The New Unconscious. Edited by Hassin RR, Uleman JS, Bargh JA. New York, Oxford University Press, 2005, pp 225–255
Mayes L, Cohen D: Children's developing theory of mind. J Am Psychoanal Assoc 44:117–142, 1996
McGinn C: What can your neurons tell you? Review of The Good, True and the Beautiful: A Neuronal Approach, by Jean-Pierre Changeux. New York Review of Books, July 11, 2013, pp 49–50
McHugh PR, Slavney PR: The Perspectives of Psychiatry, 2nd Edition. Baltimore, MD, Johns Hopkins University Press, 1998
Premack DG, Woodruff G: Does the chimpanzee have a theory of mind? Behav Brain Sci 1:515–526, 1978
Rizzolatti G, Craighero L: The mirror–neuron system. Annu Rev Neurosci 27:169–192, 2004
Schore A: Affect Regulation and the Origin of the Self: The Neurobiology of Emotional Development. Hillsdale, NJ, Lawrence Erlbaum, 1994
Sperber D, Premack DG (eds): Causal Cognition: A Multidisciplinary Debate. New York, Oxford University Press, 1995
Thau M: Consciousness and Cognition. New York, Oxford University Press, 2001
Tomkins SS: Script theory, in The Emergence of Personality. Edited by Aranoff J, Rabin AI, Zucker RA. New York, Springer, 1986, pp 147–216

제2장

정신분석적 마음의 모델의 기원

이 장에서는 첫 번째 정신분석적 마음의 모델이 어떻게 만들어졌는지 과학적 심리학의 역사를 훑어보며 메스너(Mesner), 샤르코(Charcot), 베른하임(Bernheim), 마지막으로 안나 O. 사례를 치료했던 프로이트의 스승인 브로이어(Breuer)에 이르기까지 그 뒷이야기를 살펴볼 것이다. 이어서 프로이트가 어떤 과정을 거쳐서 최면치료법을 포기하고 정신분석적 마음의 모델의 근간을 이루는 역동적 무의식(dynamic unconscious)이라는 개념에 도달하게 됐는지 살펴본다. 이 장에서 소개할 단어들은 다음과 같다: *카타르시스 방법(cathartic method), 방어(defense), 경험주의(empiricism), 자유 연상(free association), 기본 규칙(fundamental rule), 최면(hypnosis), 히스테리(hysteria), 물질주의(materialism), 메스머의 이론(mesmerism), 물질결정론(physical determinism), 실증주의(positivism), 정신결정론(psychic determinism), 심리학(psychology), 정신치료(psychotherapy), 억압(repression), 저항(resistance), 암시(suggestion), 말하기 치료(talking cure).*

정신적 경험은 의식이라는 개념이 알려지면서부터 흥미를 끌었지만 마음에 대한 자연과학적 연구의 역사는 겨우 150년 정도 되었다. 프로이트가 그의 첫 번째 정신분석적 마음의 모델을 제시할 때만 해도 *심리학자*란 용어는 존재하지도 않았다. *심리학*이란 단어는 그리스어 *psyche* ("마음/영혼")과 *–ology* ("~의 학문")이라는 단어가 결합되어 만들어진 것으로 1520년대 세르보-크로아티아 시인(세르보-크로아티아 문학의 창시자로도 알려진)에 의해 처음 소개되었지만, 당시에는 널리 알려지지 않았다 (Krstic 1964). 시인들과 철학자들은 적어도 고대 그리스 시대부터 인간 마음의 본성에 대해 사색했다. 그러나 심리적 성찰은 19세기 말 자연과학적 심리학의 주요 두 분파인 실험 심리학(1870년대 후반 독일의 분트[Wundt]가 창설)과 정신분석학(1890년대 오스트리아의 프로이트가 창설)이 생기기 전까지 독립된 학문이나 대학 기반의 자연과학 분야로서 체계화되지 않았다.

자연과학적 심리학의 탄생: 정신결정론의 대두

현대 자연과학적 심리학은 역사적으로 두 가지 주요 동향이었던 계몽주의(17세기 유럽에서 발생한 철학적 움직임)와 낭만주의(18세기 후반 유럽에서 시작된 문화 예술의 움직임)가 수렴하며 생긴 결과이다. 계몽주의는 인간의 이성이 무지와 미신을 뛰어넘는 힘을 갖고 있다는 믿음을 바탕으로 둔 특성이 있다. 계몽주의 철학가들은 자연세계의 모든 사건이 *물질결정론(physical determinism)*이란 법칙을 따른다고 믿었다. 이러한 태도는 물리학, 화학, 그리고 기초의학의 다양한 분야의 지식이 폭발적으로 증가하는데 영향을 끼쳤다. 인간의 이성이란 능력을 이상화시켰던 계몽주의와는 다르게, 낭만주의는 상상과 감정이란 능력을 이상화시켰다. 낭만주의가들에게 비이성적인 것은 극복할 대상이 아니라 창조성의 원천으로 탐색해야 할 대상이었다. 그 결과 주관성은 관심을 가져야 할 현상이 되었고 자기 성찰은 인간을 이해하는데 중요한 방법이 되었다.

계몽주의와 낭만주의의 영향으로 자연과학 분야의 성공을 향한 열정은 인간 행동에 대한 연구로 퍼져나가며, 19세기 초 유럽에서는 인류학, 사회학, 경제학, 정치학, 심리학과 같은 소위 사회 과학이라 불리는 분야가 발전하기 시작했다. 심리학의 많은 부분은 *정신결정론(psychic determinism)*(물질결정론과 유사한)이란 원리에 기반을 두고 있다. 이는 물리학, 생물학, 생리학, 그 외 자연과학의 시스템처럼 심리적 일들도 이미 결정되어 있다는 것이다. 다시 말해서, 심리적 사건들은 자연의 법칙에 따라 이전의 심리적 사건들에 의해 결정된다. 정신결정론을 믿는 것이 곧 뇌의 활동으로 우리의 정신적 사건이 일어난다는 생각을 버리는 것은 아니다; 이는 정신적 사건이 뇌의 절차를 보여주기만 하는 의미없는 현상이 아니라 정신적 사건이 스스로의 법칙을 따른다고 주장하며 정신적 활동 그 자체가 자연과학의 적합한 대상이라고 정립하는 것 뿐이다. 19세기 초 철학자들이 *심리학*을 하나의 학문으로 만들어가며 심리학이란 용어를 사용하기 시작했다 (3장 "역동적 무의식의 진화" 참고). 아이들의 마음을 교육하는데 최선을 다했던 교육자들과 발달학자들, 인간의 성적행동을 연구한 성과학자들(예로, 리하르트 폰 크라프트-에빙(Richard Freiherr von Krafft-Ebing)[Krafft-Ebing 1886/1998]과 해브록 엘리스(Havelock Ellis)[Grosskurth 1985]), 지능과 같은 개인의 차이를 측정하려고 노력했던 원형계량심리학자들(proto-psychometrician)(예로, 알프레드 비네(Alfred Binet)[Binet와 Simon 1908]와 프랜시스 골턴(Francis Galton)[1869]), 언어나 운동 행동을 담당하는 뇌 영역을 발견했던 신경해부학자들(예로, 폴 피에르 브로카(Paul Pierre Broca)[1824-1880], 칼 베르니케(Carl Wernicke)[1948-1905], 존 헐링스 잭슨(John Hughlings Jackson)[1835-1911])(Stevens 1971), 정신 질환을 이해하고 치료하려고 했던 정신병리학자들과 정신치료자들(예로, 장 마르탱 샤르코[Jean-Martin Charcot], 히폴리테 베른하임[Hippolyte Bernheim], 요제프 브로이어[Josef Breuer]) Ellenberger 1970)이 그들이다. 이런 학구적 노력은 지식적으로 덜 타당했던 관상학(phrenology), 초심리학(parapsychology), 심지어 식물의 정신 활동까지 연구한 학문들에 이르기까지 널리 퍼져있었다 (Fancher 1979; Hung 1993; Robinson 1995).

프란츠 안톤 메스머(Franz Anton Mesmer): 의학 영역에 과학적 원리를 적용하려했던 초기의 시도

의학사학자 앙리 엘렌베르거(Henri Ellenberger)(1970)는 18세기 말에서 과학적 정신치료의 기원을 찾을 수 있다고 주장했다. 이 무렵 치료술은 종교의 영역에서 과학의 영역으로 옮겨가며 사제나 퇴마사가 아닌 의사들이나 과학자들이 정신 질환의 연구와 치료를 주도하기 시작했다. 엘렌베르거는 프로이트보다 100년 이상 일찍 활동했던 비엔나 의사 프란츠 안톤 메스머(1734-1815)를 주목했다. 그는 계몽주의의 다양한 측면들에 심취해있었고 특히 의학 영역에 과학을 적용하고자 했다. 메스머는 중력이나 전기력과 비슷하게 보편적이고 물리적인 유체의 존재를 발견했다고 믿었다. 그는 이 유체의 평형 문제로 건강과 질병을 설명하고자 했다. 메스머의 치료 이론은 치료자 또는 "자기화하는 사람(magnetizer)"이 환자를 트랜스(trance)와 같은 상태로 유도하여 환자에게 치료자의 더 강하고 좋은 유체를 *라포트(rapport)*란 통로로 전송한다고 주장했다. 그는 비록 초반에는 유럽 전역에서 유명했지만, 결국엔 프랑스 과학 아카데미가(미국의 벤자민 프랭클린을 포함한 조사단들의 검증 끝에) 그의 이론이 틀렸다고 증명했다. 오늘날 돌이켜보면 메스머의 자성 유체에 대한 이론은 우습기도 하다. 그의 이름은 아직도 영어에서 현대 의학 용어가 아닌 "마음을 사로잡거나 유혹하다"라는 *매료시키다(mersmerize)*란 단어에 사용된다. 그러나 메스머의 연구는 종교와 종교활동 영역에 있던 마음에 대한 연구를 과학에 억지로라도 끼어 맞추려 했던 과학자의 노력을 시사한다 (Ellenberger 1970).

메스머의 이론은 크게 부흥했지만 19세기 중반 무렵부터 유럽 의학계에서 실험적 과학 기법들이 서서히 자리 잡으며 사라졌다. 그러나 19세기 중후반, 메스머와 그 추종자들이 관심을 가졌던 질병과 치료법은 의학계에 새로운 흐름으로 나타났다. 이는 히스테리의 광범위한 유병률, 최면에 대한 관심, 뇌과학 분야 세 가지 흐름으로 발전했다.

자성 질환(magnetic illness)에서 히스테리(hysteria)로

히스테리 환자들은 기존에 알려진 신경학적 상태와는 맞지 않는 이상한 감각과 행동 증상들과 생각, 감정, 의식의 이상을 호소하는 젊거나 중년 무렵의 여성들이었다. 많은 유명한 사람들 (예로 윌리엄[William]과 헨리 제임스[Henry James]의 누나였던 엘리스 제임스[Alice James])이 겪었던 히스테리는 19세기 유럽과 미국에서 비교적 흔한 질환이었다. 그러나 히스테리는 그 시대에 새로이 나타난 질환은 아니었다. 그리스 의사 히포크라테스(Hippocrates)(기원전 460–370)가 자궁(*hysteros*)에서 뇌로 가는 불규칙적 혈류로 *히스테리*가 나타난다고 용어를 명명했다. 중세 시대부터 18세기에 히스테리를 보였던 사람들은 악마에 사로잡혀 고통을 받는다고 여기고 퇴마의식으로 치료받았다. 19세기 중반에 들어서 히스테리는 예전에 "자성 질환"에 관심을 갖었던 치료자들의 주목을 끌기 시작했다. 초창기 현대 신경과학 또한 이 질환에 관심을 갖으며 마음/뇌 시스템 기능에 문제가 있다고 설명하기 시작했다.[1]

메스머의 이론에서 최면으로

자성 질환에 대한 관심이 히스테리에 대한 연구로 옮겨가며 메스머의 이론도 결국 *최면치료*로 대체됐다. 히스테리처럼 최면술도 거슬러 올라가면 고대 이집트에서부터 그 기원을 찾을 수 있다. 그러나, 용어는 1843년 멘체스터에서 활동하던 스코트랜드 출신 외과의사 제임스 브레이드(James Braid)(1795~1860)가 그리스어 잠의 신(*hypnos*)을 따라 명명한

1 히스테리의 원인에 대한 새로운 생각은 프랑스 의사였던 폴 브리케(Paul Briquet)(1796–1881)가 가장 체계적으로 제시했다. 그는 히스테리를 유전적 요인에 따른 개인적 성향에 폭력적 감정의 효과로 생긴 "뇌의 신경증"이라고 주장했다. *신경증*이란 개념은 5장 "마음의 지형"을 참고.

것이다. 브레이드는 결국엔 최면과 잠이 연관이 없다고 알았지만, 용어는 계속해서 사용됐다. 스위스의 메스머 학자의 설명에 이끌려 브레이드는 하인, 친구, 심지어 부인에게까지 트랜스 상태를 유도하고자 실험했다. 브레이드는 현상을 설명하고자 메스머의 자성 유체에 대한 이론을 버리고 (조금은 모호하게) 수정한 자신만의 뇌 생리학 이론을 내세웠다. 그가 이름 붙인 새로운 용어 *최면*은 치료 목적으로 트랜스 상태를 유도하는 것을 의학적으로 지칭하는데 유럽 전역에서 공식적으로 사용되기 시작했다.

뇌과학, 신경과학, 정신과학 분야의 출현

뇌과학과 신경과학의 새로운 분야에서 수련 받던 사람들은 히스테리와 최면술에 많은 관심을 보였다. 히포크라테스와 갈레노스(Galen)(서기 129–210)가 교육했던 것처럼 뇌가 마음의 기관(organ)이라는 것은 오래 전부터 알려졌지만, 19세기 중후반에 들어서야 과학자들이 뇌의 구조와 기능에 대한 비밀을 풀기 시작하며 인류는 뇌와 다양한 행동, 경험, 증상 사이의 특이적 관계에 대해서 알아가는데 크게 도약했다. 의과학자 카밀로 골지(Camillo Golgi)(1843–1926)와 산티아고 라몬 이 카할(Santiago Ramon y Cajal)(1843–1926)(각각 파비아 대학과 마드리드 대학)은 현미경으로 뇌 조직을 연구하며 뇌 구조의 기본 구성 단위가 *뉴런*이란 세포라고 주장하는 *뉴런 학설(neurone doctrine)*을 만들었다. 골지와 이 카할은 현대 뇌과학의 정설인 뉴런 학설을 발전시킨 공로로 1906년 노벨 의학상을 공동 수상했다. 또한 19세기 후반 동안 베를린 대학의 생리의학자 에밀 뒤부아 레몽(1824–1880)과 헤르만 폰 헬름홀츠(1821–1894)는 뉴런의 전기생리학적 기능을 밝히기 시작했고, 신경병리의학자인 폴 피에르 브로카(1824–1880), 칼 베르니케(1848–1905), 존 헐링스 잭슨(1835–1911)(각각 파리 대학, 브레슬라우 대학, 런던 병원)은 뇌의 특정 영역과 말하기 언어 (브로카, 베르니케), 운동 기능 (헐링스 잭슨)과 같은 기능과의 관계를 밝히기 시작했다 (Stevens 1971). 한편 유럽 전역에 기초 뇌과학 실험실이 생기면서 대학 기반의 정신과학이 부상했다. 대학 기반의 취리히 부르그횔츨라이(Burghölzli) 정신병원의 첫 번째 책임자이자 종종 현대 교육 정신과학의 아버지라고 불리는 신경정신의학자 윌헬름 그리징어(Wilhelm Griesinger)(1817–1869)는 "정신 질환은 뇌의 질병이다"라고 이야기한 것으로 유명했다 (Ellenberger 1970, 241쪽).

19세기 말 유럽 전역, 특히 프랑스에선 히스테리에 대한 새로운 관심, 최면술, 그리고 마음/뇌 시스템의 새로운 과학이 이 통합은 매우 경쟁적이었던 두 사람에 의해 이루어졌으며 그들의 노력으로 현대 정신치료가 발달하는 것이 가능했다. 바로 그 두 사람은 파리 살페트리에르 병원(L'Hôpital Salpêtrière)의 장 마르탱 샤르코와 그로부터 380km가량 떨어진 낭시의 히폴리테 베른하임이다. 두 사람 모두 자신의 제자 젊은 지그문드 프로이트에게 직접 강력한 영향을 끼쳤다.

장 마르탱 샤르코: 히스테리와 발병의 원인이 되는 생각

장 마르탱 샤르코(1825–1893)는 19세기 의학에서 가장 뛰어난 사람 중 한 명이다. 중산층 마차 제작자의 아들로 태어나 많은 사람들이 현대 신경과학의 아버지라고도 일컫는 당대 최고의 신경과 의사가 되었다. 샤르코는 1862년 살페트리에르 병원에서 주요 분과의 책임 의사로서 임명되어 업적을 쌓으며 명성을 얻었다. 임명 당시, 살페트리에르 병원은 크기만 컸지만 주로 수 천명의 늙은 여성과 창녀를 수용하는 45개의 복잡한 건물들로 쇠퇴했었다. 비록 19세기 살페트리에르는 필립 피넬(Philippe Pinel)이 "정신병자"들을 쇠고랑에서 풀어주며 자유를 찾아준 의학사에서 유명한 장소였지만, 젊고 야망이 넘치는 사람이 있을만한 곳은 아니었다. 그러나 샤르코는 살페트리에르에 거주하는 희귀하고 잘 알려지지 않았던 신경질환을 앓는 환자들을 대상으로 임상 연구를 할 수 있다고 깨달았다. 그는 잊혀진 창고 같았던 병원을 10년 동안 새로운 치료실, 연구를 위한 실험실, 큰 강당이 있는 현대 의학 교육 종합시설로 탈바꿈시켰다. 전 세계의 의과대학생들과 과학자들이 샤르코의 인상적인 강의를 듣고 임상 실험을 보기 위해 살페트리에르로 모여들었다.

샤르코는 히스테리는 뇌의 질환으로서 본래 정신적 혼란에 취약한 성향이 있는 사람들이 걸린다고 생각했다. 그는 간질 발작과 히스테리 발작을 앓는 환자들을 구분하려고 노력했다. 또한 히스테리 마비와 뚜렷한 기질적 원인이 없는 외상성 마비와의 유사성에도 관심을 가졌다. 당시는 철로가 발달했던 시대로 외상성 손상이 증가하는 추세였고, 사고가 잦았고 관련 소송들도 제기되었기 때문에 외상과 관련된 증후군의 원인에 사람들의 관심이 쏠렸다. 샤르코와 동료들은 그가 *외상성 히스테리(traumatic hysteria)*라고 불렀던 것을 포함한 히스테리를 위한 정교한 분류 시스템을 개발했다.

1870년대 후반, 샤르코는 유럽 의학계에서 일부 받아들여지던 최면술에도 관심을 갖기 시작했다. 그는 실험을 통해 히스테리 환자들이 최면에 쉽게 걸리는 점을 재빨리 밝혔다. 그는 외상성 마비 환자들의 증상이 최면술을 이용하면 히스테리 환자들도 동일하게 보일 수 있다고 발표했다. 또한 최면술로 두 집단의 환자들이 보이는 동일한 마비 증상을 없앨 수도 있다고 했다. 이 연구를 통해서 샤르코는 최면에 의한 마비, 히스테리 마비, 외상성 마비가 모두 *암시(suggestion)*("히폴리테 베른하임과 낭시 학파" 부분을 참고)에 의한 질서 있는 현상들로서 동일하다고 결론지었다. 그는 마비란 (치료자, 스스로 또는 외상에서 자발적으로 유도되는) 암시에 노출된 유전적 소인이 있는 취약한 사람들의 "마음에서 기생충과 같은 방식으로 일련의 생각들이 고립되어 있다가 외부로 그에 상응하는 운동 현상으로 표현되는 것"이라고 주장했다 (Ellenberger 1970, 149쪽). 샤르코는 기존의 인격과는 다르게 마음의 격리된 작은 조각들이 발달하다가 신체 증상들로 발현된다는 개념을 소개했다. 샤르코의 제자였던 피에르 자네(Pierre Janet)는 이런 격리된 정신 세계를 *잠재의식적 고착 사고(subconscious fixed ideas)*라고 명명했다. 샤르코의 개념은 물리적 세계의 인과적 속성을 지닌 첫 번째 개념이었다. 의식 밖에 있는 생각들이 *발병의 원인(pathogenic)*이라는 점과 히스테리나 다른 종류의 신경증적 증상들을 일으킬 힘을 지녔다는 점에서 혁신적이었다. 샤르코의 제자였던 젊은 지그문드 프로이트는 이 개념을 숙고하여 수정한다.

감수성이 예민했던 젊은 프로이트가 샤르코에게 감명을 받은 것과 달리, 살페트리에르에 왔던 다른 사람들은 샤르코에게 회의적이었다. 프랑스 의학계에서의 명성과 극적인 임상적 설명이 만든 관심에도 불구하고 샤르코는 결국 과학적으로 인정받지 못했다. 말년에 최면술과 히스테리 분야에서 그가 세운 업적들은 학생들과 환자들이 대가를 기쁘게 하기 위해서 "날조"했다는 비판을 받았다. 그의 후계자들도 샤르코의 히스테리에 대한 업적을 부인했다. 1925년 살페트리에르에서 열린 샤르코의 탄생 100주년 행사에서 샤르코가 히스테리와 최면술에 헌신했던 기간은 그의 성공적이었던 경력에서 불운했던 시기로 다루어졌다. 수용할 수 있는 경계에 있는 것에 대해 열정이 있는 프랑스 초현실주의자들만이 샤르코에게 "히스테리의 발견"에 대한 상을 사후에 수여했다 (Ellenberger 1970, 101쪽).

히폴리테 베른하임과 낭시 학파: 정신치료의 기원

그 동안 프랑스의 도시 낭시에선 히폴리테 베른하임(1840~1919)도 히스테리 환자들을 최면술로써 치료했다. 샤르코처럼 베른하임도 *잠재의식적 고착 사고*의 영향을 히스테리 발병의 원인으로 생각했다. 확실히 샤르코에 비해 덜 파란만장했지만 베른하임도 스트라스부르(Strasbourg) 알자스(Alsatian city)에 있는 대학병원의 뛰어난 내과학 교수였다. 1871년 프로이센 프랑스 전쟁 때 이 지역이 독일로 합병이 되며 프랑스의 열렬한 애국자였던 베른하임은 로렌(Lorraine)의 오랜 수도인 낭시로 자리를 옮겨, 새로운 대학 병원에서 빠르게 승진했다.

베른하임은 낭시에서 가난한 사람들을 최면술로 치료하며 돌팔이 시골의사로 여겨지던 앙부르와즈 오귀스트 리보(Ambroise-Auguste Liébeault)(1823-1904)를 만났다. 베른하임은 (지금은 잘못된 것으로 알려진) 최면에 의한 수면이 자연 수면과 암시로 유도된다는 차이점만 빼고는 동일하다는 리보의 주장을 확신했다. 사실 *암시*라는 단어를 유명하게 만든 사람은 리보였고 *피암시성(suggestibility)*을 "생각을 행동으로 변형시키는 소질"이라고 정의한 사람은 베른하임이었다(두 용어 모두 후에 샤르코가 차용함) (Garrabé 1999).

샤르코와 달리 베른하임과 낭시 학파는 최면을 유전적 소인이 있는 사람들의 병적인 상태의 뇌에서만 유도할 수 있는 것이 아닌 모든 사람들에서 정도는 다르지만 재현할 수 있는 암시의 결과라고 주장했다. 낭시 학파는 프로이트가 히스테리 환자와 "정상" 사람이 본질적으로 동일한 심리적 기질을 갖고 있다고 주장할 것을 예상한 듯이 최면술(그리고 연관된 히스테리 질환)은 마음의 정상 상태와 연속선 상에 있다고 주장했다. 끝으로 샤르코와 달리, 베른하임은 최면술을 치료법으로 발달시키고자 했다. 리보와 베른하임은 오랜 협업으로 히스테리 뿐만 아니라 류마티즘, 소화기 질환, 월경 이상을 포함한 "신경 질환(nervous ailments)"을 겪는 3만명이 넘는 환자를 최면술로 치료했다. 이들이 사용한 방법은 최면을 유도하기 위한 암시와 증상을 없애기 위해 필수적인 암시였다. 시간이 지나며 베른하임은 최면술을 완전히 포기하고 암시만 사용하며 환자가 발병의 원인이 되는 생각을 표현하도록 했다. 이와 같이 낭시 학파는 깨어있는 상태에서 암시를 주는 치료 행위를 현재 널리 사용하고 있는 단어인 *정신치료(psychotherapy)*라고 처음 불렀다.

1882년 베른하임은 의학계에 그의 생각을 발표했다. 같은 해, 샤르코는 최면술과 히스테리에 대한 논문을 프랑스 과학 아카데미에서 발표했다. 곧 두 사람은 치열한 경쟁자가 되어 서로의 생각을 빌려오기도 하고 발전시키기도 했다. 두 사람의 이견에도 불구하고, 공통된 통찰력은 히스테리가 뇌/마음 시스템에 기반을 두고 있다는 이론을 강화시켰다. 새로운 이론은 히스테리의 괴기한 증상들을 감수성이 있는 사람들에서 자율적으로 기능하는 인식 또는 의식과 정신세계의 분열된 조각들이 분리된 체계의 결과라고 설명했다. 이는 분열된 생각들을 일상 의식적 정신 생활과 재통합시키는 것이 목표인 새로운 치료적 접근을 찾도록 길을 닦았다. 새로운 이론과 그와 연관된 "정신치료법(psychotherapeutics)"은 젊은 신경학자 지그문드 프로이트가 대가 샤르코와 연구하기 위해 파리로 갔던 1885년부터 유럽의 중심부에서 퍼져나갔다.

지그문드 프로이트

지그문드 프로이트(1856–1939)는 1856년 5월 6일 오스트리아–헝가리 제국의 국경선에 위치한 모라비아(Moravia)의 작은 마을 프라이부르크(Freiburg)에서 태어났다. 그는 의류 상인이었던 야콥 프로이트(Jacob Freud)와 한참 연하였던 셋째 부인 아말리아 나탄손(Amalia Nathanson)의 장남이었다. 지그문드는 4살 때 가족들과 함께 비엔나의 유태인 지구 레오폴트슈타트(Leopoldstadt)로 이사했다. 도시로 옮긴 다른 유대인들처럼 야콥과 아밀리아는 아이들에게 집에서 독일어를 쓰도록 하는 한편 비엔나 중산층의 목표와 이상을 갖도록 양육했다. 야콥 프로이트가 비엔나에서 어떻게 가족들을 부양했는지는 알려져 있지 않지만, 재정적으로 불안정했다. 그럼에도 10명의 자녀들에게 다양한 교육과 음악 레슨까지 받을 수 있게 했고, 여름 휴가 때는 모라비아에 가기도 했다. 모든 정황에 따르면, 온화하고 자상했던 아버지를 존경하고 아름답고 애정이 많았던 어머니를 자랑스러워하던 "금쪽 같은 지기(Sigi)[2]" 장남의 요구와 소망을 중심으로 가족들의 생활이 이루어졌다(Jones 1953/1961, 4페이지).

프로이트에 관한 여러 이야기들이 있지만 그 가운데는 상반된 면들도 있다. 그는 많은 일, 자기 성찰, 역설을 다루면서도 기질적으로 감정을 잘 조절하며 진지하고 열정적이었다. 구혼자로서는 다정하면서 열렬했던 반면 소유욕과 질투심이 있고 자기 밖에 모르는 면도 있었다. 친구로서는 애착이 극단적이거나 의존적이여서 강렬했는데 대부분 프로이트의 강한 감정 때문에 관계가 불가피하게 깨지곤 했다. 그는 낙관적이며 과도하게 위대한 사람이 되겠다고 야심차다가도 종종 스스로에 대한 회의감으로 고통스러워하며 무기력했다. 초창기에 그는 두근거림, 숨참, 소화불량, 극도의 감정 기복과 같은 신경증적 증

2 역주: 지그문드(Sigmund)의 애칭으로 지기(Sigi)라고 부름.

상 때문에 고생했다. 그는 자신과 초창기 논문들이 멸시당한다고 심하게 과장해서 이야기하며, 스스로를 적대적인 세상에 외롭고 고립된 존재라고 일컬었다. 비록 스스로를 유태인이라고 전적으로 생각하며 본래 "반대 편에 속한"(Freud 1925/1962, 9쪽) 것이 편하다고 주장했지만, 그는 신에 대해서는 "환상"이라며 부정했다 (Freud 1927/1962). 어린 시절 우상은 유명한 철학자나 지식인이 아닌 "정복자"나 고대 시대의 반항적인 영웅이었다. 영감을 받았던 사람들은 대부분 위대한 시인들과 과학자들이었다. 그러나 그의 생활 방식은 겸손하고, 꼼꼼하며 긴 시간 동안 환자를 보고 저녁에는 글쓰기에 몰두하며 금욕적이기도 했다. 자유 시간에는 가정 생활에 헌신하고 저녁에 친구들과 카드를 쳤다. 자녀들은 프로이트가 자상하고 헌신적인 아버지였다고 말했다. 다시 말해서, 위대함에 대한 전적인 열망은 그가 자신의 생각을 발전시키고 주창하는데 몰두하게 했다 (Freud 1925/1962; Gay 1988; Jones 1953/1961; Makari 2008).

공식 자서전을 보면 프로이트는 김나지움에서 수석이라고 말했으며 당시 성적표가 이를 입증한다. 처음부터 그는 닥치는데로 정치학, 역사학, 문학, 자연과학 서적을 읽었다. 17세에 비엔나 대학교에 입학할 때 그는 이미 그리스어, 라틴어, 히브리어, 영어, 프랑스어, 스페인어, 이탈리아어에 능통했으며 다윈의 작품들부터 서양 고전 문학에 이르기까지 친숙했다. 김나지움 시절 기록을 살펴보면, 전조로서 학기말 시험에서 소포클레스의 *오이디푸스 왕(Oedipus Rex)*의 한 단락을 번역하는 문제가 있었다 (Freud 1925/1962; Jones 1953/1961).

프로이트는 비엔나 대학에서 의학을 공부하고자 계획했다. 초반에는 아버지의 경제적인 지원을 받으며 독립하려고 서두르지 않았다. 다양한 방면의 호기심과 연구에 대한 관심으로 대학을 오래 다녔다. 프로이트는 1학년 때 인간이 신을 만들어 "인간 스스로를 소외시켰다"고 주장한 헤겔학파의 철학자 루트비히 포이어바흐(Ludwig Feuerbach)와 마음을 바라보는 관점으로 *지향성(intentionality)*(또는 항상 무엇에 대한 것인지, 외부의 무엇을 나타내는 것인지)이란 개념을 제안했던 철학자이자 성직자였던 프란츠 브렌타노(Franz Brentano)의 작품들을 읽으며 인문학 공부에 심취했다. 그는 틈을 내서 정신적 과정은 연관된 생각들로 이루어진다고 보았던 영국의 철학자 존 스튜어트 밀(John Stuart Mill)의 저서를 번역하기도 했다.

칼 클라우스(Carl Claus) 밑에서 1년 동안 비교 해부학에 대한 연구를 하며 프로이트는 장어의 생식선 구조에 대한 첫 번째 논문을 출간했다. 1875년 그는 에른스트 브뤼케(Ernst Brucke)의 생리학 연구소에 연구 학자로 임명됐다. 브뤼케는 프로이트가 지식인과 전문가로서 활동하는데 지대한 영향을 끼쳤다.

신경병리학자 프로이트

브뤼케의 연구소는 1840년대 베를린 대학에서 에른스트 브뤼케(1819~1892), 에밀 뒤부아 레이몽(Emil du Bois-Raymond)(1818~1896), 칼 루트비히(Carl Ludwig)(1816~1895), 헤르만 폰 헬름홀츠(Hermann von Helmholtz)(1821-1894) 네 명 학자의 친목 속에 생겼던 헬름홀츠 학파라고 불리던 과학적 흐름을 따랐다. 네 과학자는 19세기 중반 독일 지식 사회를 휩쓸었던 실증주의 혁명에 영향을 받았다. *실증주의(positivism)*란 세상의 모든 지식이 "부정할 수 없는 진실"에 기반을 두고 체계화되어 있다는 사상이다. 오귀스트 콩트(Auguste Comte)가 200년 전에 이를 소개한 이후[3], 실증주의라는 용어는 세상을 언어나 과학으로 해석하는 것들을 설명하는데 광범위하게 (그리고 매우 모호하게) 사용되고 있다. 실증주의는 19세기 중반 두 가지 중요한 사고방식이었던 *경험주의*(우주의 참된 지식은 유일하게 증거로부터 밝혀진다는 믿음), *물질주의*(만물은 물질과 에너지의 속성을 가지고 있다는 믿음)와 깊은 연관성이 있었다. 실증주의, 경험주의, 물질주의는 연합하여 보이지 않는 영적인 힘으로 우주가 이루어졌다는 모든 추측들에 반대했다 (Koch 1985, 16쪽). 생물학에서 실증주의 혁명은 화학과 물리학의 원리를 이용해 유기체를 설명하려는 생리학의 상승 동력이었다. 새롭게 등장한 생리학은 자연과학의 틀 안에서 심리학이 체계적이고 합리적인 시스템으로 발달하는데 큰 역할을 하였다. 정신분석학의 아버지 프로이트와 대학 기반 실험 심리학의 아버지 빌헬름 분트(Wilhelm Wundt)(1832-1902)는 헬름홀츠 학파의 창시자들 밑에서 연구했던 직속 후계자들이다 (Bernfeld 1944).

프로이트는 실험 과학자로서도 꽤 성공했었다. 칠성장어와 가재의 미세신경해부학 연구는 혁신적인 "뉴런 학설"에 기여했다. 생리학 연구소에서의 수련 경험은 그가 나중에 했던 인간의 뇌간과 뇌신경의 미세해부학, 뇌성 마비와 실어증 분야의 해부-임상 신경과학 연구를 준비하는 과정이었다. 그는 코카인의 약리학적 효과에 대한 연구로 어느 정도 유

3 콩트는 *실증주의*란 단어를 그의 저서 "*실증철학 강의(The Course in Positive Philosophy)*"(1830-1842)에서 소개했다. http://plato.stanford.edu/entries/comte/ 참고 (2013년 11월 15일자 확인).

명해졌지만, 일찍이 악평도 들었다. 그는 신경병리학에서의 전문성을 기반으로 1885년 원하던 직위였던 비엔나 대학의 *강사(Privatdozent)*[4]로 임명되었다.

브뤼케는 프로이트에게 그의 연구 성과에도 불구하고 그보다 몇 년 위의 훌륭한 선배들 때문에 승진이 어려워 연구소에서의 미래가 밝지 않다고 중요한 전문적, 개인적 지도를 해주었다. 게다가 상대적으로 가난한 연구실 생활로 프로이트는 21살 약혼녀 마르타 베르나이스(Martha Bernays)(1861–1951)와 결혼하기 어려웠다. 프로이트가 정렬적으로 사랑한 그녀는 사회적으로 유명한 독일-유태인계 집안의 규수였다. 의학 학위를 받은 1년 뒤 1882년, 프로이트는 브뤼케의 연구실을 떠나 보다 재정적으로 안정적인 임상의사가 되기 위해 비엔나 병원에서 근무하기 시작했다. 그는 이후 3년 동안 내과학, 외과학, 안과학, 피부과학, 특히 많은 시간 신경계 질환을 공부했다. 끝으로 프로이트가 명예로운 대학교 기념 연수 장학금을 받아 1885년 파리에 가서 샤르코를 만나며 인생이 달라지게 도와주었던 사람이 바로 브뤼케였다.

프로이트와 샤르코: 정신병리에 대한 새로운 탐구

살페트리에르에서 프로이트는 정신병리에 대해서 새로운 방식으로 생각하기 시작했다. 비엔나 대학에서 테어도르 마르네르트(Theodor Meynert) 밑에서 짧게 6개월 간 정신과학을 공부하며 증상의 의미보다 현상과 분류에 집중해서 연구했다. 샤르코의 활력과 히스테리와 최면술에 대한 담대한 생각에 열광한 프로이트는 비엔나로 돌아와 정신병리를 더 연구했다. 그리고 곧 샤르코의 저서를 독일어로 번역하는데 몰두했다. 1896년 프로이트는 6개월 뒤에 있을 마르타 베르나이스와의 결혼 자금을 마련하기 위해 개인 진료를 시작했다. 당시 비엔나에서 신경계 질병 분야의 몇 없던 전문가였던 그에게 히스테리를 앓는 여성들이 많이 찾아왔다. 프로이트의 치료방법은 히스테리를 치료하기 위해 1890년대 널리 쓰이던 미국 의사 사일러스 위어 미첼(Silas Weir Mitchell)(1829–1914)이 개발했던 전신을 마사지하면서 전기치료를 받거나, 목욕탕에서 쉬거나 하는 등의 "휴식 치료(rest cure)"를 변형한 것이었다. 또한 최면술을 실험적으로 사용하기 시작했다. 프로이트의 우상이었던 샤르코는 치료에 최면을 적극적으로 사용하지 않았기 때문에, 프로이트의 기법은 1889년

4 역주: Privatdozent는 정식 교원은 아니지만, 박사과정 대학원생들을 가르치거나 지도해줄 수 있는 직위로 교수가 되기 위해 거쳐야 하는 직위이다. (https://en.wikipedia.org/wiki/Privatdozent 참고)

2달 간 낭시에 가서 만났던 베른하임의 기법에 영향을 많이 받았다. 프로이트는 베른하임의 최면에 관한 책을 번역하기도 했다. 두 번째로 프랑스에 방문했던 때 (에펠탑이 처음 개장하기도 했던 때), 프로이트는 파리에서 열린 첫 번째 최면술 국제 학술대회에 참석했다.

프로이트의 히스테리 치료의 초기 기법은 (베른하임이 기술했던 데로) 최면 트렌스 상태를 유도하고 증상을 없애기 위해 필수적인 암시를 주는 방법이었다. 열정적으로 베른하임의 방법을 사용했음에도 프로이트는 치료자의 "장미빛" 암시와 환자의 "무기력한 현실"에 간극이 있어 증상을 없애기 위해 암시를 사용하는 치료법에 좌절했다 (Freud 1891/1962, 113쪽). 프로이트는 최면으로 단순히 치료 뿐만 아니라 질병을 "탐구"할 수 있도록 베른하임의 기법을 개선했다. 이 기법에 가장 영향을 미친 사람은 프로이트에게 임상 진료와 함께 깊은 이해에 대한 열정을 통합시키는 방식을 보여준 비엔나의 동료 요제프 브로이어였다.

프로이트와 브로이어: *히스테리에 대한 연구*

요제프 브로이어(1842–1925)는 비엔나 명문가 출신의 임상과 연구 영역에서 뛰어났던 의사였다. 그 가운데 오늘날 그는 호흡을 담당하는 헤링–브로이어(Hering–Breuer) 반사에 대한 기술로 유명하다. 브로이어는 반유태인 기류가 있었던 비엔나에서 함께 돕고 일하던 유태인 의사 모임의 수장이었다. 나이가 많았던 그는 빠르게 프로이트의 멘토가 되어 격려하고 우정을 나누고 심지어 경제적 도움까지 주었다. 브로이어는 진료를 시작한지 얼마 안 되었던 프로이트에게 환자를 많이 의뢰했을 뿐 아니라 히스테리의 치료에 대한 생각을 나누기도 했다.

프로이트가 심리학 분야에서 1895년 처음으로 발표한 장편 논문 *히스테리에 대한 연구(Studies on Hysteria)*를 같이 쓴 사람도 바로 브로이어다. 이 논문은 다섯 사례(브로이어가 치료한 한 사례와 프로이트가 치료한 네 사례)와 이론을 다루는 두 장(브로이어가 쓴 히스테리의 병인론 한 장과 프로이트가 쓴 정신치료 한 장)으로 구성되어 있다. 둘은 이 논문에서 히스테리의 정신병리를 어떻게 이해하고 히스테리 치료법으로 "카타르시스 방법"을 어떻게 사용하는지 기술했다. 또한 결국 결별하게 된 두 사람 프로이트와 브로이어가 어떻게 히스테리를 다르게 이해하고 있는지 생생하게 볼 수 있는 이야기들이 더 있다.

프로이트가 어떻게 금지된 무의식적 소망에서 히스테리가 비롯된다는 외상 이론을 포기하고, 점차 최면을 멀리하며 새로운 마음의 모델을 개발하게 되었는지도 엿볼 수 있다. *히스테리에 대한 연구*는 인당 425굴덴(85달러) 정도 밖에 못 벌었을 정도로 의학계에서 주목 받지 못했다. 하지만 프로이트는 이를 계기로 마음의 심리적 세계에 대해 저술하기 시작해서 최종적으로 37권에 달하는 전집을 남겼다 (Jones 1953/1961; Makari 2008).

브로이어의 카타르시스 방법: 안나 O.의 이야기

1883년 이미 브로이어는 프로이트에게 히스테리 여성을 치료했던 경험에 대해 이야기했었다. 이 여성이 *히스테리에 대한 연구*(Breuer와 Freud 1893/1895/1962)에 나오는 유명한 첫 번째 사례인 "안나 O."이다. 안나 O.(실제 이름은 베르다 파펜하임[Bertha Pappenheim])는 "헌신적으로 좋아하던 아버지를 간병하던 중 병에 걸린 재능 있고 특별한 교육을 받은 어린 소녀"였다 (Freud 1925/1962, 20쪽). 1882년 브로이어에게 치료를 받으러 왔을 때, 그녀는 팔다리의 마비, 감각 이상, 시력과 언어 이상, 의식의 혼란을 보였다. 그녀는 정상이다가도 그녀가 이야기하기를 "무례한" 인격을 번갈아 보였다 (Breuer와 Freud 1893/1895/1962, 24페이지). 그 변화는 자기 최면 상태에서 두드러지게 나타났다. 브로이어는 안나 O.가 자기 유도 트렌스 상태에서 "그 순간에 가장 두드러지는 감정적 공상을 말로 표현"하는 것이 증상을 완화시키는 것을 알아냈다. 이 관찰을 통해 브로이어는 안나 O.가 최면 하에 증상에 대한 이야기를 하도록 격려하는 치료 방법을 개발했다. 그는 그녀가 변함없이 처음 증상이 생겼던 시기의 감정과 마음 상태에 대해 이야기하는 것을 관찰했다. 그는 그녀의 세세한 이야기에 주의 깊게 집중하면서 증상이 그녀가 "정상" 상태일 때 인식하지 못하는 경험과 기억들의 상징적 표현임을 알았다. 그녀가 이야기를 하다 이 "잃어버린" 경험들과 연결된 감정들을 마주할 때, "이 접근법은 성공했고 길고 고된 노력으로 그녀의 모든 증상들은 완화되었다" (Freud 1925/1962, 20페이지).

*히스테리에 대한 연구*에서 브로이어가 안나 O.의 증상을 모두 치유했다는 주장은 분명 과장되었다. 역사학자들은 그녀가 치료를 마친 후 불우한 소녀들을 돌보는 유명한 사회복지사가 되기 전 적어도 1년 이상을 요양원에서 보냈다고 밝혔다. 1954년 독일에서는 사회복지사로 일했던 그녀를 기리기 위해 우표를 만들었다. 그래도 안나 O.는 브로이어와 함께 내적 탐구, 서사 공유, 그리고 감정의 표현을 이용한 새로운 치료법을 개발한 공동 창

안자로 알려져 있다. 안나 O.는 이 새로운 치료법을 "굴뚝 청소", 진지하게는 "말하기 치료(talking cure)"라고 명명했다 (Breuer와 Freud 1893/1895, 30쪽). 브로이어는 이를 "카타르시스 방법"이라고 불렀다 (Breuer와 Freud 1893/1895/1962, xxix 쪽; Freud 1925/1962, 22쪽).

초기에는 프로이트는 1889년부터 "브로이어 방법"이라 불리는 이 새로운 치료법을 환자들에게 적용하며 열정적이었다. 1889년에서 1896년 사이에 프로이트는 병의 원인이 되는 해리된 생각들과 여지없이 외상적 사건이었던 그 기원을 찾아가는 연상을 따라가며 환자들에게 카타르시스 방법을 이용해 최면을 걸었다. 그의 초창기 작업은 (브로이어의 방법으로) 외상적 기억을 암시를 통해 지우거나 말, 감정의 표현, 그리고 나머지 의식적 정신세계와의 교정된 연상을 통해 방출시키는 것이었다.

프로이트의 최면술 포기와 역동적 무의식의 발견

이제 마음에 대한 이론의 역사에서 매우 중요한 시기로 프로이트가 브로이어의 카타르시스 방법을 사용하다가 어떻게 새 치료법을 사용하면서 새로운 마음의 모델을 개발한 이야기를 살펴볼 것이다. 이 발명에서 중요한 사항은 프로이트가 최면술을 포기하고 환자들을 새로운 방식으로 대한 것이다. 프로이트도 초반에는 최면술을 기반으로 한 치료에 열정이 있었지만 점차 그 기법에 실망했다. 많은 환자들이 최면에 걸리지 않거나, 치료가 되어도 그 효과가 오래가지 못했기 때문이다. 프로이트는 최면에 기반하지 않은 치료법을 생각하다가 베른하임이 언급했던 환자들이 잊고 있는 것 같아도 최면 하에선 치료자가 계속 기억할 수 있다고 말하면 환자들이 의식할 수 있다는 점을 떠올렸다. 프로이트는 마찬가지로 히스테리 환자들의 잊혀진 기억들도 떠오를 수 있다고 결론을 내리고 환자들이 깨어있는 상태에서의 치료적 방법을 찾아보기 시작했다. 나중에 *자유 연상*이라고 불리게 된 이 기법을 통해서 환자들에게 마음을 조절하려고 최대한 의식하지 않으며 떠오르는 생각을 자유롭게 떠올리라고 했다. 그는 또한 환자들에게 최대한 적게 검열하여 마음 속에 떠오르는 모든 것을 이야기하도록 했다 (Breuer와 Freud 1893/1895/1962, 56쪽). 프로이트가 환자들에게 마음 속에 떠오르는 모든 것을 최대한 적게 검열해서 분석가에게 이야기하라고 했던 이 주장은 후에 정신분석의 *기본 규칙*이 되었다 (Freud 1901/1962, 39쪽). 정신결정론의 원리에 따라, 프로이트는 환자의 마음에 떠오르는 모든 생각과 느낌은 이미 정해진 일련의 연상을 따라서 궁극적으로 병의 원인이 된 생각과 기억에 도달한다고 확신했다. 즉, 상대적으로 의식하는 검열이 적다면 환자들의 생각이 일정한 방향으로 흐르는 것은 우연이 아닌 필연이라는 것이었다. 프로이트가 브로이어의 방법을 수정한 효과로 환자들은 완전히 "깨어있는" 상태에서 치료 과정에 더 적극적으로 참여할 수 있었다. 반면 프로이트는 이전보다 덜 침범하며 조종하는 역할을 맡았다.

이같은 변화와 함께 프로이트는 우연히 이전에는 분명하지 않았던 마음을 이해하는 관점을 제공하는 치료법을 발견했다. 프로이트는 환자들에게 치료에 보다 적극적으로 참여하도록 격려하면서, 환자들의 증상 아래에 상상했던 것보다 훨씬 방대한 심리적 활동의 세계가 있다는 것을 언뜻 알게 되었다. 환자들은 최선을 다해 새로운 치료법에 따라 마음 속에 떠오르는 모든 생각과 감정을 이야기하고 의식적으로 알고 있는 내용을 모두 이야기하려고 했다. 하지만, 프로이트는 환자들이 자유연상을 하려고 노력해도 피치 못하게 이야기에 공백이 있고 생각의 흐름이 끊기며 일관성이 부족한 점을 관찰했다. 프로이트는 연상의 흐름이 끊기는 현상을 *저항*이란 단어로 기술했다. 이후 프로이트와 환자들은 이 저항을 극복하기 위해 매우 노력했다. 그는 환자들에게 마음 속에 떠오르는 무엇이든 이야기하라고 반복해서 꾸짖어야만 했고 환자들은 그 요구에 따라 노력해야만 했다. 프로이트는 환자들이 자유연상을 하려는 의식적 동기를 의사 뿐만 아니라 환자 스스로도 마음의 어떤 측면을 감추려 하는 덜 의식적인 동기가 방해한다고 결론내렸다. 마지막으로 프로이트는 환자들이 밝히기 꺼려하는 마음의 일정 부분은 "사람들이 경험하고 싶어하지 않고 차라리 잊고 싶어하는 부끄러움이나 자책의 정동(affect)을 일으키는 고통스러운 본질"을 갖는다고 밝혔다 (Breuer와 Freud 1893/1895/1962, 269쪽; Makari 2008).

이런 관찰들을 종합해서 프로이트는 환자들이 스스로 부끄러움이나 자책과 연관된 감정들을 느끼고 싶지 않아 특정 생각, 감정, 기억, 소망들을 의식 바깥에 계속 두고 싶어한다고 결론지었다. 프로이트는 의식에서 수용하기 어려운 생각과 감정을 제거하는 방어 과정을 *억압*이란 용어로 설명했다. 다시 말해 프로이트는 처음으로 기존에 사용했던 최면술로는 밝히기 어려웠던 환자들의 마음 속 심리적 다툼을 볼 수 있었다.

프로이트가 히스테리에 대한 새로운 이론을 체계화한 시기는 자의식에 대한 저항과 이를 극복하기 위한 방법을 고안했던 무렵이다. 반면 브로이어, 샤르코, 베른하임, 자네(Janet)(샤르코의 제자)나 다른 사람들은 히스테리가 생기는 이유가 보통 의식적인 마음과는 분리된 병의 원인이 되는 "최면 상태"(브로이어), 통합하는 능력의 선천적인 나약함(자네), 가족적 "정신적 퇴화"(샤르코)와 같은 뇌의 과정들 때문이라고 이해했다. 프로이트는 생각과 감정이 병에 걸린 뇌의 과정 때문이 아니라 환자의 감정적 욕구 또는 "방어적 동기" 때문에 의식에서 분리되어 있다는 히스테리에 대한 혁명적인 생각을 소개했다 (Breuer와 Freud 1893/1895/1962, 285쪽). 샤르코의 "외상적 히스테리"나 브로이어의 "최면 히스테리"와는 달리 프로이트는 정상인 사람들이 뇌의 질병 때문이 아니고 수용할 수 없는 생각과 감정을 처리하느라 히스테리를 겪는다며 이를 "방어 히스테리(defense hysteria)"라고 기술했다 (Breuer와 Freud 1893/1895/1962, 285쪽). 그의 관점에서 히스테리는 의식에서 금지된 수용할 수 없는 생각, 기억, 그리고 소망이 다툰 결과 증상이란 형태로 지속적으로 표현된다. 초기에 프로이트는 *저항*을 내적 세계를 탐구하는 것을 막는 장벽이라고 생각했다. 시간이 지나며 그는 환자들이 스스로 비밀을 유지하려는 이유가 무엇인지 궁금해졌다. 즉, 프로이트는 환자의 감정 세계 속 갈등을 알 수 있는 가장 중요한 단서인 저항을 관찰하는 것에 흥미를 갖기 시작했다. 환자들이 저항을 극복하고 분리되었던 심리적 세계를 받아들일 때 증상들은 사라졌다.

무의식의 "새로운 심리학": 정신분석

1896년, 프로이트는 히스테리 치료에 전적으로 사용했던 최면술을 포기하고 초기에는 "정신적 분석(psychical analysis)"이라고 불렀던 방법을 *정신분석*이라고 명명하며 임상에 매진했다 (Freud 1896b/1962, 151쪽). 진료가 늘어나며 새로운 환자들에게 새로운 치료법을 적용하고 심지어 스스로에게도 적용했다. 1895년부터 1900년 사이에 프로이트는 기발한 치료법을 개발하며 흥분했었다. 히스테리의 원인에 대한 방어 히스테리란 개념도 혁신적이었지만, 아직 위대한 혁명은 오지 않았었다. 임상가로 환자를 이해하고 치료하는 것에 만족하지 않았던 프로이트는 역사에 이름을 남기고 싶은 큰 야망을 가진 인물이었다. 그는 "인간의 본성"이 무엇인지 답할 수 있는 큰 질문들에 몰입했다 (Jones 1953/1962, 175쪽). 그는 하루하루 더 많은 환자들을 진료했지만, 브로이어와 *히스테리에 대한 연구*를 같이 쓰며 협력하고, 방어 히스테리에 대한 이론을 다른 질환들로 넓혀가는 작업을 해나갔다. 프로이트는 이미 방어와 억압의 과정이 정신병리 뿐 아니라 심리적 건강에도 작동하는지 탐색하기 시작했다.

1895년 *히스테리에 대한 연구*의 출판과 새로운 세기로 넘어가는 1900년 사이, 프로이트는 히스테리에 대한 이론을 마음의 일반적인 이론으로 확장시키기 위해 열광적으로 일했다. 이미 1896년에 친구에게 쓴 편지에서 프로이트는 신경증을 겪는 환자 뿐 아니라 모든 사람들에게 적용할 수 있는 "새로운 심리학"을 발명하고 있다고 언급했다 (Freud 1896a/1962, 1901/1962, 1933/1962). 현재는 정신분석이라고 알려진 프로이트의 새로운 심리학은 처음부터 모든 사람들의 마음 일부가 무의식적이라고 했다. 3장에서 살펴볼 예정인 무의식이란 개념은 모든 정신분석적 마음의 모델의 핵심이다.

인용문헌

Bernfeld S: Freud's earliest theories and the school of Helmholtz. Psychoanal Q 13:341–362, 1944

Binet A, Simon R: Le developpement de l'intelligence chez les enfants. L'Année Psychologique 14:1–94, 1908

Breuer J, Freud S: Studies on hysteria (1893/1895), in The Standard Edition of the Complete Psychological Works of Sigmund Freud, Vol 2. Translated and edited by Strachey J. London, Hogarth Press, 1962, pp 1–335

Ellenberger H: The Discovery of the Unconscious: The History and Evolution of Dynamic Psychiatry. New York, Basic Books, 1970

Fancher RE: Pioneers of Psychology. New York, WW Norton, 1979

Freud S: Hypnosis (1891), in The Standard Edition of the Complete Psychological Works of Sigmund Freud, Vol 1. Translated and edited by Strachey J. London, Hogarth Press, 1962, pp 233

Freud S: Letter 52 (Extracts from the Fliess papers) (1896a), in The Standard Edition of the Complete Psychological Works of Sigmund Freud, Vol 1. Translated and edited by Strachey J. London, Hogarth Press, 1962, p 233

Freud S: Heredity and the aetiology of the neuroses (1896b), in The Standard Edition of the Complete Psychological Works of Sigmund Freud, Vol 3. Translated and edited by Strachey J. London, Hogarth Press, 1962, pp 141–156

Freud S: The psychopathology of everyday life (1901), in The Standard Edition of the Complete Psychological Works of Sigmund Freud, Vol 6. Translated and edited by Strachey J. London, Hogarth Press, 1962, pp 1–310

Freud S: An autobiographical study (1925), in The Standard Edition of the Complete Psychological Works of Sigmund Freud, Vol 20. Translated and edited by Strachey J. London, Hogarth Press, 1962, pp 1–74

Freud S: The future of an illusion (1927), in The Standard Edition of the Complete Psychological Works of Sigmund Freud, Vol 21.Translated and edited by Strachey J. London, Hogarth Press, 1962, pp 1–56

Freud S: The question of a Weltanschauung (Lecture XXXV), New introductory lectures on psychoanalysis (1933), in The Standard Edition of the Complete Psychological Works of Sigmund Freud, Vol 22. Translated and edited by Strachey J. London, Hogarth Press, 1962, pp 158–182

Galton F: Hereditary genius: an inquiry into its laws and consequences. London, Macmillan/Fontana, 1869

Garrabé J: Hippolyte Bernheim (1840–1919), in Anthology of French Language Psychiatric Texts. Edited by Ousin FR, Garrabé J, Morozov D. Paris, Empecheurs Penser en Rond; Psychoanalyse et psychiatrie edition, 1999

Gay P: Freud: A Life for Our Time. New York, WW Norton, 1988

Grosskurth P: Havelock Ellis: A Biography. New York, New York University Press, 1985

Hunt MH: The Story of Psychology. New York, Random House, 1993

Jones E: The Life and Work of Sigmund Freud (1953). Edited by Trilling L, Marcus S. New York, Basic Books, Harper, 1961

Koch S: Foreword: Wundt's creature at age zero—and as centenarian: some aspects of the institutionalization of the "new psychology," in A Century of Psychology as Science. Edited by Koch S, Leary DE. New York, McGraw–Hill, 1985, pp 7–39

Krafft–Ebing R: Psychopathia Sexualis (1886). New York, Arcade Publishing, 1998

Krstic K: Marulic M—the author of the term "psychology." Acta Instituti Psychologici Universitatis Zagrabiensis 36:7–13, 1964. Available at: http:// psychclassics.yorku.ca/Krstic/marulic.htm. Accessed October 12, 2013.

Makari G: Revolution in Mind: The Creation of Psychoanalysis. New York, Harper Collins, 2008

Robinson DN: An Intellectual History of Psychology. Madison, University of Wisconsin Press, 1995

Stevens LA: Explorers of the Brain. New York, Knopf, 1971

제3장

역동적 무의식의 진화

이 장에서는 무의식의 개념에 대해 보다 깊이 알아본다. 이를 통해 우리가 정신분석적 무의식은 *역동적*이라고 말하는 것이 무슨 의미인지 살펴본다. 서양 철학에서 무의식의 개념에 대한 역사를 살펴보고 정신분석적 무의식의 개념과 주변 학문의 연관된 개념들을 비교한다. 왜 많은 사람들은 압도적 증거에도 무의식의 존재를 부정할까? 이 장에서 소개할 단어들은 다음과 같다: *자동적 사고(automatic thoughts), 행동주의(behaviorism), 인지심리학(cognitive psychology), 인지적 무의식(cognitive unconscious), 역동적(dynamic), 역동적 무의식(dynamic unconscious), 기능주의(functionalism), 내성주의(introspectionism), 마음-신체 이원론(mind-body dualism), 구성주의(structuralism), 무의식(unconscious).*

무의식은 모든 정신분석적 마음의 모델에서 핵심적인 특징이다. 정신분석적 마음의 모델들은 각기 다르긴 하지만, 감정, 생각, 기억, 소망, 두려움, 공상과 우리의 의식 밖의 개인적 의미를 지닌 패턴이 경험과 행동에 영향을 끼친다는 발상은 공통적으로 핵심적인 특징이다. 무의식적 갈등을 해결하기 위한 노력으로서 증상, 골칫거리인 인격적 특성, 삶에서의 문제들이 나타난다는 이론은 인간의 고통을 정신역동적으로 이해하는데 가장 중요하다. 환자들이 무의식적 정신 세계를 치료자와 함께 탐구하며 고통에서 벗어날 수 있다는 점은 정신역동적 정신치료의 초석 가운데 하나이다. 무의식적 정신 세계에 대한 생각들은 100년보다도 더 오래 전에 소개되어 이후 지속해서 수정되어 왔지만, 무의식적인 요소들이 정신 세계에 영향을 끼친다는 기본적 생각은 정신분석적 마음의 모델에서 가장 중요한 특징으로 남아 있다. 이 장의 목표는 무의식을 정신분석적 관점에서 더 설명하고 이

것이 다른 접근법들과 어떻게 다른지 살펴보는 것이다.

정신분석적 마음의 모델에서의 무의식

2장에서 살펴보았듯이 프로이트는 깨어 있는 상태에서 치료하며 얻은 자료에 정신결정론의 원리를 적용하며 역동적 무의식의 개념에 도달해 정신분석적 마음의 모델을 발명했다. 최면술을 포기하고 자유 연상에 기반을 둔 새로운 치료법을 사용하는 순간, 프로이트는 여태까지 그 누구도 보지 못한 마음을 움직이는 힘을 관찰할 수 있었다. 그는 환자들이 마음을 드러내는 것과 의사와 스스로에게도 숨기려고 하는 것 간의 갈등으로 힘들어 하는 모습을 관찰했다. 프로이트는 이 갈등을 탐색하며 내적 갈등으로 인간의 마음이 어떻게 나뉘어 있는지 처음으로 기술했다. 이는 모든 마음이 의식적인 받아드릴 수 있는 생각/감정과 무의식적인 받아드릴 수 없는 생각/감정 간의 갈등으로 나뉘어 있다는 방어 히스테리의 개념에서 조금 나아간 관점이었다. 그 당시 활동하던 다른 이론가들과 달리 프로이트는 마음이 뇌의 질병이나 퇴화 때문이 아니라 동기나 역동적 힘에 의해서 분리되었다고 생각했다. 이러한 이유로 정신분석적 마음의 모델은 무의식을 다른 종류의 의식적이지 않은 마음과 구별하기 위해 역동적 무의식이라고 일컫는다. 이것이 무슨 의미인지 살펴보자.

*역동적*이란 단어는 무의식에서 무엇을 의미하는가?

*역동적*이란 단어는 독자들이 *정신역동적*이란 단어에서 익숙하듯이, 정신분석 언어에서 오래된 단어이다. 여러 힘들의 연속적 상호작용에 따른 상태를 기술하는 물리학 용어에서 단어를 빌려왔다. 정신분석에서는 마음에 대해서 이야기하기 때문에 *역동적*이란 말은 심리적인 힘, 좀 더 정확하게는 동기적 힘(motivational forces)을 의미한다. 즉, 정신분석가들에 따르면 무의식은 정신 세계와 행동의 모든 부분에 영향을 끼치는 숨겨진 동기적 힘(소망, 요구, 희망, 두려움)들로 구성된 세계이다.

정신분석적 마음의 모델에서 무의식적 정신 세계는 두 가지 의미로 역동적이다. 첫째, 특정 시간 마음의 일부만이 아니라 우리가 하는 모든 일에 무의식이 영향을 끼친다는 의미에서 역동적이다. 둘째, *억압(repression)*이라 불리는 심리적 힘이 무의식의 내용이 의식으로 올라오는 것을 적극적으로 막는다는 의미에서 무의식은 역동적이다. 우리가 이미 알고 있듯이 억압은 프로이트가 비이성적, 비도덕적이거나 괴로워서 의식에서 받아드릴 수 없다고 판단한 생각이나 감정을 배제시키려는 목적을 가진, 즉 다시 말해 그런 동기가 부여된 무의식적 과정을 설명하기 위해 사용한 용어이다. 우리가 우리의 마음을 알고자 하는 노력에 반대하는 힘에 의해 무의식의 내용이 의식으로 올라오지 못할 때, 다시 말하자면 생각이나 감정은 역동적 무의식의 일부가 된다.

우리는 일상적인 자기 성찰에서 무엇을 배울 수 있는가?

일상적인 자기 성찰은 우리들의 의식 밖에 있는 정신 세계에 대해서 무엇을 알려주는가? 사실 모든 사람, 심지어 심리학에 대해서 전혀 모르는 사람들도 조금씩 무의식에 영향을 받고 있다. 매일 일어나는 일들을 보면 우리는 마음이 의식 밖에서 작동한다고 생각하게 된다. 예를 들어 우리는 무언가 잊어버렸다가 갑자기 기억해낸다. 그 동안 마음 속 어딘가에 이를 저장해두었을 것이다. 대부분 아침에 잠에서 깨며 오랫동안 생각하던 질문의 답을 찾은 경험이 있지만 잠에 든 사이에 해결한 것인지 이를 의식하지 못한다. 우리는 매일 있는 잠재의식적 자극들에 반응을 보이기도 한다. 예를 들면, 낮 동안 의식하지 않았던 이미지가 꿈에서 나타난다. 또한 우리는 정확하게 무엇을 알고 있는지 또는 무엇을 하고 있는지 모르면서도 책을 읽거나 골프공을 치거나 차를 운전하는 것과 같이 모든 것들을 할 수 있게끔 마음이 정보를 처리한다는 사실을 알고 있다. 일상 경험에서 우리는 어느 정도 마음이 의식 밖에서 작동한다는 것을 알고 있다.

정신분석적 마음의 모델은 무의식이란 특별한 개념으로 마음이 의식 밖에서 정보를 저장하고 지적인 문제를 해결하고 자극들을 받아들인다고 설명한다. 또한 많은 양의 정보들이 의식 밖에서 처리된다고 설명한다. 그러나 정신분석적 무의식의 개념에서 정말 중요한 것은 저장 기능, 잠재의식적 지각이나 정보 처리 능력이 아니다. 정신분석적 마음의 관점에서 주목하는 것은 의식 밖의 생각이나 감정이 마음의 보이지 않는 부분에서 회상되거나 인식되기를 기다리고 있는 것이 아니라 강력하게 살아서 언제나 존재하며 우리의 모든 경험과 인생에서 선택에 크고 작은 영향을 준다는 것이다. 또한 우리는 의식하고 있는 정신 활동에서는 속도나 효율성을 고려하지만 (우리가 계단을 올라가며 거리를 판단하거나, 글을 읽으며 글자나 단어를 해독할 때 정보를 처리하듯이), 역동적 무의식의 내용을 알고 싶어하지 않기 때문에 의식 밖에 두고 있다.

우리가 스스로의 생각을 전부 알고 싶어하지는 않지만 그렇다고 일상적인 자기 성찰을 통해서 이를 전혀 알 수 없는 것도 아니다. 우리는 우리가 상식적으로 이해가 가지 않게 행동하거나 이유를 설명하기는 어렵지만 그냥 행동할 때가 있다는 것을 가끔씩 인지한다. 우리는 다른 사람들의 이런 순간들을 포착해서 그 사람들의 "진짜" 의도가 무엇인지 알고 있다고 확신하기도 한다. 우리는 다른 사람들이 우리 스스로 인지하지 못하는 것을 정확히 알고 있을까 두려워한다 (Vazire와 Mehl 2008). 억압이란 개념에 들어있는 자기 기만도 자기성찰을 통해서 생각해 볼 수 있다. 우리는 격렬하게 항의하면서 반대해도 우리의 행동이나 반응의 이유에 대해 스스로 정직하지 못한 점을 인정하기도 한다. 우리 스스로 떳떳하지 못한 일종의 이기심, 경쟁심, 복수심이나 남모르는 동경 때문에 행동하기도 한다. 다시 말해, 이런 자기 기만의 예를 다른 사람들에게서 쉽게 찾아볼 수 있다. 밝혀진 바에 따르면 사람들이 진정한 감정이나 동기를 스스로 어떻게, 왜 숨기는지 이해하는 능력은 모든 정상 아동들에게도 있다. 연구에 따르면 6, 7세 정도의 어린이들은 부끄러움이나 죄책감과 같은 감정을 숨기기 위해서 사람들이 종종 진실된 동기나 감정을 스스로 숨긴다는 것을 알고 있다고 한다 (Chandler et al. 1978). 즉, 자기 성찰은 우리가 무의식, 더 정확히 말하면 역동적 무의식에 대해서 많이 알게끔 한다.

의식적 마음에 대한 초기 연구

많은 사람들은 프로이트가 무의식적 정신 세계에 대해 처음으로 기술했다고 생각하거나 왠지 "발견했다"고 생각하지만, 의식 밖 정신 세계의 가능성에 대해 처음으로 주장한 것은 아니었다.[1] 그러나, 프로이트가 그의 "새로운 심리학"을 전개하며 새로운 분야인 "의식의 정확한 기술"을 목표로 삼았던 실험 심리학과 사이가 좋지 않았던 점은 사실이다.[2]

빌헬름 분트와 추종자들의 이론: 내성주의와 기능주의

이 새로운 분야의 창시자는 의사 빌헬름 분트 (1832–1902)였다. 프로이트와 달리 분트는

1 미국의 게스탈트 심리학의 창시자, 프리츠 펄스(Fritz Perls)는 프로이트를 "무의식의 리빙스턴(Livingstone)"이라고 일컫었다 (Perls 1947/1969, 86쪽). 정신분석의 아버지와 나일 강의 근원지를 "발견"했던 영국의 탐험가를 비교한 것이다. Charles Van Doren (1992), *A History of Knowledge: Past, Present, and Future* 참고.

2 http://plato.stanford.edu/entries/wilhelm-wundt/ 참고 (역자 수정 2015년 8월 기준)

대학 총장과 학자들을 배출했던 가문 출생으로 독일 남서부 지역에서 루터교 목사의 아들로 태어났다. 프로이트 출생 1년 후인 1857년, 분트는 새로 생긴 베를린 생리학 연구소에서 프로이트의 우상이었던 헤르만 폰 헬름홀츠의 지도 아래 연구 조교로 일하기 시작했다. 1879년 프로이트가 비엔나 에른스트 브뤼케의 연구소에서 신경병리학자로 막 궤도에 올랐을 때, 분트는 라이프치히 대학의 버려진 창고를 "생리학 연구소"라고 명명하며 그의 첫 번째 연구소를 차렸다. 분트의 연구 프로그램은 소리, 빛, 색깔과 같은 극히 작은 의식적 경험들에 주목하는 *내성(introspection)*이라 불리는 연구 기법에 기반을 두었다. 실제로 후에 분트가 연구한 심리학은 *내성주의(introspectionism)*라고 불렸다. 분트의 임무는 의식적 정신 세계의 기본 요소(그는 이를 감각과 감정이라고 밝혔다)들을 밝히고, 기본 요소들이 어떻게 의식적 경험을 형성하며 상호작용하는지 발견하는 것이었다. 따라서 우리는 정신분석과 대학 기반의 심리학 공식 학파와 비교할 때면 헬름홀츠 전통에 기원을 둔 여러 공통된 부분을 발견한다. 그러나 프로이트는 무의식적 정신 상태에 관심을 가졌기 때문에 이러한 "확립"되어 발전하는 분야에서 환영 받지 못했다.

1892년 코넬 대학교 심리학 연구소를 세웠던 분트의 제자 영국 태생 심리학자 에드워드 브래포드 티치너(Edward Bradford Titchener) (1867–1927)는 마음을 의식과 동일시하는 전통을 이어갔다. 티치너는 분트가 했던 의식적 마음의 구조를 밝히는 연구를 이어서 *구성주의(structuralism)*라는 심리학의 한 분야를 개발했다. 윌리엄 제임스(William James) (1842–1910)는 1875년 하버드 대학교에서 최초로 대학 기반의 생리 심리학을 가르친 의사, 철학자에서 심리학자로 전향한 *기능주의(functionalism)* 학파의 주요 지지자였다. 분트나 티치너의 내성주의나 구성주의와는 달리 제임스의 기능주의는 심리학의 목표가 정신 세계의 기능이나 목적을 밝혀내는 것이라고 주장했다. 분트와 티치너의 구성주의와 제임스의 기능주의는 *행동주의(behaviorism)*(곧 우리가 많이 언급할)가 부상하기 전 1890년에서 1920년까지 30여년 동안 미국 심리학계에서 주류를 이루며 우위를 차지하기 위해 경쟁했다. 그들은 경쟁 관계임에도 정신 세계와 의식을 동일시한다는 공통된 관점을 가졌다. 그 시대 대부분 심리학자와 마찬가지로 제임스는 정신적 사건이 뇌의 과정과 연결되어 있다고 이해했다. 하지만 프로이트와 달리 그는 "의식은... 바로 그 순간 뇌의 모든 활동과 '일치'한다"고 주장했다 (James 1890, 177쪽; Edwards와 Jacobs 2003, 25쪽; Fancher 1979; Hunt 1993; Reiber 1980; Robinson 1995).

르네 데카르트의 유산: 의식으로서의 마음

분트, 티치너, 제임스, 그리고 대학 기반 심리학 초창기의 많은 학자들은 마음과 의식이 동일하다는 생각을 당연하게 여겼다. 그들은 모두 어떤 식으로든 프랑스 수학자이자 철학자였던 르네 데카르트 (1596–1650)의 학문적 후손이었다. 서양 지성사의 거장 데카르트는 중세 과학과 철학이 현대까지 이르는데 주요 원동력이었고 현대 심리학의 아버지라고도 불렸다. 1639년 그는 지식(scientia)의 가능성과 관련된 일련의 사색을 다룬 그의 대표작 *성찰(Meditations)*[3]을 쓰기 시작했다. 데카르트는 교회로부터 허가받은 스콜라 철학(아리스토텔레스의 업적들과 토마스 아퀴나스가 제시한 교회의 가르침을 통합)의 권위에 반대하며 인간이 무엇을 확신할 수 있는가에 대해 근본적인 의구심을 갖고 사색했다. 데카르트는 유일하게 의심을 할 수 없는 것은 인간이 갖는 의구심 그 자체, 보다 정확하게는 인간이 스스로에 대해 갖는 의구심이라고 주장했다. 이는 그의 유명한 명언 *cognito, ergo sum*("나는 생각한다, 고로 나는 존재한다")의 핵심이다. 데카르트가 어떻게 신의 존재에 대한 확신, 그리고 수학적 방법을 이용하여 외부 세계의 존재를 탐구할 수 있다고 확신을 갖으며 이 첫 번째 "진실"에 도달하게 되었는지 자세히 살펴보는 것은 이 책의 범위를 넘어간다. 우리의 목적 가운데 중요한 것은 어떻게 그의 인식론이 개발되었는지 그 과정을 이해하는 것이다. 데카르트는 지식을 탐구하고 마음을 바라보는 관점 그 자체에 대해 새로운 토대를 세웠다.[4]

몇몇 심리학 역사학자들은 데카르트를 인지심리학 분야의 중요한 조상이라고 숭배하며 지식의 중심에는 그가 이야기했던 생각하는 마음(종종 *cogito*라고 불리는)이 있다고 상기시킨다 (Gardner 1985). 그러나, 데카르트의 마음에 대한 관점 중에 오늘날에 덜 중요한 특징들도 있다. 그 가운데 첫 번째는 심리학 학생들에게 잘 알려져 있는 데카르트의 *마음–신체 이원론*이다. 마음과 신체는 전적으로, 근본적으로 다르다는 관점이다. 데카르트에게 물리적 현실(신체도 포함하는)의 근본적 특성은 공간을 차지하고 확장된다는 것이다 *(res extensa)*. 이는 물리적 현실의 만물은 수학적 측정이나 기술이 가능하다는 것이다. 물리적 현실과 달리 마음의 근본은 생각하는 것이다*(res cogitans)*. 마음은 공간을 차지하지

3 데카르트 책의 전체 제목은 *신의 존재와 마음과 신체의 구별에 대해 기술한 최초의 철학에 대한 성찰(Meditations on the First Philosophy: In Which the Existence of God and the Distinction Between Mind and Body Are Demonstrated)*이다.

4 http://plato.stanford.edu/entrie/descartes/ 참고 (역자수정 2015년 8월 기준).

않는 것처럼 수학적인 기술도 가능하지 않다. 데카르트는 마음이 영혼과 동등하고 과학의 영역이 아닌 종교의 영역에 속한다고 보았다. 데카르트는 마음과 신체가 어떻게 상호작용하는지도 궁금해 했지만, 그의 기본적인 마음-신체 이원론은 이후 마음의 본질에 대한 모든 담론에 영향을 끼쳤다.

데카르트의 마음에 대한 관점의 두 번째 특징은 정신 세계를 생각과 동일하다고 바라보는 것이다. 데카르트는 기분과 감정은 신체로부터 비롯되고 생각과 사고는 마음으로부터 비롯되어 감정과 구별된다고 생각했다. 이 책을 통해 정신분석적 마음의 모델에 대해서 더 깊이 알아가면서 이러한 관점의 단점도 생각해볼 것이다 (Damasio 1984도 참고).

데카르트의 마음에 대한 관점의 마지막 특징은 무의식의 주제와 가장 연관된 것으로 마음과 의식을 동일하다고 생각한 것이다. 데카르트의 인식론은 생각을 우리가 유일하게 확신할 수 있는 것이라고 보았기 때문에, 인간이 인식하지 못하는 생각이 있다는 가능성을 부정했다 (Rosenzweig 1985, 29쪽). 마음은 스스로에게 투명하다는 데카르트의 관점, 즉 우리가 마음에 대해 "명료하고 직접적이며", 특권있고, 자동적이고, 정확하게 접근할 수 있다는 생각(현대 심리 철학자들이 일컫는 "1인칭 지식의 관점")은 분트나 초기 대학 기반의 심리학자들을 비롯한 여러 추종자들에 의해 데카르트 심리학 유산의 일부로서 계승되었다 (Fancher 1979; Hunt 1993).

데카르트에서 프로이트까지의 무의식

그러나, 대학 기반의 심리학계 외부에서는 중요한 정신 활동이 의식 바깥 영역에서 일어난다고 생각하는 이들이 많았다 (Edwards와 Jacobs 2003, 16쪽). 실제로 고대 시대까지 거슬러 올라가보면 마음의 숨겨진 측면에 대한 간결한 격언들로 가득 찬 책들이 많다. 예를 들어 플라톤(기원전 428-348)은 지식이란 무의식적 정신 세계로 향하는 숨겨진 생각들을 재발견하는 것이라고 보았다. 플라톤에게 영향을 받은 기독교 철학자 어거스틴(서기 354-430)도 스스로 파악하기 힘든 많은 부분이 의식 너머에 있다고 기술했다. 중세 스콜라 철학의 아버지인 성 토마스 아퀴나스는 마음-신체의 통합과 무의식적 요인의 중요성을 강조하는 이론을 주장했다 (Whyte 1962, 80쪽). 비록 데카르트가 정규 대학 기반의 심리학 창시자들에게 지대한 영향을 끼쳤지만, 현대 유럽의 사상에는 정신 세계가 의식과는 동일하지 않다고 여기는 전통도 있다 (Ellenberger 1970; Klein 1997; Tallis 2002; Talvitie 2009; Whyte 1962).

계몽주의 철학과 무의식

예를 들면 고트프리트 윌헬름 라이프니츠(Gottfried Wilhelm Leibniz)(1646–1716)는 독일 출신의 법학, 철학, 수학(미적분과 이진법), 논리학, 역학(mechanics), 그리고 물리학 분야에서 논문을 썼던 박식가로 데카르트 이후에 처음으로 무의식적 정신 활동에 대한 생각을 주장한 과학자로 종종 인용된다 (Whyte 1962, 99쪽). 그는 1704년에 쓴 *새로운 인간지성론(New Essays Concerning Human Understanding)*에서 의식적 경험에 중대한 영향을 주는 "통각(apperception)"의 역치 아래에 수많은 *작은 지각(petites perceptions)*들이 존재한다고 주장했다. "명확하고 직접적인" 경험에 확신을 가졌던 데카르트와는 달리 라이프니츠는 이러한 "명확한 개념들은 불분명한 개념들의 바다에 떠있는 섬들과 같다"고 주장했다 (Whyte 1962, 99쪽).[5]

독일의 철학자, 심리학자, 그리고 교육가였던 요한 프리드리히 헤르바르트(Johann Friedrich Herbart)(1776–1841)는 무의식적 정신 활동에 대한 생각을 마음에 대한 완성된 이론으로 확장시켰다. 라이프니츠의 지각에 대한 역치의 생각에 기초하여 헤르바르트는 *역동적* 요소인 힘의 개념을 추가하여 이론을 구상했다. 헤르바르트는 역동적이란 용어를 역학(mechanics)에 대한 토론에서 처음으로 (*정적인[static]*이란 단어에 반하여) 사용했던 라이프니츠로부터 빌렸다 (Ellenberger 1970, 289쪽). 실제로 헤르베르트는 심리학을 "마음의 역학"이라고 정의했다 (Jahoda 2009). 그는 모든 정신 현상이 의식의 역치에서 서로 경쟁하는 다양한 지각, 표상, 생각들이 상호작용하여 나타난다고 보았다. 헤르베르트는 강한 생각들이 약한 생각들을 역치 아래로 누르는 과정을 *verdarängt*라고 일컫었다. 이는 프로이트가 억압이라고 지칭한 개념과 동일한 단어다. 헤르베르트는 "억압된" 생각은 다른 생각들과의 연상을 통해 다시 나타나고 스스로 강화시키려고 노력한다고 보았다

5 라이프니츠의 관점은 여러 분야와 많은 작가들에게 광범위한 영향을 끼쳤다. 라이프니츠에게 영향 받은 스코틀랜드 판사이자 철학가인 헨리 홈, 로드 케임즈(Henry Home, Lord Kames)(1696–1781)는 특정 정신 기능인 지각의 기능을 지칭하기 위해 처음으로 영어 단어 *unconscious*(무의식)를 사용한 사람이다. 25년 후, 독일 철학자이자 의사인 에른스트 플래트너(Ernst Platner)는 프로이트가 사용했던 독일 단어 *Unbewusstsein*(무의식)을 1776년 의식 밖의 생각들을 기술하기 위해 처음으로 사용한 사람이다. 따라서, 18세기 말에 *무의식*이란 개념과 단어는 마음에 대한 토론을 통해 강력한 기반을 형성하고 있었다. http://plato.stanford.edu/entries/leibniz/ 참고 (역자수정 2015년 8월 기준).

(Ellenberger 1970, 312쪽; Edwards와 Jacob 2003; Whyte 1962, 143-144쪽).

라이프치히 대학의 물리학, 철학, 그리고 의학 교수였던 구스타프 테오도르 페히너(Gustav Theodor Fechner)(1801-1887)는 무의식의 연구에 실험적 접근법을 제시했다. 페히너는 (프로이트가 빌려쓴, 그리고 아마도 페히너는 라이프니츠의 "바다 위의 섬들"에서 빌려왔던) 마음을 바다 위에 떠있는 빙산에 비유한 것으로 오늘날 잘 알려져 있다 (Jones 1953/1961, 374쪽). 우리에게는 덜 알려졌지만, 역사적으로 중요한 사실로 1850년에 페히너는 자극의 강도와 지각 사이에 관계를 밝히기 위해 시작한 일련의 실험들이 있다 (Ellenberger 1970, 217쪽). 많은 이들은 이 실험이 실험 심리학의 시발점이며 빌헬름 분트에게 영향을 끼쳤다고 생각한다 (Ellenberger, 217쪽).[6]

독일 낭만주의 운동과 무의식

"이성을 숭배"했던 계몽주의 철학자들과는 달리 독일 낭만주의 철학자들은 비이성적이고 개인적인 것에 관심을 가졌다. 19세기 초반에 두드러졌던 독일 낭만주의 철학자들은 무의식에 근원을 두고 있는 것으로 여기는 창조성, 천재성, 꿈, 정신질환과 같은 현상에 특히 관심을 가졌다. 즉, 라이프니츠의 "인지주의자"들과는 달리 낭만주의 철학자들은 무의식적 동기에 흥미가 있었다. 그들 모두 최초의 낭만주의 철학가였던 스위스 출생의 장 자크 루소 (Jean-Jacques Rousseau)(1712-1778)에게 영향을 받았다. 그는 저자의 개인적 감정을 반영한 최초의 자서전 *고백록(Confessions)*(1782)을 남기기도 했다. 루소는 자신의 행동과 동기에 대해 "오랜 시간 상상해온 것들이 나 스스로에게 명확하지 않다"고 이야기하

6 페히너가 라이프치히에서 실험에 몰두하고 있을 무렵, 무의식적 정신 활동을 다루는 심리학을 비롯하여 심리학에 관심을 갖고 있는 다른 그룹이 바다 건너 영국에서 생기고 있었다. 이 그룹의 창시자는 윌리엄 헤밀턴(William Hamilton)(1788-1856) 경으로 스코틀랜드 출신의 왕립 연구소의 의학, 법학, 그리고 형이상학 교수였다. 그는 19세기 중반 독일 철학과 과학의 중요한 발전을 일찌감치 주목했던 영국 철학자들 중 하나였다. 헤밀턴은 에든버러 대학에서 자신의 강의에서 독일 사상을 다루기 시작했다. 그는 마음을 가리켜 "우리가 의식하는 정신 *활동*의 구는 훨씬 더 거대한 활동과 열정을 갖는 구의 작은 일부이며, 단지 그 효과를 통해서 우리가 마음을 의식하고 있다"고 주장했다 (Hamilton 1860, 242쪽).

헤밀턴이 심리학 분야에서 가장 아꼈던 제자들은 토마스 레이콕(Thomas Laycock)(1812-1876), 윌리엄 벤자민 카펜터(William Benjamin Carpenter)(1813-1885)였다. 토마스 레이콕은 영국 출생으로 독일에서 교육을 받은 런던 대학의 심리학자로 "조직의 무의식적인 활동 원리(an unconsciously acting principle of organization)"를 뜻하는 "뇌의 반사 활동(the reflex action of the brain)"을 처음 주장했다(Whyte 1962, 162쪽). 윌리엄 벤자민 카펜터는 영국 의사이자 동식물연구가로서 1853년에 영어권 국가에서 널리 사용하게 된 무의식적 *대뇌기능(unconscious cerebration)*을 명명했다 (Jones 1953/1961, 378쪽). 카펜터의 저서 *정신 생리학의 원리(Principles of Mental Physiology)*(1874)는 의식과 행동에 영향을 끼쳤던 효과들에서 무의식적 대뇌기능의 증거를 찾고 있다. 레이콕, 카펜터, 그 외 헤밀턴의 의학 제자들에게는 무의식적 대뇌기능의 개념이 형이상학적 개념인지 뇌의 생리학 개념인지 구분하는 것은 중요하지 않았다. 그들의 목적은 환자를 신체-마음 구성단위의 일부로 환자를 이해하는 것이었다 (Whyte 1962, 162쪽). 그들은 데카르트와는 달리 뇌와 마음은 전혀 다르지 않게 정확하게 동일한 것으로 이루어져 있다고 추정했다 (Whyte 1962).

며 후대의 유럽 사상에서 성찰을 주장한 데카르트와 경쟁했다. 괴테(Goethe)(1749–1832), 실러(Schiller)(1759–1851), 콜리지(Coleridge)(1772–1834)와 같은 낭만주의 시인들은 무의식은 마음에 숨겨진 보물창고이며 모든 창조성의 원천이라고 주장했다 (Ellenberger 1970, 200–202쪽; Whyte 1962, 126–129쪽).

발달 심리학을 비롯한 독일 문화 전반에 걸쳐 지대한 영향을 끼친 독일 낭만주의의 특정 분파는 자연철학(Naturphilosophie)이었다. 뮌헨 대학의 프리드리히 빌헬름 요제프 셸링폰(Friedrich Wilhelm Joseph von Schelling)(1775–1854)이 이를 창시했다. 셸링의 철학은 공통의 영적 원리 "세계 영혼"(*Weltseele*)이 세대에 걸쳐 물질, 자연, 그리고 의식을 만들며 보이는 세상을 이룬다고 했다 (Ellenberger 1970, 203–205쪽). 우주의 보이지 않는 세계에 자리잡은 무의식이 인류와 자연을 연결시킨다고 보았다. 비록 이런 철학이 오늘날에는 특이하고 신기하게 들리지만 당대의 유럽 철학자들과 작가들에게는 큰 영향을 미쳤다.[7]

아르투르 쇼펜하우어(Arthur Schopenhauer)(1788–1860)는 폴란드 출생으로 독일에서 교육을 받았으나, 대부분 독일 외 대학에서 일했다. 저서 *의지와 표상으로서의 세계(The World as Will and Representation)*는 1819년 처음 출판되었지만 그가 유럽에서 신낭만주의의 부흥으로 유명해진 19세기 중반까지 사람들은 이를 많이 읽지 않았다. 비록 쇼펜하우어의 철학을 분류하는 것은 불가능하지만, 그가 주장했던 사람의 마음을 포함한 우주 전체를 움직이는 보이지 않는 무의식적인 힘 "살고자 하는 의지" (*Wille zum Leben*)란 개념 때문에 그의 사상은 우리에게 중요하다. 쇼펜하우어의 관점에서 보면 인간은 커다란 보편적 의지를 담당하는 내적 본능에 의해 움직이는 자기를 기만하는 비이성적인 창조물이었다 (Ellenberger 1970, 208쪽).

쇼펜하우어의 저술은 프리드리히 니체(Friedrich Nietzsche)(1844–1900)라는 또다른 서양 철학 거성에게 지대한 영향을 끼쳤다. 음울하면서도 거친 기질을 갖고 있던 젊은 니체는 종교에 빨리 환멸을 느끼고 쇼펜하우어의 저서와 리하르트 바그너의 음악에서 영감을 얻었다. 인간에게 스스로를 기만하는 능력이 있음에 몰두했던 니체는 인간의 모든

7 구스타프 테오도르 페히너는 앞서 실험 심리학의 설립 과정에도 나왔지만, 이 시점에서 다시 등장한다. 그는 중년에 *자연철학* 학파로 전향했다 (Ellenberger 1970, 216쪽). 페히너에 대한 앞선 이야기에서 다루지 못했지만, 페히너는 수만 번의 실험을 저서 *정신물리학(Psychophysics)*에 기술하며 자신이 추측하였던 안정성(항상성)을 추구하는 원리, 쾌락/불쾌 원리 (특히 항상성의 원리와 연관되어있다), 반복 원리, 정신적 에너지의 개념들이 포함된 자연의 보편적 원리에 대한 증거를 제시하려고 노력했다.

감정, 태도, 의견, 행동과 명백한 가치가 무의식에서 기인한다고 설명하고자 노력했다 (Ellenberger 1970, 273쪽). 니체는 무의식이 모든 개인에게 필수적인 부분으로 생각, 감정, 본능, 쾌락으로 이루어진 격정적인 가마솥과도 같다고 생각했다. 쾌락 욕구, 투쟁 욕구, 성적 본능, 무리 본능, 지식과 진실을 추구하는 본능, 그리고 궁극적으로 가장 기본적인 "권력 의지"가 여기에 포함된다 (Ellenberger 1970, 272쪽). 니체의 저술은 이러한 본능, 그것들의 억제와 다양한 위장의 우여곡절을 다루고 있다. 가장 충격적인 니체의 사상은 *도덕의 계보(On the Genealogy of Morality)*(1887)에 기술된 기독교 성직자들이 억제된 무의식적 "원한"의 위장에 불과하다는 것이다. 스스로에게도 가차없던 니체는 루소의 영향에 모든 종교와 철학(아마도 니체 스스로도 포함하여)이 위장된 고백에 불과하다고 주장했다.

19세기 후반 무의식적 정신 세계에 대한 추측은 1869년에 처음 출판되었던 칼 로버트 에듀워드 폰 하트만(Karl Robert Eduard von Hartmann)(1842–1906)의 저서 *무의식의 철학(The Philosophy of the Unconscious)*에서 절정이었다. 1200페이지의 방대한 논문에서 폰 하트만은 신경생리학, 운동, 반사, 의지, 본능, 생각, 치유 과정, 에너지, 성적 사랑, 느낌, 도덕성, 언어, 역사, 궁극적 원리 등을 포함한 26개의 주제에서 무의식을 다루었다 (Whyte 1962, 164쪽). 오늘날 무의식을 체계적인 철학이라고 주장하면서 대부분의 역사학자들이 막상 폰 하트만의 저술은 "좋은 철학도 아니고 좋은 과학도 아니다"라고 치부하며 오늘날엔 이 책이 널리 읽히지 않는다 (Whyte 1962, 165쪽). 그러나, *무의식의 철학*은 1869년에서 1881년까지 9차례나 인쇄되고 프랑스어, 영어로 번역되며 큰 인기를 끌었다.

폰 하트만 책의 인기는 프로이트 이전에도 무의식적 정신 세계라는 개념이 있었음을 알려준다. 프로이트는 비록 "위대한 페히너"만 자신에게 중요한 인물이었다고 인정했지만(Freud 1900/1902, 536쪽; Freud 1925/1962, 59쪽), 프로이트가 당대의 모든 유명 심리학의 논문들을 잘 알고 있었다는 증거는 많이 있다. 예를 들어 프로이트는 헤르바르트를 인용한 적은 없었지만, 그가 김나지움 시절에 읽었던 구스타프 아돌프 린드너(Gustav Adolf Lindner)(1828–1887)의 심리학 교과서를 통해 헤르바르트의 저술에 익숙했다는 것을 알 수 있다 (Ellenberger 1970, 536쪽; Jones 1953/1961, 372쪽). 아마도 가장 흥미로운 것은 프로이트와 가장 비슷한 생각을 했던 쇼펜하우어와 니체에 대한 프로이트의 태도이다. 프로이트는 말년에 "어떠한 예상되는 생각들로 정신분석에서 받은 인상들을 방해 받지 않기" 위해 쇼펜하우어와 니체의 저서들과 거리를 두었다며 영향 받은 것을 부정했다 (Freud 1914/1962, 15–16쪽; Freud 1925/1962, 59–60쪽). 분명 프로이트는 정신분석의 핵심이라고 생각한 억압에 대한 이론의 독창성을 지키고자 "어떠한 자료와도 관계없이 독립적으로 떠올랐다"고 주장했다 (Freud 1914/1962, 15쪽). 엘렌베르거가 지적하듯이 쇼펜하우어나 니체를 읽은 여부와 상관없이 프로이트는 19세기 중후반 유럽 문학과 철학의 "진실을 밝혀내고 기만, 자기 기만에 대한 체계적 연구"로 엘렌베르거가 지칭했던 "상당히 밝혀내는 경향"의 학문적 전통에 속한다 (Ellenberger 1970, 537쪽). 이런 폭로하는 경향에는 쇼펜하우어나 니체뿐만 아니라 칼 마르크스(Karl Marx)나 프로이트가 감탄하며 인용했었던 삶의 거짓들을 연극을 통해 폭로한 헨릭 입센(Henrik Ibsen) 같은 작가도 포함된다 (Ricoeur[1977]의 "의심의 해석학[the hermeneutics of suspicion]" 참고).

무의식적 정신 과정과 현대 대학 기반의 심리학

우리는 어떻게 프로이트가 역동적 무의식이란 개념을 제안하게 되었는지 알아보았다. 또한 무의식이란 개념이 서양 철학에서 새로운 개념이 아니었다는 것도 배웠다. 그러나 이는 분트의 새로운 대학 기반의 심리학에 잘 맞지 않았다. 대학 기반의 심리학은 1879년 창시된 이래 많이 변해오며 더 이상 정신분석학자들만 심리학자들 사이에서 무의식적 정신세계를 찾고자 고군분투하는 것이 아니었다. 비록 분트의 내성주의의 다양한 형태가 미국 심리학을 1890년부터 1920년까지 30년간 지배했지만, 1930년대, 1940년대에는 행동주의가 주요 패러다임으로 대두되었다.

행동주의의 등장

*행동주의*는 인간(또는 동물)의 행동이 자극–반응 관계의 사슬로서 강화에 의해 함께 연결되었다고 설명하는 심리학의 한 분야이다. 이 새로운 심리학의 창립 구성원에는 *조건반사(conditioned reflexes)*라는 개념을 발명했던 이반 파블로프(Ivan Pavlov)(1849–1936), *강화(reinforcement)*라는 개념을 발명했던 에드워드 리 손다이크(Edward Lee Thorndike) (1874–1947), *행동주의*라는 개념을 명명했던 제임스 왓슨(James B. Watson)(1878–1958)이 있다. 엄격한 행동주의자들은 인간 행동연구에 내성은 자료로서 신뢰도가 떨어질 뿐만 아니라 불필요하다고 주장하며, 오히려 일련의 조건 반사가 가장 잘 설명할 수 있다고 주장

했다. 이들은 행동주의가 과학적 객관성을 추구하기 위해 철저하게 명백한 행동에만 국한하여 무의식 뿐 아니라 마음이란 관념도 배제해야 한다고 말했다. 이러한 관점에서 마음은 인간의 행동과 인과관계가 없는 무의미한 신경계의 부산물로 뇌의 활동이 만들어낸 환상에 불과하다고 말했다. 행동주의는 인간의 행동이 "비의식적(nonconscious)"인 활동에 기반을 두고 있다고 주장했지만 무의식적 마음이란 관념을 받아들이지 않았다. 행동주의는 심리학을 쥐가 미로나 전기격자에서 보상을 받기 위해 움직이고 있거나, 완벽한 사회를 만들기 위해 활발한 아이들이 공학적으로 행동하는 것(스키너의 베스트셀러 소설 Walden Two[1948])을 연구하는 이미지의 학문으로 만들었다. 1950년대 밀러(Miller)와 덜라드(Dollard)(1950)의 정신분석과 사회학습이론을 연결시키려는 엄청난 노력에도 불구하고 아직까지 정신분석과 사회학습이론의 대부분은 멀리 떨어져 있다 (Fancher 1979; Hunt 1993; Watson 1924).

인지심리학의 부흥

그러나 20세기 중반 무렵, 대학 기반의 심리학은 행동주의에서 *인지*에 대한 연구로 옮겨가고 있었다 (Gardner 1985, 6쪽). 이 새로운 심리학을 *인지심리학*, *인지 과학*, 또는 *인지 뇌과학*이라고 일컫는다. 각각은 사람이 어떻게 무언가를 아는가란 질문을 일컫는 *인지*란 단어를 포함한다. 인지 과학은 컴퓨터 공학, 인공 지능, 심리 언어학, 동물 행동학, 인류학, 뇌과학, 그리고 마음의 철학으로부터 나온 심리학에 대한 다학제적 접근방법이다.

1940년대 초, 이러한 학문의 이론가들은 조건 반사의 결과로서 행동을 설명하는 것에 점점 불만족스러웠다. 그들은 언어, 문제 해결, 계획, 기억, 창조, 상상과 같은 많은 인간의 능력이 반사로만 설명될 수 없는 복잡한 것이라고 주장했다. 이들은 생명체 내에 작동하고 있는 행동(또는 출력)을 설명할 수 있는 안정된 자율적인 인지 구조, 또는 *표상*이 존재한다고 주장하기 시작했다. 연구 분야에 따라 이 표상 구조들은 예를 들면 상징, 규칙, 이미지, 프로그램, 스키마, 정신적 지도, 기대, 계획, 목표 등을 말한다. 언어학자들은 언어에 배우지 않아도 성숙해지는 *심부 구조(deep structure)*가 존재한다고 주장했다. 컴퓨터 공학자들은 알고리즘에 기반을 둔 계산이 가능한 프로그램된 기계, 인격 이론가들은 일부는 태어날 때부터 나타나는 안정되고 패턴이 있는 특성, 수학자들은 조건 반사를 대체할 수 있는 새로운 분야인 *정보이론(information theory)*을 주장했다. 즉, 인지 과학자들은 마음을 다루지 않고서는 인간이란 유기체를 이해하는 것은 불가능하다고 이해했다(Gardner 1985; Hunt 1993).

20세기 중반이 넘어서며 인지 과학은 "인지 혁명"이라고 부를 정도로 굉장히 유명해졌다(Baars 1986; Neisser 1967). 1장에서 보았듯이 인지심리학은 무의식적 정신 과정과 평행하게 *정보 처리*와 연관된 능력을 연구하며 발명되었다. 인지적 무의식(Kinlstrom 1987, 1995)에 중요한 몇몇 개념만 열거하자면, *암묵 지식(implicit knowledge), 암묵지(tacit knowledge), 절차적 지식(procedural knowledge), 암묵 학습(implicit learning), 암묵 기억(implicit memory), 비선언적 기억(nondeclarative memory), 비의식적 해석(nonconscious construals), 적응 무의식(the adaptive unconscious), 잠재의식적 지각(subliminal perception), 전주의적 과정(pre-attentive processing)*이 있다. (Bargh와 Barndollar 1996; Edwards와 Jacobs 2003; Gazzaniga 1967, 1992; Greenwald 1992; Hassin et al. 2005; Kahneman 2011; Kihlstrom 1987, 1995; Schacter et al. 2011; Stein 1997; Weinberger와 Weiss 1997; Westen 1998; Wilson 2002; Zellner 2012a). 인지심리학에 어느 정도 기반을 두고 있는 인지-행동 치료는 무의식적 정신 과정을 *자동적 사고(automatic thoughts)*라고 일컫는다 (Bargh와 Chartrand 1999; Beck 1976; Edwards와 Jacobs 2003; Hassin et al. 2009; Weinberger와 Weiss 1997). *비의식적 과정(nonconscious processing)*이란 용어는 인지적 무의식과 모든 정신 활동의 신경 기반의 측면을 모두 의미하기 때문에 혼란의 여지를 갖고 실제로 비의식적 과정의 신경 기반에서 말하자면 분할-뇌 실험(Gazzaniga 1967, 1992)이나 뇌에서 불안을 담당하는 과정, 경로(LeDoux 1996)나 "맹시" 현상(Weiskrantz 1997; Weiskrantz et al. 1974)과 같은 영역들이 연구되어 왔다.

이러한 인지적 무의식적 측면과 프로이트의 *기술적인 무의식(descriptive unconscious)*(5장, "마음의 지형" 참고)은 겹치는 부분이 있다. 또한 인지적 무의식은 300년 전 라이프니츠와 그의 추종자들이 주장했던 사상과도 많이 겹친다. 그러나, 인지 과학자들이 관심을 갖는 무의식적 정신 활동 부분과 정신분석가들이 관심을 갖는 부분은 다르다. 인지적 무의식은 대부분 의식 바깥의 정보처리와 연관된 현상들을 포함한다. 이 무의식적 과정은 효율과 속도를 높이기 때문에 필요하다고 여겨진다. 작가 말콤 글래드웰(Malcolm Gladwell)(2005)은 책 *깜박: 생각하지 않은 생각의 힘(Blink: The Power of Thinking Without Thinking)*에서 무의식적 정보 처리와 연관된 현상을 기술하며 독자들의 흥미를 끌었다. 글레드웰의 책은 잠재의식 수준에서 많은 자료의 복잡한 정보를 "눈 깜박할 사이에" 빠르게 처리하는 우리의 능력을 주목하고 있다.

그러나 정신분석가들이 관심을 갖는 역동적 무의식은 무의식적 동기와 감정을 다루는데 이는 높은 효율을 위한 것이 아니라 받아들이기 어렵다고 판단하기 때문에 의식하지 못하도록 하는 것이다. 보다 최근에는 정신분석적 역동적 무의식과 인지심리학에서 등장하고 있는 새로운 개념인 *무의식적 정동(unconscious affect), 비의식적 목표 추구(nonconscious goal pursuit), 무의식적 동기(unconscious motivation)*와 같은 인지적 무의식의 많은 부분이 겹친다(Bargh와 Barndollar 1996). 인지심리학자들은 갈등 조정을 본인 스스로의 마음을 살펴 우선순위를 정해 타협을 이뤄가는 능력, 즉 *무의식적 스캐닝 절차(unconscious scanning operations), 메타인지(metacognition)*란 용어로 설명한다. 앞으로 살펴볼 것처럼 정신분석적 마음의 모델은 마음이 갈등 속에서 어떻게 타협을 이뤄가는지 많은 점들을 알려준다 (Bargh와 Barndollar 1996; Metcalfe와 Shimamura 1994).

무의식적 정신 과정에 대한 문헌들을 접할 때면 우리는 정신분석적 무의식적 측면과 인지심리학의 개념들을 연관시키려는 노력들이 마음을 다루는 과학에 만연한 "학계의 정치"로 복잡하다는 점을 기억해둘 필요가 있다. 이런 관점의 차이에서 비롯된 다툼에서 마음을 다루는 학계가 공통의 언어를 사용하고 있지 않다는 것을 알 수 있다 (Edwards와 Jacobs 2003). 인지적 무의식과 역동적 무의식은 둘 다 많은 경험적 증거들이 있지만, 중요한 차이점들은 에르델리(Erdelyi)(1995), 하신(Hassin) 등 (2005), 웨이크필드(Wakefield)(1992), 베인베르거(Weinberger)와 바이스(Weiss)(1997), 웨스턴(Westen)(1998) 그 외 많은 사람들의 저서에서 찾아볼 수 있다. 신경회로의 증거는 팬크셉(Panksepp)(1998), 솜즈(Solms)와 턴불(Turnbull)(2002), 젤너(Zellner)(2012b)의 저서에 요약되어 있다. 더욱 흥미롭게도 경제학(Arely 2008; Kahneman 2011), 진화 심리학(Smith 2004), 정치학(Covington 2002; Jameson 1982), 문화 이론(Saul 1997), 그 외 다양한 분야들에서 무의식적 정신 활동과 관련된 개념들이 생겨나고 있다.

무의식을 둘러싼 논란: 자기-이해와 자기-기만

무의식적 정신 활동이란 개념이 사람들에게 상식처럼 받아들여짐에도 불구하고 그 존재가 논란이 되는 것은 역설적이다. 대부분의 현대 심리학자와 마음을 다루는 철학자는 오랜 역사와 함께 의식 밖의 정신활동이라는 개념을 인식하고 있지만 고학력, 지식층의 사람들은 아직까지도 "무의식을 믿을 수 없다"고 공공연히 이야기한다. 의식 밖의 정신 활동에 대해 널리 퍼진 회의론을 우리는 어떻게 이해할 수 있을까?

사실 인간은 스스로의 심리 세계에 즉각적으로 완벽하게 접근할 수 있는 특권을 가지고 있다고 굳게 믿고 있다. 즉, 우리가 자기성찰을 통해서 스스로의 마음에 대해서 알 수 있다는 것이다. 데카르트는 스스로 내면에 "명확하고 직접적인" 접근을 했다고 주장하며 확신에 찼고 이는 데카르트 철학의 근본을 이뤘다. 비록 데카르트가 많은 비평을 받았음에도, 마음을 다루는 철학가로서 "1인칭적 이해"를 명명했던 그의 주장은 인간이 믿고 싶던 것(우리가 무엇을 생각하고 있는지 실제로 아는 것)과 강한 공명을 일으켰다 (Gopnik 1993). 몇몇 역사학자들은 특히 서양 철학에서 인간이 자기인식에 대한 능력에 가치를 부여한 역사가 오래되었다고 주장한다. 르네상스 초기부터 "인식(awareness)"과 "자기-의식(self-consciousness)"과 같은 단어들이 철학적 담론에 처음으로 등장하여 "이성에 대해 숭배"하던 유럽 계몽주의 때 그 주장은 정점을 찍었다 (Whyte 1962). 이런 면에서 데카르트는 의식적 인식, 합리성, 자기 결정을 숭배하는 철학적 전통에서 가장 영향력 있는 목소리를 내었던 사람이다.

몇몇 학자들은 우리가 "1인칭 지식"을 갖고 있다는 믿음이 문화적 가치뿐 아니라 태생적으로, "내장되어 있는" 인간이란 종의 특징이라고 주장한다 (Carruthers와 Smith 1996; Wegner 2002, 2005). 실제로 뇌과학이나 심리학의 기록을 보면 인간이 사실과는 뚜렷이 다르게 우리의 행동을 이해하는 경향을 보여준 관찰들이 많다. 예를 들어 피험자에게 최면 암시를 걸어 탁자 아래에 "닭을 찾아 기어가는 것"과 같은 이상한 행동을 시킨다. 그리고 이들은 최면술사의 명령에 따라 행동한 것을 모르는 상태에서 자신의 행동에 대해서 다양하게 해명한다. 앞서 언급한 분할-뇌 실험을 참고하면("인지심리학의 부흥" 참고), 뇌의 양쪽 반구끼리의 연결을 끊는 수술(불치성 간질에서 드물게 하는 치료)을 한 환자들은 비의식/비언어적인 반구에 들어온 자극에 대해 인식하지 못하지만 복잡한 행동을 보인다. 그들에게 무엇을 했는지 왜 그랬는지 물어보면(예로 환자의 비의식/비언어적 반구에 만화를 보여주면 웃을 때), 환자들은 언제나 주어진 자극과는 전혀 관련 없는 설명을 한다(Gazzaniga 1967, 1992).[8] 환자들이 스스로의 행동에 대해 어리둥절해하거나 놀라지 않는 점은 믿기 힘든 일이다. 스스로의 마음을 이해했다고 느낄 때, 종종 우리가 무엇을 생각하고 있는지 모른다는 사실을 인정하고, 보다 정확하게는 인식하는 것은 거의 불가능해 보인다.

프로이트는 특히 기분이 나쁠 때 독자들에게 무의식에 대한 자신의 사상이 얼마나 충격적인지 상기시키며 도발하곤 했다. 자신의 사상이 서양 과학의 두 위대한 선구자 코페르니쿠스와 다윈과 같이 충격적이라고 겸손하지 않게 이야기했다. 그는 인류에게 커다란 세 가지 "자기애적 상처" 가운데 하나를 남겼다. 코페르니쿠스는 최초로 지구가 우주의 중심이 아니라고 주장하며 자기애에 "우주론적 타격"을 남겼다. 다윈은 최초로 인간이 특별한 성스러운 창조물이 아니라고 제안하며 "생물학적 타격"을 남겼다. 그 가운데 가장 아픈 상처를 남겼던 타격은 프로이트가 주장했던 인간은 스스로 무엇을 생각하고 있는지 알 수 없다는 무의식이란 개념이었다 (Freud 1917/1962, 140−141쪽). 인간은 "너 자신을 알라"는 고대 격언을 새기려고 노력해도 스스로를 완전히 알 수 없는, 실은 알고 싶어하지 않는 운명인 듯하다.

인용문헌

Ariely D: Predictably Irrational: The Hidden Forces That Shape Our Decisions. New York, HarperCollins, 2008

Baars BJ: The Cognitive Revolution in Psychology. New York, Guilford, 1986

Bargh JA, Barndollar K: Automaticity in action: the unconscious as repository of chronic goals and motives, in The Psychology of Action: Linking Cognition and Motivation to Behavior. Edited by Gollwitzer PM, Bargh JA. New York, Guilford, 1996, pp 457–481

Bargh JA, Chartrand TL: The unbearable automaticity of being. Am Psychol 54:462–479, 1999

Beck AT: Cognitive Therapy and Emotional Disorders. New York, International Universities Press, 1976

8 *New York Times*, 2007년 11월 6일 "합리화(rationalization)"를 참고 (Tierney 2007).

Carpenter WB: Principles of Mental Physiology: With Their Applications to the Training and Discipline of the Mind, and the Study of Its Morbid Conditions. London, H.S. King & Company, 1874

Carruthers P, Smith PK (eds): Theories of Theories of Mind. New York, Cambridge University Press, 1996

Chandler MJ, Paget KF, Koch DA: The child's demystification of psychological defense mechanisms: a structural and developmental analysis. Developmental Psychology 14:197–205, 1978

Covington C: Terrorism and War: The Unconscious Dynamics of Political Violence. London, Karnac, 2002

Damasio A: Descartes' Error: Emotion, Reason, and the Human Brain. New York, Putnam, 1984

Dollard J, Miller N: Personality and Psychotherapy: An Analysis in Terms of Learning, Thinking and Culture. New York, McGraw, 1950

Edwards D, Jacobs M: Conscious and Unconscious. Berkshire, UK, Open University Press, 2003

Ellenberger H: The Discovery of the Unconscious: The History and Evolution of Dynamic Psychiatry. New York, Basic Books, 1970

Erdelyi M: Psychoanalysis: Freud's Cognitive Psychology. New York, WH Freeman, 1985

Fancher RE: Pioneers of Psychology. New York, WW Norton, 1979

Freud S: The interpretation of dreams (1900), in The Standard Edition of the Complete Psychological Works of Sigmund Freud, Vol 4/5. Translated and edited by Strachey J. London, Hogarth Press, 1962, pp 1–626

Freud S: On the history of the psycho-analytic movement (1914), in The Standard Edition of the Complete Psychological Works of Sigmund Freud, Vol 14. Translated and edited by Strachey J. London, Hogarth Press, 1962, pp 1–66

Freud S: A difficulty in the path of psycho-analysis (1917), in The Standard Edition of the Complete Psychological Works of Sigmund Freud, Vol 17. Translated and edited by Strachey J. London, Hogarth Press, 1962, pp 135–144

Freud S: An autobiographical study (1925), in The Standard Edition of the Complete Psychological Works of Sigmund Freud, Vol 20. Translated and edited by Strachey J. London, Hogarth Press, 1962, pp 1–74

Gardner H: The Mind's New Science: A History of the Cognitive Revolution. New York, Basic Books, 1985

Gazzaniga MS: The split brain in man. Scientific American 217:24–29, 1967

Gazzaniga MS: Nature's Mind. New York, Basic Books, 1992

Gladwell M: Blink: The Power of Thinking Without Thinking. New York, Back Bay Books, Little, Brown, 2005

Gopnik A: How we know our minds: the illusion of first-person knowledge. Behavioral and Brain Sciences 16:1–14, 1993

Greenwald AG: New look 3: unconscious cognition reclaimed. Am Psychol 47:766–779, 1992

Hassin RR, Uleman JS, Bargh JA (eds): The New Unconscious. New York, Oxford University Press, 2005

Hassin RR, Bargh JA, Zimerman S: Automatic and flexible: the case of nonconscious goal pursuit. Soc Cogn 27:20–26, 2009

Hunt MH: The Story of Psychology. New York, Random House, 1993

Jahoda G: The metaphysical mechanics of the mind: Johann Friedrich Herbart. Psychologist 22:558–559, 2009

James W: The Principles of Psychology, Vol 1. New York, Henry Holt, 1890

Jameson F: The Political Unconscious: Narrative as a Socially Symbolic Act. Ithaca, NY, Cornell University Press, 1982

Jones E: The Life and Work of Sigmund Freud (1953). Edited by Trilling L, Marcus S. New York, Basic Books, Harper, 1961

Kahneman D: Thinking Fast and Slow. New York, Farrar, Straus & Giroux, 2011

Kihlstrom J: The cognitive unconscious. Science 237:1445–1452, 1987

Kihlstrom J: The rediscovery of the unconscious, in The Mind, the Brain, and Complex Adaptive Systems, Vol 22. Edited by Morowitz H, Singer J. Reading, MA, Addison–Wesley, 1995, pp 123–143

Klein DB: The Unconscious: Invention or Discovery? Santa Monica, CA, Goodyear, 1977

LeDoux J: The Emotional Brain: The Mysterious Underpinnings of Emotional Life. New York, Simon & Schuster, 1996

Metcalfe J, Shimamura AP (eds): Metacognition: Knowing About Knowing. Cambridge, MA, MIT Press, 1994

Neisser U: Cognitive Psychology. New York, Appleton–Century–Crofts, 1967

Panksepp J: Affective Neuroscience: The Foundations of Human and Animal Emotions. Oxford, UK, Oxford University Press, 1998

Perls FS: Ego, Hunger, and Aggression (1947). New York, Vintage Books, 1969

Reiber RW (ed): Wilhelm Wundt and the Making of Scientific Psychology. New York, Plenum, 1980

Ricoeur P: Freud and Philosophy: An Essay on Interpretation. New Haven, CT, Yale University Press, 1977

Robinson DN: An Intellectual History of Psychology. Madison, University of Wisconsin Press, 1995

Rosenzweig S: Freud and experimental psychology: the emergence of idiodynamics, in A Century of Psychology as Science. Edited by Koch S, Leary DE. New York, McGraw–Hill, 1985, pp 135–207

Saul JR: The Unconscious Civilization. New York, Free Press, 1997

Schacter DL, Gilbert DT, Wegner DM (eds): Psychology, 2nd Edition. New York, Worth, 2011

Smith DL: Why We Lie: The Evolutionary Roots of Deception and the Unconscious Mind. New York, St. Martin's Press, 2004

Solms M, Turnbull O: The Brain and the Inner World: An Introduction to the Neuroscience of Subjective Experience. New York, Other Press, 2002

Stein DJ (ed): Cognitive Science and the Unconscious. Washington, DC, American Psychiatric Press, 1997

Tallis F: Hidden Minds: A History of the Unconscious. New York, Arcade, 2002
Talvitie V: Freudian Unconscious and Cognitive Neuroscience: From Unconscious Fantasies to Neural Algorithms. London, Karnac, 2009
Tierney J: Go ahead, rationalize. Monkeys do it, too. New York Times, November 6, 2007
Van Doren C: A History of Knowledge: Past, Present, and Future. New York, Random House, 1992
Vazire S, Mehl MR: Knowing me, knowing you: the relative accuracy and unique predictive validity of self-ratings and other ratings of daily behavior. J Pers Soc Psychol 95:1202-1216, 2008
Wakefield JC: Freud and cognitive psychology: the conceptual interface, in The Interface of Psychoanalysis and Psychology. Edited by Barron JW, Eagle MN, Wolitzky DL. Washington, DC, American Psychiatric Publishing, 1992, pp 77-98
Watson JB: Behaviorism. New York, People's Institute, 1924
Wegner DM: The Illusion of Conscious Will. Cambridge, MA, MIT Press, 2002
Wegner DM: Who is the controller of controlled processes? in The New Unconscious. Edited by Hassin RR, Uleman JS, Bargh JA. New York, Oxford University Press, 2005, pp 19-36
Weinberger J, Weiss J: Psychoanalytic and cognitive conceptions of the unconscious, in Cognitive Science and the Unconscious. Edited by Stein DJ. Washington, DC, American Psychiatry Publishing, 1997, pp 23-54
Weiskrantz L: Consciousness Lost and Found: A Neuropsychological Exploration. Oxford, UK, Oxford University Press, 1997
Weiskrantz L, Warrington EK, Sanders MD, et al: Visual capacity in the hemianopic field following a restricted occipital ablation. Brain 97:709-728, 1974
Westen D: The scientific legacy of Sigmund Freud: toward a psychodynamically informed psychological science. Psychol Bull 124:333-371, 1998
Whyte LL: The Unconscious Before Freud. London, Tavistock, 1962
Wilson T: Strangers to Ourselves: Discovering the Adaptive Unconscious. Cambridge, MA, Harvard University Press, 2002
Zellner MR: The cognitive unconscious seems related to the dynamic unconscious—but it's not the whole story. Neuropsychoanalysis 13:59-63, 2012a
Zellner MR: Toward a materialist metapsychology: major operating principles of the brain provide a blueprint for a fundamentally psychodynamic infrastructure. Psychoanal Rev 99:563-588, 2012b

제4장

정신분석적 마음의 모델에서의 핵심 차원

이 장에서는 모든 정신분석적 마음의 모델에서 강조되는 5가지 핵심 차원인 지형, 동기, 구조/과정, 발달, 정신병리/치료법을 정의한다. 또한 정신활동에 대한 네 개의 중요한 정신분석 모델인 지형학적 모델, 구조적 모델, 대상관계이론, 자기심리학을 빠르게 훑어본다. 독자들에게 이 책의 기본 윤곽인 각각의 정신분석 모델이 정신활동의 핵심 차원들과 정신병리/치료법을 어떻게 개념화하고 있는지 정리한 표를 소개할 것이다. 이 책의 목표는 하나의 통합된 정신분석적 마음의 모델을 만드는 것이다. 이 장에서 소개할 단어들은 다음과 같다: *적응적 관점(adaptational perspective), 발달적 노선(developmental lines), 발달적 관점(developmental point of view), 후성(epigenesis), 발생적 관점(genetic perspective), 쾌감 원리(hedonic principle), 동기/역동적 관점(motivational/dynamic point of view), 천성과 양육(nature and nurture), 쾌락/불쾌 원리(pleasure/unpleasure principle), 현실 원리(reality principle), 구조적 관점(structural point of view), 지형적 관점(topographic point of view).*

2장에서 프로이트가 어떻게 역동적 무의식이란 개념에 도달하고 정신분석적 마음의 모델을 설립하게 됐는지 살펴보았다. 3장에서는 무의식의 개념에 대해 보다 깊게 다루며 우리가 일상적인 자기 성찰에서 무의식적 측면을 어떻게 경험하는지 알아보고, 철학자들과 심리학자들이 역사적으로 무의식에 대해 어떻게 생각해왔는지 알아보고 현대 심리학자들은 무의식을 어떻게 생각하고, 마지막으로 많은 사람들이 그 많은 증거에도 불구하고 왜 무의식적 정신 활동의 가능성에 대해서 부인하는지도 살펴보았다. 받아들이기 어려워서

의식 밖에 있는 감정, 생각, 기억, 소망, 두려움, 공상, 그리고 개인적 의미를 지닌 패턴들과 같은 숨겨진 동기적 힘이 우리의 경험과 행동에 지속적으로 영향을 미치는 점은 정신분석적 마음의 모델의 기본 특성이며 우리가 살펴볼 지형적 관점에서도 가장 중요하다. 이 뿐만 아니라 나머지 네 개의 기본 특성들도 마음을 이해하려는 모든 정신분석적 시도에서 찾아볼 수 있다. 그럼 마음의 다섯 가지 주요 영역을 알아보며 이 장을 시작해보자.

정신활동의 주요 영역

모든 정신분석적 마음의 모델은 지형, 동기, 구조/과정, 발달, 정신병리/치료법에 대해서 많이 다루고 있다. 앞의 네 개는 모든 마음의 모델에서 반드시 짚고 넘어가야 할 근본적인 차원이다. 마지막 차원은 각각의 모델이 환자들에게 어떻게 도움이 되는지 보다 깊이 알려주며 두 가지 범주로 이루어져 있다. 어떤 경우에는 이러한 정신 세계의 기본적 측면을 *관점(points of view)*이라고도 일컫는다 (Rapaport와 Gill 1959). 이는 정신 세계에 대한 관찰을 재구성하는 기본적 원리에 따른 전략으로 다섯 가지 주요 영역은 임상가들이 환자의 마음을 궁극적으로는 그들의 아픔을 이해할 수 있도록 도와준다. 마음의 핵심 차원을 상세히 기술하는 것은 임상가가 정신분석적 마음의 모델을 통해 환자를 보다 쉽게 이해하고 통합하여 도와줄 수 있도록 한다.

지형

마음은 정상이든 병리적이든 항상 의식적 부분과 무의식적 부분으로 구분된다는 생각을 *지형적 관점(topographic point of view)*이라고 말한다. 무엇이 의식적이고 무엇이 무의식적이다라는 마음의 지형에 대한 기술은 모든 정신분석적 마음의 모델에서 다룬다. 지형적 관점은 아주 기본적이기 때문에 정신분석적 마음의 모델의 기본 특성 가운데 첫 번째로 언급되었다. 앞으로 알게 되듯이, 가장 초기 정신분석적 마음의 모델을 지형학적 모델이라고 부른다 (Freud 1900/1962). 이 초기 모델은 과도하게 정신 활동을 지형적 관점에서 보고 있지만, 다른 네 개의 관점도 포함하고 있다.

동기

동기는 모든 정신분석적 마음의 모델에서 공유하는 두 번째 특성이다. *동기*는 정신적, 육체적 활동의 추진력을 일컫는 또 다른 단어이다. 이는 욕구, 두려움, 소망, 목적, 그리고 의도란 형태로 나타나기도 한다. 정신분석적 마음의 모델은 동기를 이해하고자 하는 태도를 *역동적(dynamic)* 또는 *동기적 관점(motivational point of view)*이라고 일컫는다. 간단히 말해, 동기적 관점은 "왜 사람들은 그렇게 행동하는가?" 혹은 "사람들은 무엇 때문에 그런 짓을 하는가?"와 같은 질문을 다룬다. 동기적 관점은 지형적 관점과 마찬가지로 정신분석적 마음의 모델의 발전에 있어 중요하다. 앞에서 살펴보았듯이, 역동적 무의식이란 개념은 행동이 두 가지 동기적 힘의 상호작용에서 비롯된다는 생각을 내재하고 있다. 두 가지 동기적 힘 중 하나는 마음의 무의식적 내용을 표현하려는 소망이고 다른 하나는 이런 내용을 숨기려는 소망이다. 다시 말해 마음의 내용은 우리가 그것을 알고 싶어하지 않기 때문에 혹은 "방어의 동기"로 무의식적일 수 있다 (Breuer와 Freud 1893/1895/1962, 285쪽).

정신분석학계에서 인간 동기의 본질에 대한 논쟁은 여전히 지속되고 있다. 앞으로 이 논쟁을 보다 깊이 알아볼 것이다. 이러한 논쟁에도 불구하고 동기에 대한 이론에서 대부분 정신분석가들이 동의하는 부분들이 있다. 첫째, 행동주의나 사회학습이론과 달리 정신분석적 모델은 **경험과 행동이 마음 안에서부터 동기 유발된다고 이해한다.** 다시 말해 행동은 단순하게 외부 세계의 자극으로 유발된 반응들이 모인 것이 아니다. 마음은 단지 환경에 반응하는 것이 아니라 자발적으로도 활동 가능하다고 간주된다. 실제로 프로이트는 *유혹 가설(seduction hypothesis)*을 포기하고 아이의 마음 속에 동기가 있다고 보며 정신분석으로 내적 정신 세계에 대해 본격적으로 연구했다 (7장, "오이디푸스 콤플렉스" 참고). 동기가 생물학적 필요성에서 기원했든 문화적 요구가 내재화됐든 간에 정신분석적 모델에서 동기는 항상 행동을 결정하는데 중요한 역할을 하는 정신적 요소다.

둘째, 마음에서 동기가 기원한다고 보는 것과 더불어 **정신분석적 모델은 동기가 *쾌락/불쾌 원리(pleasure/unpleasure principle)*를 따른다고 본다.** 이 원리는 행동과 정신 활동이 항상 쾌락을 극대화하고 불쾌함이나 고통을 벗어나고자 한다고 주장한다. 이 원리는 일반 심리학에서 *쾌감 원리(hedonic principle)*로 알려져 있다 (Schacter et al. 2011, 326쪽). 역사적으로 정신분석학계에서 인간의 정신세계를 지배하는 기본적 쾌락의 본성은 무엇인가에 대해 오랜 논쟁이 있었다. 예로 프로이트는 성적 욕동과 공격적 욕동의 만족을 동반하는 쾌락을 강조하고, 다른 쾌락들을 이 기본적 쾌락들의 변형이라고 보았다 (욕동 이론에 대한 자세한 설명은 9장, "이드와 초자아" 참고). 다른 이론가들은 애착, 의존, 안전감에 내재화된 쾌락에 주목하며 이로부터 얻은 만족은 기존에 언급된 쾌락과 다르다고 주장했다 (11장, "대상관계이론" 참고). 또다른 이론가들은 자율성(autonomy), 통달(mastery), 자아실현(self-actualization)에 동반된 쾌락들을 강조하였다 (12장, "자기심리학" 참고). 이러한 지속된 논쟁에도 불구하고 많은 정신역동적 정신과 의사들은 쾌락/불쾌 원리가 인간의 행동을 알려주는 기본적인 나침반과 같은 역할을 한다는 점에 동의한다. 쾌락 원리는 정신역동적 모델 만이 아니라 많은 종류의 심리학에서 근간을 이룬다. 임상가가 이 원리를 인식하고 있다면 가장 고통스러운 행동도 그 아래 숨겨진 쾌락을 위한 것이거나 더 심한 고통을 방어하기 위한 것이라고 이해할 수 있다.

셋째, **정신분석적 마음의 모델은 동기가 마음과 외부 환경의 상호작용을 통해서 생긴다고 설명한다.** 다시 말해, 마음은 쾌락 원리와 함께 *현실 원리(reality principle)*를 따라 작동한다. 정신분석적 모델은 이와 같이 외부 세계에 대처하려는 인간 개인의 행동과 정신 세계의 측면들을 탐구하는 관점을 *적응적 관점(adaptational perspective)*이라고 부른다. 정신분석적 마음의 모델은 동기를 유기체에서 기원한 것과 환경에 적응한 것 둘 모두로 이해하기 때문에 인간의 열망이 발달하는데 작용하는 내적 요소와 외적 요소를 모두 고려할 수 있다. 정신분석학계에서 동기에 내적, 외적 기여 가운데 어느 점이 중요한지에 대해 많은 논쟁이 있었다. 예로 프로이트는 기본적 동기를 대체로 미리 결정된 성숙 과정에서 발현하는 생물학적으로 기원한 욕동의 파생물로 개념화하였다. 다른 이론가들은 사회적, 문화적으로 결정된 소망, 두려움, 그리고 열망을 강조하였다. 대부분의 현대 정신역동적 정신과 의사들은 동기가 *천성(nature)*과 *양육(nuture)*의 복잡한 상호작용에서 비롯되며 그 가운데 타고난 선호는 환경, 특히 사회적 기반과의 상호작용에 의해 형성된다고 생각한다.

마지막으로 **정신분석적 마음의 모델은 마음이 항상 갈등을 일으키는 동기들을 화해시키려 한다고 생각한다.** 어떤 행동이나 정신적 경험도 쾌락 원리와 현실 원리를 모두 만족시키는 것은 불가능하다. 실제로 두려움이나 도덕적 제약으로 발생한 많은 대립된 요구들을 언급하지 않더라도, 다양한 종류의 쾌락으로 대립하는 요구들이 있다. 그 결과 정신분석적 마음의 모델은 *갈등(정신적 갈등(psychic conflict)*이라고도 부른다)이란 개념을 포함한다. 이러한 관점에서 마음은 갈등을 일으키는 소망, 두려움, 도덕적 제약과 현실이 부여한 요구를 *타협 형성(compromise formation)*을 통해 조정하고자 한다. 모든 의식적 경험과 행동은 상충된 요구들의 타협을 대변한다. 정신역동적 정신치료에서 임상가는 사람들이 상충된 요구를 조화시키며 만든 다양한 타협을 분석하고자 노력한다. 임상가는 어떻게 현실에 적응하면서 얼마나 쾌락을 추구할 수 있는 타협들인지 살피며 심리적 건강을 평가할 수 있다. 정신역동적 정신치료는 환자들이 가능한 타협들의 범위를 넓히는 것을 추구한다.

구조/과정

구조는 정신분석적 마음의 모델의 세 번째 특성이다. 마음의 구조(structure)는 변화 속도가 느린 상대적으로 안정적인 정신적 배열(configuration)로 규정된다 (Rapaport와 Gill 1959). *구조적 관점(structural point of view)*은 동기적 힘들이 정신 세계를 조절하는 과정에서 잠깐이나 불규칙적이 아니라 오랜 시간 동안 안정적인 패턴을 유지하며 지배한다는 것을 관찰하며 생겼다. 비록 정신 구조를 제일 잘 기술하는 데는 많은 논란이 있어 마음의 기본적 구조를 어떻게 볼지에 따라 학파가 나뉘지만, 모든 정신분석적 마음의 모델은 이 중요한 개념을 수용한다. *구조(structure)*란 용어는 공상부터 기억, 이상, 도덕적 기준, 성격적 특성, 자아와 타인에 대한 보다 추상적인 표상까지 다양한 추상적 수준의 정신적 사건(event)과 과정(process), 그리고 정신적 기관(mental agency)이나 방어 같은 기능의 유형(modes of function)을 비롯한 복잡한 개념들을 일컫는다. 잘 알려진 프로이트가 정신적 세계를 *이드(id), 자아(ego), 초자아(superego)*로 나눈 마음의 삼요소 모델은 넓은 의미의 정신 구조가 마음의 모델을 만드는 데 어떻게 사용되었는지 알 수 있는 하나의 예이다 (Freud 1923/1962).

구조란 개념에는 그에 내재된 중요한 역사적 요소가 있다. 예로, 우리는 소망이란 개념이 현재에서만 존재한다고 받아들이지만, 구조란 개념은 내적 세계의 과거와 발달에 대해서도 우리가 이야기할 수 있도록 한다. 우리는 발달에 대해 이야기할 때 변화의 가능성에 대해서도 이야기한다. 우리는 마음 속에 안정적인 배열이 어떻게 형성되고, 어떻게 위협받고, 무엇이 그것들을 변하게 하는지 이해할 때, 정신병리와 심리적 변화를 아우르는 이론을 세울 수 있다. 이처럼 변화에 대한 필수적인 이론은 정신치료에 합리적 기반을 이룬다.

또 하나 중요한 측면은 모든 구조가 특정 능력이나 과정을 갖고 있다는 점이다. 예를 들면 종종 일차 과정, 이차 과정, 방어, 현실 검증력 등의 과정들과 구조 그 자체를 구분하는 것은 어렵다. 실제로 우리는 때때로 과정 그 자체가 구조로 정의된 것을 보기도 한다. 이러한 이유로 우리는 구조에 과정을 포함시켜 두 가지 개념을 함께 다룬다.

발달

*발달적 관점(developmental point of view)*은 정신분석적 마음의 모델에서 네 번째 중요한 특성이다. 이 관점은 행동과 정신 세계를 유아기부터 성인기에 이르기까지 의미 있는 진전의 일부로 이해한다. 한 명의 어른은 그의 과거를 통해서만 심리적인 존재로 이해될 수 있다고 추정한다. 발달적 관점은 환자의 소망, 두려움, 이상, 가치, 태도, 그리고 적응 전략의 기원을 이해하는 것을 추구한다. 또한 이 모든 것이 시간에 따라 어떻게 변화해가는지도 살펴본다. 정신분석적 마음의 모델에서 발달적 측면은 소아 정신 세계에서 중복되는 영역에 관심을 갖고 있는 발달 심리학을 광범위하게 차용했다 (Gilmore와 Meersand 2013).

정신분석의 특유한 *발생적 관점*은 치료에서 환자가 치료자에게 말하는 자신의 과거에 대한 주관적 이야기에 초점을 맞춘다. 여기서 발생적(genetic)이라는 의미는 분자적(molecular) 관점에서 유전이 일어난다기 보다 *발생(genesis)*, "기원에 대한 이야기"를 일컫는다 (Hartmann과 Kris 1945). 반면 발달적 관점은 정신분석에서만 사용되는 것은 아니다. 발달적 차원은 종종 경험적 방법론을 이용하여 객관적인 관찰자의 입장에서 심리적 생애를 설명하고자 한다.

초기 프로이트의 발달 이론은 *소망*을 기술하는 것에 초점을 두며 소망을 *욕동* 속에 체계화시키고 욕동은 태생적으로 구강, 항문, 남근, 오이디푸스/생식기 시기로 구성된 생물학적으로 미리 정해진 계획에 따라 발현한다고 설명했다 (9장, "이드와 초자아" 참고). 그러나 대부분의 현대 정신역동적 정신과 의사들은 *발달적 노선*이란 개념을 선호한다. 이를 따라 개인의 소망, 두려움, 도덕성, 자아, 대인 관계의 질, 자아 기능의 모든 차원과 같은 정신 세계 속 여러 측면들의 과거를 추적할 수 있다 (A. Freud 1981).

추가로 대개 정신역동적 정신과 의사들은 발달에 대해 후성적 견해를 갖고 있다. *후성(epigenesis)*이란 개념은 개인과 환경 사이에 연이은 상호작용 결과로 구조가 형성된다는 의미이다. 각 시기의 결과는 이전 모든 시기의 결과들에 의존적으로 각각의 새로운 시기가 이전 시기들과 통합하면서 새로운 수준의 조직을 갖게 된다. 후성이란 개념은 과거의 소망, 두려움, 그리고 갈등이 아직까지 우리 마음 속에 남아있다는 사실과 그것들이 이제는 어느 정도 변형되고 대체되었다는 사실 사이에서 균형을 유지한다. 또한 후성이란 개념은 발달의 초기 상태로 되돌아가는 특정 현상을 의미하는 *퇴행(regression)*을 허용한다. 실제로 우리는 정신병리의 많은 측면을 현재는 부적합하지만 과거 발달 단계에서는 적응적이었던 전략의 퇴행으로 이해할 수 있다.

발달적 관점은 적응적 관점에 깊이를 더해 특정 발달 시기의 소아에게는 적응적이었던 것들이 이후 나이가 들면 더 이상 적응적이지 않을 수 있다고 주장한다. 끝으로 발달적 관점은 우리에게 소아의 마음이 어른의 마음에 어떻게 보존되어 있는지 이해할 수 있도록 알려주며 우리가 영원히 소아기의 소망, 두려움, 사고 방식에 영향받는다고 알려준다.

정신병리에 대한 이론과 치료법 (치료 작용)

모든 정신분석적 마음의 모델은 정신병리에 대한 이론과 그와 연관된 치료 작용에 대한 이론을 포함한다. 정신병리에 대한 이론은 환자들이 어떻게 왜 마음의 고통을 받고 있는지 설명한다. 치료법에 대한 이론은 정신역동적 정신치료가 환자를 어떻게 낫도록 돕는지 설명한다. 프로이트의 정신역동적 정신치료가 "모든 병리적인 무의식을 의식하도록 만든다"(Freud 1901/1962, 238쪽; Freud 1916-1917/1962, 282쪽)거나 "이드가 있던 곳엔 반드시 자아가 있게 된다"(Freud 1923/1962, 56쪽; Freud 1933/1962, 80쪽)라는 이야기는 그 시대에 사용했던 마음의 모델이 정신병리와 치료법을 어떻게 개념화시켰는지 보여주는 예시이다. 비록 정신병리와 치료법에 대한 이론들이 프로이트 시대보다 훨씬 더 복잡하게 발전했지만, 모든 임상가들은 목표와 전략을 일관되게 유지하며 이론들을 치료에 사용해야 한다.

정신병리에 대해 자세한 정신분석적 접근을 살펴볼 독자는 *Psychodynamic Psychiatry in Clinical Practice,* 4th Edition(Gabbard 2005)나 *Psychodynamic Diagnostic Manual* (Psychodynamic Diagnostic Manual Task Force 2006)을 참고하면 된다. 정신 역동적 정신치료에 대한 좋은 교과서들도 여럿 나와 있다 (Cabaniss et al. 2011; Caligor et al. 2007; Dewald 1964; Gabbard 2004 ; Summers와 Barber 2009).

네 가지 기초적인 정신분석적 마음의 모델

이 책에서 살펴볼 네 가지 정신분석적 마음의 모델은 지형학적 모델, 구조적 모델, 대상관계이론, 자기심리학이다. 네 가지 모델은 지난 120년의 정신분석적 사고에서 생겨난 정신 활동에 대한 주요 사고 방식들을 대표한다. 프로이트는 첫 번째 마음의 모델을 고안하고 얼마 되지 않아 불만을 갖고 초기 모델과 이후 모델들을 지속적으로 수정해나갔다. 이러한 그의 모습은 새로운 자료에 대응하여 계속해서 의문을 가지고 마음의 모델들을 변화시켜 나가야 한다는 전통을 만들었다 (Arlow와 Brenner 1964). 진화된 임상 경험들은 기존의 모델들을 수정하며 새로운 모델들을 개발하도록 요구한다. 서론에서 언급한 바와 같이 그 결과 현대 정신분석적 마음의 모델은 서로 부족한 점들을 보안하는 다양한 모델들로 구성되어 있다. 앞으로 우리는 네 가지 각각의 정신분석적 마음의 모델에서 정신 활동의 다섯 가지 차원에 대해 많이 이야기할 것이다. 각 모델들은 주요 차원들을 조금씩 다르게 바라보고 다른 측면들을 강조한다. 이 책에서는 하나의 현대적 마음의 모델로 통합시키는 것을 궁극적 목표로 삼아 네 가지 모델들의 관계에 대해 설명할 것이다.

지형학적 모델

지형학적 모델은 1900년에 프로이트가 소개한 첫 번째 마음의 모델이다. 이 모델은 방어 장벽 또는 억압으로 분리된 *의식, 전의식, 무의식* 영역의 기본 구조를 갖고 있다. 이 모델은 동기, 구조, 발달, 그리고 정신병리/치료법에 대한 기초적 생각도 포함하고 있지만 주된 관심을 마음의 지형에 두고 있다. 지형학적 모델의 기본 특성을 정신병리와 치료법에 미친 영향과 함께 제 II부(5, 6, 7장)에서 자세하게 다룰 예정이다.

구조적 모델

자신의 지형학적 모델에 점점 불만을 갖기 시작한 프로이트는 1923년 구조적 모델을 소개했다. 이 모델에서 마음은 *자아, 이드, 초자아* 세 부분으로 나뉘어 각각 다른 구조, 동기적 목표, 무의식적 특성을 갖고 있다. 프로이트와 그의 추종자들은 자아의 기능에 점차 관심을 두어 구조적 모델은 자아심리학으로도 알려져 있다. 구조적 모델의 기본적 특성과 안나 프로이트(Anna Freud), 하인즈 하트만(Heinz Hartmann), 에릭 에릭슨(Erik Erikson)과 같은 널리 알려진 자아심리학 이론가들의 연구는 제 III부(8, 9, 10장)에서 자세하게 다룰 예정이다.

대상관계이론

대상관계이론은 프로이트 사후 1940년대 초부터 발전했다. 이전 모델들과 달리 대상관계이론은 마음이 내적 *대상 관계(object relations)*–자기와 대상이 상호작용하며 연결되어 있는 자기표상과 대상표상–로 체계화되어 있다고 여겨진다. 대상관계이론은 신생아들이 생애 초기부터 대상을 찾는다고 생각하며 애착, 분리와 같은 기본 동기를 설명한다. 대상관계이론은 대상 관계가 시간이 지나며 다양한 압력의 영향에서 어떻게 발달하고, 이러한 대상 관계 속에서 어떻게 여러 배열들이 정신병리에 이르게끔 하는지, 또한 이에 관한 치료 전략을 제시한다. 대상관계이론의 기본적 특성과 멜라니 클라인(Melanie Klein), 윌프레드 비온(Wilfred Bion), 도날드 위니코트(D.W. Winnicott), 마가렛 말러(Margaret Mahler), 존 볼비(John Bowlby), 오토 컨버그(Otto Kernberg)와 같은 널리 알려진 대상관계 이론가들의 연구는 제 IV부(11장)에서 자세하게 다룰 예정이다.

자기심리학

1960대에 하인즈 코헛이 소개한 자기심리학은 *자기(self)*라고 불리는 기본 구조의 기능이 정신 활동을 대표한다고 보았다. 코헛은 *자기대상(selfobjects)*이라고 기술한 양육자들로부터 우리가 모두 인정, 격려 받기를 원한다고 생각하고 태생적, 기본적 *자기애적(narcissistic)* 욕구를 탐구했다. 자기심리학은 소아기 때 *공감적* 양육자와의 상호작용을 통해 우리가 조금 더 혹은 덜 견고한 기관, 에너지 그리고 이상을 형성하는 능력을 가진 자기를 발달시킨다고 제안했다. 이를 통해 치료자의 자기대상으로서 기능을 기반으로 한 치료 전략을 기술했다. 자기심리학의 기본적 특성과 널리 알려진 코헛과 그 추종자들과 같은 자기심리학 이론가들의 연구는 제 IV부(12장)에서 자세하게 다룰 예정이다.

네 개의 모델에서의 핵심 차원

제 II부("지형학적 모델")에서는 독자들에게 정신분석적 마음의 모델을 보다 쉽게 이해할 수 있게 표를 보여줄 것이다. 표는 모든 정신분석적 모델에서 강조하는 정신활동–지형, 동기, 구조/과정, 발달, 정신병리/치료법–에 대해 이 책에서 살펴볼 네 가지 기초적 모델– 지형학적 모델, 구조적 모델, 대상관계이론, 자기심리학–로 구분되었다. 표 4–1은 책의 후반부에 완성시킬 표의 토대이다.

각각의 모델을 소개하면서 표를 채워갈 것이다. 표를 채워가는 과정을 통해 독자들은 비슷하지만 이해하거나 통합시키기 어려운 개념들–예를 들면 리비도나 분리–개별화–을 동기, 구조/과정, 발달, 정신병리/치료법으로 접근하며 이해할 수 있을 것이다. 추가로 네 가지 마음의 모델을 서로 연관지어 이해하며 유용하게 통합해갈 수 있을 것이다. 독자들을 위한 이 책의 궁극적 목표는 유용한 정신분석적 마음의 모델에 도달하는 것이다. 이를 어떻게 하는지 13장, "통합된 정신분석적 마음의 모델을 향하여"에서 살펴볼 것이다.

인용문헌

Arlow J, Brenner C: Psychoanalytic Concepts and the Structural Theory. New York, International Universities Press, 1964

Breuer J, Freud S: Studies on hysteria (1893/1895), in The Standard Edition of the Complete Psychological Works of Sigmund Freud, Vol 2. Translated and edited by Strachey J. London, Hogarth Press, 1962, pp 1–335

Cabaniss D, Cherry S, Douglas CJ, et al: Psychodynamic Psychotherapy: A Clinical Manual. Oxford, UK, Wiley–Blackwell, 2011

Caligor E, Kernberg OF, Yeomans FE: Handbook for Dynamic Psychotherapy for Higher Level Personality Pathology, Washington, DC, American Psychiatric Publishing, 2007

Dewald P: Psychotherapy: A Dynamic Approach. New York, Basic Books, 1964

Freud A: The concept of developmental lines–their diagnostic significance. Psychoanal Study Child 36:129–136, 1981

Freud S: The interpretation of dreams (1900), in The Standard Edition of the Complete Psychological Works of Sigmund Freud, Vol 4/5. Translated and edited by Strachey J. London, Hogarth Press, 1962, pp 1–626

Freud S: The psychopathology of everyday life (1901), in The Standard Edition of the Complete Psychological Works of Sigmund Freud, Vol 6. Translated and edited by Strachey J. London, Hogarth Press, 1962, pp vii–296

Freud S: Introductory lectures on psycho–analysis (1916–1917), in The Standard Edition of the Complete Psychological Works of Sigmund Freud, Vol 16.

Translated and edited by Strachey J. London, Hogarth Press, 1962, pp 241–463

Freud S: The ego and the id (1923), in The Standard Edition of the Complete Psychological Works of Sigmund Freud, Vol 19. Translated and edited by Strachey J. London, Hogarth Press, 1962, pp 1–66

[표 4-1] 정신분석적 마음의 모델에서의 핵심 차원

	지형	동기	구조/과정	발달	정신병리	치료법
지형학적 모델						
제 II부에서 언급 (5,6,7장)						
구조적 모델						
제 III부에서 언급 (8,9,10장)						
대상관계이론						
제 IV부에서 언급 (11장)						
자기심리학						
제 IV부에서 언급 (12장)						

Freud S: New introductory lectures on psycho–analysis (1933), in The Standard Edition of the Complete Psychological Works of Sigmund Freud, Vol 22. Translated and edited by Strachey J. London, Hogarth Press, 1962, pp 1–182

Gabbard GO: Long–Term Psychodynamic Psychotherapy: A Basic Text. Washington, DC, American Psychiatric Publishing, 2004

Gabbard GO: Psychodynamic Psychiatry in Clinical Practice, 4th Edition. Washington, DC, American Psychiatric Publishing, 2005

Gilmore KJ, Meersand P: Normal Child and Adolescent Development: A Psychodynamic Primer. Arlington, VA, American Psychiatric Publishing, 2013

Hartmann H, Kris E: The genetic approach in psychoanalysis. Psychoanal Study Child 1:11–30, 1945

Psychodynamic Diagnostic Manual Task Force: Psychodynamic Diagnostic Manual. Silver Spring, MD, Alliance of Psychoanalytic Organizations, 2006

Rapaport D, Gill M: The points of view and assumptions of metapsychology. Int J Psychoanal 40:153–162, 1959

Schacter DL, Gilbert DT, Wegner DM (eds): Psychology, 2nd Edition. New York, Worth, 2011

Summers RF, Barber JP: Psychodynamic Psychotherapy: A Guide to Evidence–Based Practice. New York, Guilford, 2009

제II부

지형학적 모델

제5장

마음의 지형

이 장은 마음의 지형학적 모델을 기술한다. 이 모델에서 마음은 억압이란 장벽에 의해 의식, 전의식, 무의식 영역으로 분리되어 구성되어 있다. 정신병리와 치료법에 대한 모든 정신역동적 접근법은 병의 원인이 되는 무의식적 소망, 두려움, 감정을 의식으로 데려오기 위한 목적을 지형학적 모델에서 차용했다. 이 장에서 소개할 단어들은 다음과 같다: *검열(censor), 함축(condensation), 의식(conscious), 기술적 무의식(descriptive unconscious), 전치(displacement), 통찰(insight), 해석(interpretation), 신경증(neurosis), 중층결정(overdetermination), 착오행위(parapraxis), 전의식(preconscious), 일차 과정(primary process), 심리적 현실(psychic reality), 재구성(reconstruction), 반복 강박(repetition compulsion), 저항(resistance), 억압된 것의 회귀(return of the repressed), 이차 과정(secondary process), 상징화(symbolization), 전이(transference), 소망(wish).*

지형학적 모델은 프로이트가 처음으로 완전히 개발한 정상 마음에 대한 정신분석적 마음의 모델이다. 앞에서 다루었듯이 프로이트는 히스테리에 대한 연구에서 역동적 무의식이란 개념을 소개한 후 곧 정신병리를 갖고 있는 사람 뿐만이 아닌 누구에게나 적용할 수 있는 마음의 모델을 연구하기 시작했다. 소개된 지 100여년이 지난 지금 마음의 지형학적 모델은 현대 심리학의 기준에서 평가하면 원초적이고 구식이다. 그럼에도 지형학적 모델은 지속적으로 현대 정신분석적 마음의 모델과 치료법에 영향을 크게 끼치고 있다.

프로이트는 *꿈의 해석(The Interpretation of Dreams)* (Freud 1900/1962) 7장에서 마음의 지형학적 모델을 처음으로 소개했지만, 15년이 지나서야 *지형적 관점*을 반영하여 정식으로 명시했다 (Freud 1915/1962). *지형적*이란 단어는 그리스어로 "장소"를 의미하는 *topo*에서 유래하였다. 단어의 선택에서 드러나듯 프로이트는 마음을 구성하는 구조들이 각자 특정 정신적 지역(psychical locality)을 차지하며 다른 구조들과 공간적 관계에서 기능한다고 보았다 (Freud 1900/1962, 536쪽). 프로이트는 뇌를 기반으로 한 심리학을 세우려던 초창기 노력들을 포기하고, 마음 속 "장소"들이 뇌에 존재하는 해부학적 구조를 의미하지 않는다고 분명하게 말했다. 이는 심리적 지역이란 생각은 마음의 지형에 대한 가상적인 지도에서 무의식이 의식이란 지역의 '아래'에 있다고 비유하려는 의도였다.

마음의 지형학적 모델은 지금까지 그 이름과 짧은 소개를 볼 때 마음을 크게 *지형적* 관점에서 바라보며 마음의 내용이 의식에 접근 가능하다는 점을 강조한다. 그러나 지형학적 모델은 서로 같이 일하거나 갈등을 겪거나 서로 영향을 주는 마음의 세 지역끼리 진행되는 *동기적* (또는 역동적) 상호관계를 기술하기도 한다. 게다가 지형학적 모델은 각 부분들의 특성이나 기능 방식들을 포함한 마음의 구조적 특성을 기술하기도 한다. 마지막으로 마음의 지형학적 모델은 아이의 심리적 세계가 어른이 되어서는 어떻게 살고 있는지 설명하는 *발달적* 관점과도 연관되어 있다.

정신적 지형: 마음의 세 가지 층

지형학적 모델은 마음을 표면에서부터 그 깊이에 따라서 수직 축으로 생각하여 의식을 세 가지 영역으로 나누고 서로 의식과의 관계를 고려하여 구분한다. 마음의 세 가지 영역은 *의식(conscious)*, *전의식(preconscious)*, *무의식(unconscious)*이다. 의식은 마음의 표면에 위치하며 매 순간 의식하고 있는 정신적 경험을 내포한다. 의식의 바로 아래에 전의식이 있으며, 이는 기술적 무의식을 포함한다. *기술적 무의식(descriptive unconscious)*은 비록 우리가 항상 의식하고 있는 내용은 아니지만 주의를 기울일 때 의식으로 쉽게 불러올 수 있는 무의식을 말한다. 전의식 아래 마음의 가장 깊은 영역에 무의식이 묻혀 있다. 기술적으로만 무의식적인 전의식과는 달리 무의식은 단순한 주의만으로는 그 내용을 의식에 불러올 수 없고 억압하는 힘에 의해 의식에 접근하는 것이 적극적으로 거부된 *역동적으로 무의식적(dynamically unconscious)*이다.

동 기

마음의 지형학적 모델에서 가장 중요한 특성은 무의식, 전의식, 의식 영역 간의 역동적 상호작용이다. 실제로 우리가 앞서 제 I부에서 살펴본 바와 같이 마음의 지형학적 모델은 소망들로 이루어진 *역동적 무의식*의 개념에서 나왔다. Merriam-Webster사전은 소망을 열망의 행동으로 정의한다.[1] 정신분석적 마음의 모델에서 소망은 어느 정도 만족을 경험하려는 노력이다. 지형학적 모델에 따르면 마음에서 가장 중요한 상호작용은 소망이 사회적, 도덕적으로 받아들일 수 있는지 결정하는 권한이 있는 *검열(censor)*로 분리된 전의식과 무의식 사이에 지속적 다툼이다. 초창기에 프로이트는 마음에서 성적인 본성의 소망들이 가장 중요하다고 점차 확신했다. 그는 또한 성적인 소망들이 가장 받아들이기 어렵다고 생각했다. 9장에서 우리는 마음의 구조적 모델과 이드의 개념을 살펴보면서 프로이트가 어떻게 소망을 리비도와 공격적 욕동으로 체계화하며 다른 유형의 동기들이 어떻게 작용하는지 설명하는 욕동 이론을 발전시켰는지 살펴볼 것이다.

앞서 역동적 무의식을 기술하며 이야기했듯이 이 모델에서 무의식은 두 가지 의미에서 역동적이다. 첫째, 무의식적 소망이 우리가 경험하고 행동하는 모든 것에 영향을 끼치며 매번 스스로를 표현하고자 추구하는 면에서 역동적이다. 둘째, 우리가 무의식적 소망들을 알고 싶지 않거나 받아들일 수 없다고 판단하여 억압하거나 의식의 바깥에 두려는 면에서 역동적이다. 받아들일 수 없는 내용의 예로 젊은 여성이 모든 사람에게서 사랑, 성적주목, 감탄을 받거나 모든 경쟁자들을 죽이고자 하는 소망들이 있다. 검열은 사회적 규범에서 이러한 소망들을 받아들일 수 없다고 판단할 것이다. 이러한 판단은 젊은 여성이 받아들일 수 없는 소망을 억압하거나 의식에서 내쫓게끔 할 것이다. 그러나, 억압된 소망들은 파괴되지 않고 대신 무의식에 보존되어 모든 정신적 세계와 행동에 지속적으로 활발하게 영향을 끼친다. 즉, 이 젊은 여성은 받아들일 수 없는 소망들을 억압하지만 소망들은 여전히 활동하며 한 번씩 소망이 일어날 때마다 여성이 극단적인 불안감을 느껴 공황에까지 이르게 한다. 나아가, 그녀는 스스로 잘 입거나 머리나 손톱 관리와 같이 스스로를 더 매력적으로 가꾸려는 노력을 전혀 하지 않는다. 그녀는 확실히 촌스럽지만 다른 여성들이 여성성을 어떻게 표현하는지에는 관심이 많다. 아래의 단락들에서 치료자가 어떻게 환자의 의

1 http://www.merriam-webster.com/dictionary/wish 참고 (역자수정 2015년 8월 기준).

식에서 받아들일 수 없는 소망들을 끌어내어 고통을 줄여줄 수 있을지 배워볼 것이다.

지형학적 모델에서 의식과 전의식 사이에는 역동적 상호작용이 거의 없다. 앞에서 언급했듯이 여성은 지금 전의식의 내용들을 의식하지 못하지만 주의를 기울이면 의식으로 쉽게 불러올 수 있다. 예를 들어 전의식에는 다음과 같은 질문들의 대답들이 있다: "당신의 침실에는 창문이 몇 개 있나요?" 또는 보다 관련 있는 "동네에 네일 샵이나 미용실은 어디에 있나요?" 만약 그 젊은 여성이 이와 같은 질문들에 대답하려면 전의식에 있던 정보에 주의를 가져야 정확하게 대답할 것이다. 하지만, 그녀는 손톱관리를 받을 때 왜 그렇게 불안한지 질문받으면 대답하지 못한다. 그녀의 불안과 연관된 생각, 느낌, 그리고 소망들은 무의식에 있거나 억압되어 있다.

구조/과정

지형학적 마음의 모델에서 마음의 무의식, 전의식, 의식 영역들은 각각 특유의 구조를 갖고 특유의 방식으로 작동한다. 우리가 살펴보았듯이, 무의식은 억압을 통해 마음의 다른 영역에서 받아들일 수 없는 분리된 소망들로만 구성된다. 추가로 지형학적 모델에 따르면 무의식은 결과를 고려하지 않고 쾌락 원리에 따라 소망들이 가능한 모든 수단을 통하여 즉각 표현, 만족을 추구하는 *일차 과정(primary process)*에 따라 작동한다. 그 결과 무의식은 사회적 판단이나 도덕적 책임을 따를 수 없다. 프로이트는 이러한 관점에서 무의식에서 생각이 논리적 모순에 동요되지 않고 시간 감각 없이 작동하는 특이한 형태를 띠는 점을 일차 과정이 설명한다고 믿었다. 일차 과정은 또한 무의식적 생각들이 흔히 말보다 고도로 개인적이거나 특이한 구체적 상징들로 대변되는 이유이기도 하다(*상징화[symbolization]*). *시각적 상징주의(visual symbolism)*는 특히 꿈에서 두드러지는데 이는 일차 과정의 우세를 반영한다. 일차 과정의 특이적 구성 기전은 *함축(condensation)*(하나의 생각이 사적이며 특이한 연상들로 연결된 여러 관련된 생각들을 대변할 수 있는)과 *전치(displacement)*(하나의 생각이 마찬가지로 개인적이며 종종 *상징적* 연상으로 연결된 또 다른 생각을 대변할 수 있는)도 포함한다. 일차 과정의 형태로 나타나는 받아들일 수 없는 소망의 예로 앞서 젊은 여성의 꿈에서 네일케어를 받고 있다가 "매니큐어 병이 갑자기 피로 가득찼다"는 이미지를 들 수 있다. 젊은 여성의 연상들을 탐색하다보니, 매니큐어(nail polish)와 네일케어는 "모든 여성 가운데 가장 매력이 넘치고" 싶은 소망과 피투성이로 모든 경쟁자들을 "죽이는 (polish off)" 소망 둘 모두를 드러냈다 (꿈꾸는 것과 꿈 이론에 대해서 깊게 다루는 6장, "꿈의 세계" 참고). 여기서 볼 수 있듯, 일차 과정은 종종 꿈이나 증상에서 볼 수 있는 한 가지 생각이나 증상이 여러 생각들을 대변하는 *중층결정 (overdetermination)* 현상의 이유이다.

전의식에는 이성(reason)이 자리잡고 있다. 즉, 전의식은 현실 원리를 따르는 *이차 과정*으로 작동한다. 전의식은 정신의 내용을 판단하고 사회적 통념으로 받아들일 수 없는 것들을 검열하는 능력을 가지고 있다. 외부 현실에 대한 평가, 만족을 지연시키고, 문제 해결을 위해 계획된 행동을 할 수 있는 능력도 포함한다. 이차 과정으로 체계화된 전의식적 사고는 논리적이고 목표 지향적이며 언어에 기반을 두고 있다. 이들은 일차 과정의 고도로 개인적이고 특이한 상징적 언어와 반대로 안정되고 관습적, 문화적으로 공유하는 단어들의 의미를 사용한다.

프로이트는 일차 과정이 본래 초기 정신 활동의 유형이며 이차 과정은 아이가 원한다고 얻을 수 없고 만족하기 위해서 보다 발전된 형태의 생각과 행동을 필요로 하여 경험으로 이 점을 배우면서 발달한다는 이론을 제시하였다. 실제로, 여기서 *일차*라는 단어는 마음이 발달하며 첫 번째로 등장한 것을 의미한다. 그러나 현대 정신역동 이론가들은 더 이상 이 관점을 지지하지 않고 두 종류의 정신 체계가 마음에서 동시에 발달하며 일차 과정과 미숙한 인지기능을 혼돈하면 안 된다고 주장한다. 현대 이론가들도 인지심리학자들이 잘 연구한 아마도 여러 방식의 부호화(encoding)된 경험들이 있다고 이해하고 있다 (Bucci 1997).

의식적 마음은 구조적인 면에서 전의식적 마음과 같다. 의식은 우리 모두 친숙한 논리 과정을 따르는 이차 과정으로 기능한다. 실제로 대부분의 시간에 우리는 이차 과정만을 인지하고 의식적이며 목적의식 있는 생각을 한다. 그러나 검열이 느슨해지는 상태나 정신 세계가 특히 무의식적 소망, 감정, 생각들에 지배될 때 (꿈, 백일몽, 말실수, 아이들의 놀이, 예술, 시, 신경증적 증상, 또는 매우 감정적인 상태와 같은), 일차 과정들이 의식적 정신 세계로 침투하는 모습을 관찰할 수 있다. 그 예로 우리가 앞서 살펴본 극도의 불안으로 네일 샵에 가는 것을 피하는 젊은 여성이 보고한 꿈을 들 수 있다. 이 젊은 여성은 꿈에서 깰 때 받아들일 수 없는 소망이 무엇인지는 인식하지 못하지만 네일 케어를 받거나 쇼핑을 하거나 머리를 다듬는 것과 같이 외모를 가꾸는 일들이 스스로를 불안하게 한다고 인식하게 된다.

발달

마지막으로 마음의 지형학적 모델은 발달의 관점과도 연관되어 있다. 우리는 받아들일 수 없는 소망들이 무의식을 어떻게 구성하고 있는지 살펴보았다. 이러한 소망들 가운데 프로이트가 성적인 것을 가장 중요하게 생각한 것도 알아보았다. 프로이트는 또한 그 대부분이 유아기나 아동기 때부터 시작되었다고 이해했다. 우리는 무엇을 *유아 성욕(infantile sexuality)*이라고 일컫는지 7장("오이디푸스 콤플렉스")와 9장("이드와 초자아")에서 살펴볼 것이다. 아이들은 나이가 들면서 어떤 경우에도 아동기 때 소망들은 점차 관습적 도덕과 주변 사회의 관점에서 받아들일 수 없게 되고 그 소망들을 억압한다. 실제로, 앞서 젊은 여성의 자기 중심적이고 경쟁적인 소망들은 아주 어린 소녀에게는 적합하나 젊은 성인에게는 그렇지 않다. 그러나 억압에도 불구하고 이 젊은 여성의 아동기 소망들은 사라지지 않고 마음 속에서 계속 활동하며 남아 있다.

아이의 검열 능력이 발달하며 동시에 다른 정신 과정들도 발달한다 (7장, "오이디푸스 콤플렉스"와 8장, "새로운 배열과 새로운 개념: 자아" 참고). 그러나 현대 정신역동적 임상가들은 우리 모두 어른이 되어도 성인기에 일차 과정을 부분적으로 따르며 활동하는 무의식적 마음을 가지고 있다는 점을 알고 있다. 즉, 지형학적 모델은 마음이 생애 초기부터 영구적으로 검열에 의해 두 가지의 영역으로 구분되어 있는-하나가 다른 하나의 위에 놓여 층을 이룬-심리적 세계가 있다고 기술한다. 마음의 위층은 현실 지향적, 합리적이며 도덕적으로 이성의 영역에 속하여 사회의 규제에 부합하도록 이루어져 있다. 아래층은 아동기 소망의 일부 쾌락추구적, 비논리적, 그리고 도덕적 관념이 없는 영역으로 상징적 표상에 의해 고도로 특이적인 형태를 띄고 있다. 위층은 부분적으로 아래층을 가리지만 완벽하게 조절할 수는 없다. 실제로 정신의 이 두 영역은 각각 정신 세계에 고유하게 기여하며 서로 역동적 관계를 이루고 있다.[2]

2 마음의 지형학적 모델 초기에 프로이트는 무의식에 무엇을 포함시켜야 할지 확실치 않았다. 그는 억압된 기억(*어렴풋한 기억*), 받아들일 수 없는 생각/느낌, 소망들에 대해 이야기했다 (Breuer와 Freud 1893/1895/1962; Freud 1900/1962). 시간이 지나며 그는 억압된 소망들이 아동기에 형성되고 종종 성적인 요소를 포함한다는 것을 알았다.

지형학적 모델은 우리가 무엇을 이해할 수 있게 하는가?

심리적 현실과 주관적 경험

비록 마음의 지형학적 모델은 여러 면에서 결함이 있지만(8장, "새로운 배열과 새로운 개념: 자아" 참고), 인간의 정상적인 그리고 병리적인 정신 세계와 행동의 여러 방면을 이해하는데 유용하다. 우리의 내적 소망과 두려움이 외부 사회적 현실의 경험들과 상호작용하는 것과 같이 이 모델에 따르면 모든 경험은 마음의 무의식과 전의식/의식 영역 간 지속적인 상호작용의 결과이다. 실제로 프로이트는 우리의 경험에 영향을 미치는데 외부 현실과 동등하게 중요하다-더 크지 않다면-며 *심리적 현실*로서 무의식을 기술했다 (Freud 1916, 444쪽). 마음의 지형학적 모델은 특이하고 개인적이고 종종 그다지 합리적이지 않은 사적인 세계의 개인적 의미가 개개인의 지속적인 주관적 경험들을 구성한다는 점을 우리들이 이해하도록 도와준다. 우리가 발달하며 내적 경험은 외적 현실의 경험과 상호작용하고, 과거와 현재의 열망, 감정, 두려움, 희망, 기대, 편견, 그리고 태도가 새로운 경험을 형성하듯이 또 이들이 다시 새로운 경험에서 형성되듯이 무의식은 주관적 틀을 갖는 의식과 상호작용한다. 우리 모두 여러 공통점을 갖는 인간이라는 점에서 주관적 경험 가운데 몇몇 측면들은 보편적이다. 주관점 경험 가운데 그 외의 측면들은 우리들 개개인이 독특한 상황에서 독특한 방식으로 발달하듯이 매우 특이하다.

전이

주관적 경험이 형성될 때 무의식적 소망, 희망, 두려움은 많은 형태의 위장을 통해서 검열을 피하고 이로써 정신 세계의 모든 부분은 무의식적 소망과 위장의 혼합물로 나타난다. 프로이트는 이러한 소망과 위장의 혼합물이 어떻게 나타나는지 설명하면서 지형학적 모델의 일부로서 *전이(transference)*라는 개념을 처음으로 소개했다. 어떠한 정신 상태에서도 무의식적 소망은 그 강도의 일부를 상징적이거나 연상되는 받아들일 수 있는 전의식적 생각으로 옮기거나 전치시킬 수 있다 (Freud 1900/1962). 앞서 다룬 젊은 여성의 예

많은 독자들은 이미 알아챘겠지만 앞에서 언급된 임상 자료에는 프로이트가 상상했던 유명한 시나리오 가운데 하나인 오이디푸스 콤플렉스에 대한 생각이 들어있다. 실제로 오이디푸스 콤플렉스는 매우 잘 알려져 있고 우리가 7장 전체를 할애해 그 생각이 어떻게 초기 마음의 지형학적 모델과 함께 발달했고, 오늘날의 정신역동적 임상가들이 이를 어떻게 사용하고 있는지 살펴볼 것이다. 이 책의 후반부에서는 무의식적 정신 활동에 소망 외의 요소들이 어떻게 포함되어있는지도 살펴볼 것이다. 우리는 현대 정신역동 임상가들이 현재 생각하고 있는 것들이 무의식에 포함되어 있을지에 주의하며, 마음이 어떻게 작용한다고 생각하고 있는지 그 요소들을 알아갈 것이다.

로 다시 돌아가서 그녀가 파티에 갈 때마다 가장 친한 친구가 "예쁘게 보일 수 있도록" 도와주는데 관심을 보이는 현상을 살펴보자. 여기서 젊은 여성의 "예쁘게 보이는 것"에 대한 관심은 본인에게 관심을 갖는 것보다 좀 더 받아들일 수 있는 친구 외모에 관심을 갖는 것으로 대치되었다. 강도의 전이는 환자가 정서적으로 중요하게 생각하는 사람에 대한 강한 감정을 치료자에게로 옮기는 잘 알려져 있는 임상 현상 뒤에 있는 기제이다 (Freud 1905a/1962). 예를 들면 정신치료 중에 이 젊은 여성이 여성 치료자가 더 아름답게 보이기 위한 노력의 증거를 찾고자 유심히 살피는 것이다. 이 책에서 우리는 전이 현상이 정신분석적 정신치료에서 환자의 무의식적 마음을 이해하는 방법으로 어떻게 유용한지 살펴볼 것이다. 우선 마음의 지형학적 모델에서 전이는 무의식계와 언어 기반의 전의식/의식계 생각들의 지속된 연결 과정으로 모든 경험들이 어떻게 무의식과 의식의 영향을 대변하는지 설명한다.

말실수, 농담, 꿈

앞서 일차 이차 과정에 대한 토론에서 알 수 있듯이 검열기능이 상대적으로 약해지는 상황에서 우리는 정신 세계에 끼치는 무의식의 영향을 볼 수 있다. 실제로 새로운 이론이 제시한 가능성에 흥분한 프로이트는 스스로 기쁨을 즐기며 독자들에게 지형학적 모델이 여러 현상들을 이해하는 데 어떻게 도움이 되는지 설명했다. *일상생활의 정신병리(The Psychopathology of Everyday Life)*(Freud 1901/1962)에서 그는 말실수와 엉망인 행동들, 또는 *착오행위(parapraxes)*가 마음이 상대적으로 강렬한 감정이나 피로로 느슨해질 때 어떻게 무의식적 세계가 나타나는지 기술했다. 예를 들어 위원회장이 공적인 회의에서 X씨가 위원회의 "혼미한(stupor)"("대단한[super]" 대신에) 새 위원이 될 것이라고 선언하며 그 문제의 남자가 지루하고 멍청하다는 숨겨오던 금지된 의견을 드러냈다. 같은 맥락에서 정치에서 선거 후보가 스스로 "반편견, 반증오, 반유대주의의 편"이라고 이야기 할 때, 그는 이미 국제 유대인 비정부기구(Anti-Defamation League)의 지지를 얻을 수 없었다 (Motley와 Baars 1979). 게다가 우리는 젊은 여성이 몸매가 드러나는 호화로운 드레스를 입고 저녁 식사에 갈 때 경비원이 그녀를 위해 택시를 부르며 Taxi 대신에 "Sexy! Sexy!"라고 잘못 소리치는 것에도 역동적 무의식이 관여함을 알 수 있다. 다른 예로 젊은 남성은 상사의 언쟁을 벌인 이후 화가 나서 *Maeder*라고 읽어야 할 길거리 간판을 *murder*(살인)라고 잘못 읽었다 (Arlow 1969, 9쪽).

우스운 말장난과 농담을 좋아했던 프로이트는 금지된 무의식적 생각들이 악의 없는 상황에서 농담으로 표현되며 원하던 효과가 나타난다고 설명했다. 예로 프로이트가 좋아하던 문구 중 하나는 "아내는 우산과도 같다; 머지않아 남편은 택시를 타게 된다"였다. 프로이트는 이 농담이 사람들에게 웃음을 유발시키는 점을 분석하며 모든 사람들이 알고 있지만 "남성은 결혼이 성욕을 만족시키는 약속이 아니라는 사실을 공공연하게 말하지 않는다"고 했다 (Freud 1905b/1962, 77쪽).

마지막으로 앞서 살펴보았듯이 우리는 꿈의 세계에서 검열이 다소 느슨해지거나 "잠드는 스위치가 켜진" 상황에서 무의식과 전의식적 마음의 상호작용을 관찰할 수 있었다. 꿈은 지형학적 모델의 발달에 가장 중심에 있으며 정신역동적 정신치료 작업에 매우 중요하다. 6장에서 이러한 현상들의 목적과 의미를 살펴보자.

지형학적 모델의 정신병리에 대한 이론: 신경증의 개념

마음의 지형학적 모델은 정신병리에 대한 연구에 지속적으로 공헌해왔다. 앞서 다루었듯이 지형학적 모델은 내적 무의식적 경험과 외적, 사회적 현실에서의 경험이 결합하여 주관성을 갖는 것처럼 모든 경험을 무의식과 전의식 요소들이 혼합된 결과라고 설명한다. 이 공식은 정상적인 정신 현상 뿐만 아니라 병리적인 현상에도 적용된다. 실제로 역동적 무의식이란 개념이 처음에는 인간의 정신적 고통을 이해하려는 목적에서 고안되었다는 사실을 기억할 필요가 있다. 프로이트와 그 추종자들은 히스테리와 곧이어 다른 종류의 정신병리에서 보이는 증상들의 형성에 있어 무의식적 정신 힘(unconscious mental forces)의 역할에 대해서 이야기했다.

정신분석적 마음의 모델로 가장 잘 설명되는 병리적 현상은 신경증이란 개념이다. *신경증*은 무의식적 갈등을 해결하기 위해 드러난 융통성 없는 부적응적인 행동들로 정의된다. 무의식적 소망들을 만족시키려는 노력과 그것들이 받아들일 수 없다고 판단될 때 이를 억압시키려는 노력 사이에 지속되는 갈등은 인간의 모든 경험에 존재한다. 따라서 신경증에서도 항상 소망은 부분적으로는 표현되고 부분적으로는 숨겨져 있다. 하지만 보다 평범한 경험에서와 달리 신경증에서는 그 해결책인 증상에 동반된 고통이라는 대가가 따른다. 정신과학 영역에서 신경증이란 용어는 애매모호하며 많은 것을 포함하고 경험적으로 입증하기 불가능하다고 매도되었다. 1980년대 DSM 체계는 선호하는 순수한 기술적 접근에서 보다 쉽게 정의한 *장애(disorder)*라는 용어를 공식 정신과학 명명법에서 채택하며 신경증을 제외시켰다 (American Psychiatric Association 1984). 신경증은 정신과학의 정식 질병분류에서 상대적으로 사용되지 않지만, 모든 정신역동적 치료들이 환자가 신경증적 고통에서 자유를 얻도록 도와주기 때문에 정신역동적 정신과학에서 신경증은 여전히 가장 중요한 개념 가운데 하나로 남아있다. 앞으로 이 책에서 우리는 마음의 모델이 발달해가며 정신병리와 신경증에 대한 이론에 어떻게 기여했는지 살펴볼 것이다.

*신경증*이란 단어는 정신분석이나 프로이트에게서 유래하지 않았다. 1770년대 스코틀랜드 의사 윌리엄 컬런(William Cullen)이 아픈 장기에 설명할 수 있는 구조적 병변이 없는 경우, 신경계의 기능적 장애를 지칭하고자 명명했다. 19세기 신경증은 근래에는 간질이나 파킨슨 병과 같이 신경과적 질환으로 여겨지는 다양한 종류의 질환들까지도 포함했다. 또한 히스테리도 포함했다. 프로이트가 히스테리에 대해 방대하게 저술하였듯이 *신경증*이란 단어도 끌어다 사용하며, 오늘날 정신역동적 정신과학 외의 맥락에서는 이 단어가 잘 사용되지 않게 되었다. 프로이트는 처음에는 오롯이 질병 분류에만 이 용어를 사용했지만 곧 *방어의 신경정신증(the neuropsychoses of defense)*(여기에는 히스테리, 강박 신경증, 공포증, 편집증의 여러 종류가 포함)이란 논문에서 그 개념을 확장시키고 재정립하였다 (Freud 1894/1962). 프로이트는 이러한 질병들(ailments)이 *억압된 것의 회귀*–받아들일 수 없는 생각들이 증상이란 형태로 위장하여 재등장하는 것–를 대변한다고 설명했다 (Freud 1896/1962, 161쪽). 즉, 그 당시에 이는 급진적 관점으로 신경증적 증상이 평범한 경험들과 다르지 않게 무의식적 소망과 사회적 현실이 혼합된 영향을 대변한다고 보았다. 그러나 신경증은 우리가 받아들일 수 없는 소망들이 증상으로 위장하여 "되돌아온 것"이고, 반면 비병리적 경험에서는 그 혼합이 고통을 적게 유발하는 것이다.

지형학적 모델이 우리가 다양한 종류의 신경증적 정신병리를 이해하도록 어떻게 돕는지 몇몇 예시들을 살펴보자. 히스테리 전환 장애를 겪는 젊은 여성이 검진에서 아무런 신경 질환이 없이 한쪽 팔이 마비된 증상을 호소할 수 있다. 만약 증상이 어머니에 맞서 싸우려는 그녀의 금지된 무의식적 소망이나 금지된 성적 소망을 만족시키기 위한 자위 행위에 대한 두려움을 대변한다면 우리는 그녀의 증상이 타협하여 신경증으로 나타났다고 이야기할 수 있다. 이 여성의 증례에서 팔이 마비된 증상은 어머니를 공격하고 싶은 소망 또는 자위 행위를 하려는 소망과 그 소망을 받아들일 수 없다는 느낌과의 갈등에 대한 해결책을 대변한다.

무의식적 갈등은 신경증적 증상이란 형태 뿐만 아니라 일을 하는데 어려움이 있거나 연애 관계에 문제가 있거나 생활 패턴이 망가지거나 기분이나 자존감에 어려움이 있어 문제가 되는 신경증적 인격 특성의 형태로 나타나기도 한다. 예로 겸손한 젊은 남성이 수줍어하며 남을 존중하는 성격적 특성을 보일 수 있다. 이런 성격적 특성은 젊은 남성이 권위적 인물과 맞서려는 스스로의 무의식적 소망에 대한 두려움을 대변하여 그가 항상 "주먹을 참고 있다"고 설명할 수 있다. 우리는 구조적 모델을 살펴보며 이 젊은 남성의 갈등이 성격에 어떻게 드러나는지 자세히 알아볼 것이다 (10장, "갈등과 타협" 참고). 특히 네일 샵을 생각할 때마다 불안해지는 젊은 여성의 예시에서 우리는 받아들일 수 없는 무의식적 소망에 의해 발생한 증상(불안과 회피)과 성격적 특성(과도한 선량함과 무성욕)을 모두 알아볼 것이다.

마음의 지형학적 모델은 종종 증상이 나타날 때 우리가 그 내용 뿐만 아니라 특유한 형태까지 이해할 수 있게끔 한다. 모든 증상은 꿈에서처럼 일차 과정 기제인 함축, 전치, 상징을 통해 개인적이고 특이한 숨겨진 생각과 감정이 드러나는 상징적 의사소통이다. 실제로 증상의 체계화와 꿈의 체계화 사이에 공통점은 프로이트의 훌륭한 최초 관찰들 중 하나라는 점이다. 우리가 환자의 증상이나 성격적 특성을 금지된 무의식적 소망이나 두려움이 부분적으로 표현된 문자처럼 읽는 능력은 그의 공헌 덕분이다. 한 쪽 팔이 마비된 젊은 여성의 예에서 우리는 환자들이 보다 복잡한 생각을 표현하기 위해서 어떻게 몸의 일부를 사용하는지 알았다. 심지어 많은 정신병적 환자들의 이상하고 분열된 생각들도 만약 우리가 일차 과정의 "논리"를 이해한다면 좀 더 이해할 수 있다. 비록 정신병적 증상은 주로 망가진 뇌의 과정에서 비롯되지만, 우리는 이차 과정이 파괴되거나 심하게 분열된 상황에서 일차 과정이 증상에서 드러나는 것을 본다. 예를 들면 받아들일 수 없는 분노로 정신병적으로 우울한 젊은 남성이 몸에 "독"이 차 있다거나 "악성 종양"이 뇌를 차지한다고 느끼기도 한다. 정신병적 정신분열병을 앓는 젊은 여성은 그녀의 엄마 크리스티나(Christina)와 가까워진다며 "통조림의 작은 조각(teeny pieces of tin)"을 먹거나 모으는데 많은 시간을 보내기도 한다.

마지막으로 역동적 무의식의 개념이 신경증적 정신병리를 이해하는데 기여한 가장 중요한 점은 우리가 숨겨진 내용과 증상들의 복잡한 형태, 성격적 특성, 문제가 되는 패턴뿐만 아니라 이들의 현저한 불가변성(inflexibility)도 이해하도록 도와준다는 것이다. 실제로 신경증은 상식과 현실의 요구에 부합하지 못하고 실패한 것으로 특징지어지고 심지어 정의되기도 한다. 신경증적 문제로 고통 받는 사람들은 친구나 가족의 조언을 듣거나, 자습서를 읽거나, 심지어 단단한 의지로 결심해도 안도를 찾거나 변화하는데 실패한다. 우리가 역동적 무의식의 본성을 안다면 억압된 생각들이 그냥 숨겨진 것이 아니라 억압되면서 새로운 성질을 얻으며 이런 경직성을 보인다고 이해할 수 있다. 즉, 억압된 생각, 감정, 동기는 성격의 다른 부분들과 구분되기 시작한다. 우리가 살펴보았듯이 프로이트는 억압된 무의식의 격리된 부분을 기술하면서 고고학에 비유하는 것을 좋아했다. 그는 무의식적 생각/소망/감정이 억압에 의해 마음의 나머지 부분들과 분리되며 새로운 경험이란 현실에 노출된다고 "닳아 없어지는" 것이 아니라고 했다. 대신에 이들은 고대 문명의 공예품이 땅속 깊이 묻혀서 침식으로부터 보존되는 것처럼 유아기적, 시간을 뛰어넘는, 그리고 비이성적 성질을 유지하며 시간에 관계없이 변하지 않고 존속한다 (Freud 1909b/1962).

하지만 고대 공예품과는 달리 억압된 소망과 공상은 무기력하게 있지 않고 정신 세계에서 활발하다. 이들은 신경증 환자가 특정 시나리오들이 무의식적 기억이나 소망과 연관되어 있다는 것을 전혀 인지하지 못한 채 인생 전반에 걸쳐 그 시나리오들을 반복적으로 실현하는 *반복 강박(repetition compulsion)*에 기여한다. 예를 들면, 유년기에 언니가 외상성 뇌 손상으로 사망한 젊은 여성이 "뇌가 죽은 것 같다"고 호소하며 치료에 찾아왔다. 그녀는 지능이 매우 높았지만 충분히 활용할 수 없었다. 또한 사고가 날만한 행동을 자주 했었는데, 특히 머리가 다칠 수 있는 사고들이었다. 치료를 하며 이 여성은 모노아민산화효소 억제제를 복용하며 지켜야 할 저티라민 식이 요법을 따르지 않으며 위험해졌다. 그녀는 자신의 신경증적 패턴이 언니의 죽음에 대한 기억이나 감정과 연결되어 있다고 의식적으로 연결짓지 못했지만, 이 연결을 드러냄으로써 자기 파괴적인 감정과 행동을 궁극적으로 해결했다.

지형학적 모델에서 치료 작용에 대한 이론: 정신역동적 정신치료

마음의 지형학적 모델은 사람들이 어떻게 증상이나 고정된 방식으로 고통을 겪는 감정/행동을 보이는지 뿐만 아니라 정신역동적 정신치료가 어떻게 이를 경감시키는지 이해하는데 매우 중요하다. 비록 정신역동적 정신치료의 치료 작용에 대한 현대적 개념은 더 이상 무의식의 탐색만이 치료의 목적은 아니라고 하지만 무의식을 의식화시키려는 목표는 대부분 치료법들의 일부이다 (Freud 1901/1962, 238쪽; Freud 1916–1917/1962, 282쪽). 정신역동적 정신치료에서 사용하는 많은 임상적 기법들은 무의식의 정신 내용들을 의식에서 인지하도록 가져오는데 목표를 두고 개발되었다. 우리가 앞서 살펴보았듯이 프로이트는 환자가 스스로의 생각 과정에 대한 의식적 통제를 포기한다면 본인의 주관적 경험에 관여하는 무의식적 결정 요인을 관찰하기 쉬울 것이라고 기대하며 자유연상을 개발했다. 정신역동적 정신치료에서 환자는 가능한 솔직하게 "마음에 떠오르는 아무 것이나 이야기 해보세요"라고 질문받는다. 환자와 치료자는 함께 환자의 생각이나 감정의 흐름에서 순서, 패턴, 내용 속 무의식적 결정 요인의 본성과 이러한 탐색에 참여하는 것을 회피하는 본성, 치료 과정에서 경험하거나 행동하는 전이를 추론하기 위해 노력한다. *저항(resistance)*이란 정신역동적 정신과 의사들이 환자가 무의식적 동기에서 스스로의 마음을 알아가는 것을 능동적으로 회피하는 임상적 현상을 기술하기 위해 사용하는 단어이다. 저항을 탐색하며 환자와 치료자는 표현하기를 추구하는 무의식적 소망, 감정과 이러한 무의식적 소망과 감정을 인식하기를 회피하려는 환자의 강렬한 투쟁의 핵심에 직접 접근한다. 또한 앞서 보았던 *전이(transference)*란 프로이트가 환자들이 유아기 때 주요 양육자들을 포함한 타인과의 무의식적 감정/생각을 치료자-환자 관계에서 자동적, 무의식적으로 정해진데로 반복하는 것을 기술하기 위해 사용한 단어이다. 전이를 탐색함으로써 환자는 중요했던 다른 사람들과의 관계에서 경험했던 감정적으로 강렬한 느낌들을 알아갈 수 있다. 저항과 전이가 모두 감정적으로 살아있는 세팅이 고정된 정신치료에서 환자와 치료자 모두는 이 현상들을 일정 부분 떨어져 관찰할 수 있다.

정신역동적 정신치료의 언어는 역동적 무의식의 작용에 대해 명시적으로 추론하는 것을 *해석(interpretation)*이라고 부른다. 잊거나 억압된 과거에 대해 추론하는 해석을 *재구성(reconstruction)*이라고 부른다. 해석을 통해서 무의식에 대해 얻은 지식을 *통찰(insight)*

이라고 부른다. 마음의 지형학적 모델은 소망, 감정, 생각, 기억이 의식화되어 일차 과정 사고가 아닌 이차 과정 사고의 주제가 되기 때문에 통찰이 환자들에게 매우 유용하다고 주장하였다. 다시 말해 의식화된 것들은 이성적 평가와 판단의 주제가 된다. 환자들은 내적 요구에 따라 어떻게 행동할지 점차 선택할 수 있으며, 융통성 없이 고정관념에 사로잡혀 무의식적 시나리오를 행동하는 것을 줄일 수 있다. 비록 정신역동적 정신과 의사들이 더 이상 통찰을 치료에서 유일한-또는 심지어 가장 중요한-요소라고 생각하지 않지만 통찰은 여전히 모든 정신역동적 정신치료에서 가장 중요한 부분으로 자리잡고 있다. 환자는 이를 통해 자신이 원하는 사람이 되기 위해 본인의 경험과 선택에 영향을 끼치는 무의식적 요소들과 무의식적 장애물들에 대해 더 인식하고 통달해간다. (다음 주제 "의식의 본성과 기능"은 의식의 가치에 대해 더 폭넓게 다루고 있다.)

언니를 외상성 뇌 손상으로 잃은 젊은 여성의 증례에서 그녀가 뇌를 제대로 활용할 수 없다는 호소, 치료 세션 중 의사소통, 꿈, 회피하려는 다양한 순간들 이 모든 것을 알아가는 것은 언니의 죽음에 대한 그녀의 무의식적 기억이나 감정들을 이해하는데 도움이 되었다. 본래 환자는 언니의 병과 죽음에 대한 사실을 이야기했지만 사건에 대한 감정은 의식 속에 없었다. 그녀는 "뇌가 죽은" 느낌에 대해 불평했지만 이 느낌을 언니가 뇌 손상을 입었던 사실과는 연관시키지 못했다. 동시에 그녀는 종종 도움을 청하거나 필요로 하는 친구들에게 화가 나고 죄책감을 느낀다고 이야기했다. 그녀의 꿈에는 누군가가 다치거나 죽어가는 모습들이 나왔다. 이 모든 감정, 기억, 그리고 꿈에 대한 탐색은 그녀가 스스로에 대해 더 깊이 이해하도록 했다. 그러나 이 젊은 여성의 정신치료에서 가장 중요한 통찰은 전이의 탐색에서 나왔다. 환자와 치료자는 환자가 자칫 뇌를 손상시킬 수도 있는 오용했던 약물의 무서운 상호작용을 강력한 창구로써 죽은 언니와 연관된 그녀의 무의식적 감정의 연결고리와 언니의 상처, 죽음에 대한 무의식적 죄책감과 화를 이해할 수 있었다. 그녀는 의식으로 감정들이 올라올 때 더 이상 자기 파괴적인 증상, 성격적 특성의 형태로 감정들을 표현하지 않아도 되었다.

같은 방식으로 네일 샵을 피하고 스스로를 아름답게 가꾸려는 생각만으로도 공황이 올 정도로 불안했던 젊은 여성은 정신역동적 정신치료를 통해 그 불안감이 엄마로부터 시작된 다른 아름다운 여성을 공격하려는 억압된 받아들일 수 없는 소망들과 연관되어 있다는 점을 알았다. 이 여성은 자신의 소망과 두려움을 의식적으로 깨닫고 나머지 정신 세계와 이들을 통합하고 나서 더 이상 매력적으로 보이고 싶은 소망으로 고도의 불안감을 느끼지 않았다.

의식(consciousness)의 본성과 기능

비록 뇌과학자들과 심리학자들은 의식의 정확한 정의에 대해 의견이 일치하지 않지만, 대부분 정의는 정신 의식의 질(quality of mental awareness)을 포함하고 있다 (Hirst 1995). 신경과 의사들은 의식의 정의에서 뇌 센터의 각성 수준을 강조한다. 반면 정신역동적 정신과 의사들은 의식의 정의에서 경험의 주관적 관점이나 자의식을 강조한다. 현대 정신역동적 정신치료에서 우리는 환자가 갈등에 직면할 때 행동 방침을 선택할 수 있는 능력을 키우기 위해서 무의식적 정신 내용을 의식으로 끌어오는 기법들을 지속적으로 사용하고 있다. 이런 작업에 따라 환자들은 본인의 내적 세계에 대해 의식하거나 인지할 때 스스로를 더 잘 조절하고 제어할 수 있으며 어떻게 행동하고 느낄지 선택하고 판단할 수 있다. 이같은 생각은 마음을 다루는 다른 과학과는 어떻게 조화를 이루고 있을까?

앞서 지적한 바와 같이 마음을 의식과 동일시하는 심리학의 초기 학파들과는 달리 인지뇌과학 영역은 무의식적 정신 세계의 보이지 않는 영역을 빠르게 찾아가고 있다. 이런 지도를 만드는 노력에는 정보 처리가 *인지적 무의식(cognitive unconscious)*(Kihlstrom 1987, 1995)에서 어떻게 일어나는지 탐색하는 것부터 시작하여 의도와 동기 과정도 포함되어 있다. 더욱 최근에 인지적 무의식은 주의력, 메타 인지(자기-관찰), 작업 기억, 그 외에도 예전에는 의식적 제어의 영향 하에 있다고 생각했던 과정들과 같은 자기 조절 과정까지 포함하고 있다 (Uleman 2005). 실제로 이처럼 빠르게 확장하는 무의식적 정신활동의 지도는 무의식의 역할에 대한 많은 궁금증을 남기고 있다. 이런 질문은 프로이트를 비롯한 "의식이 생물학적 기능을 갖고 있다는 증거를 오랫동안 찾고 있는" 생각 깊은 과학자들을 수년간 괴롭히고 있다 (Freud 1909a/1962, 145쪽).

프로이트는 의식이 단순한 부수현상이거나 단지 "완벽한 정신 과정에 반영된 불필요한 모습"(Freud 1900/1962, 616쪽)이라는 생각에 강력히 반대하며 의식을 "다른 동물들보다 인간이 가진 우월함"의 일부라고 생각했다 (Freud 1900/1962, 617쪽). 그는 의식이 고위 정신 과정을 가능하게 하여 현실 검증력, 판단력, "차분하게 목적 의식을 갖고 제어"하는 역할을 하며 자기 조절에 기여한다고 주장했다 (Freud 1900/1962; Freud 1909a/1962, 145쪽; Freud 1911/1962). 프로이트의 관점에서 무의식을 의식화시키는 이유는 억압을 "최선의 방법으로 판단을 비판하는 것"으로 대체할 수 있기 때문이다 (Freud 1910/1962).

현대 정신역동적 정신과학은 의식, 주의, 언어, 통합과 내성, 자기 관찰, 판단, 자기 조절, 의지와 같은 고위 정신 기능 간의 관계에 대해 계속 연구 중이다 (Klein 1959, 1970). 예를 들어 셰브린(Shevrin)(Shevrin et al. 1996)과 이를 지지한 브라켈(Brakel)(1997)은 의식의 역할이 정신 활동을 지각, 감각, 꿈, 생각, 또는 기억 중 무엇으로 분류해야 할지 결정해서 경험을 구분하는 것이라고 주장했다. 이렇게 함으로써 의식은 경험들을 구별하고 마음을 체계화시키는 것을 돕는다. 올드(Olds)(1992)는 정보가 상징적으로 다시 표현되고 그러면서 정보가 기원들로부터 독립된다며 의식의 피드백 기능을 강조하였다. 올드에 따르면 자기 성찰적 의식으로 자기와 그 상호작용들이 표현되며 자기성찰이 가능해진다. 레빈(Levin)(1997)과 로젠블라트(Rosenblatt), 틱스턴(Thickstun)(1977) 또한 인간이 스스로를 개념화하고 결정하는 방식에 융통성을 가질 수 있도록 공감, 통찰, 대상과의 관계, 심리적 마음과 같은 많은 복잡한 기능들을 가능하게 하는 유사한 의식의 "다시 들어가는 절차(re-entrant mechanisms)"를 강조했다 (Auchincloss와 Samberg 2012, 43-45쪽).

앞서 지적한 바와 같이 우리는 인지 뇌과학의 나머지 영역에서도 의식의 기능에 대한 연구가 확장되고 있는 점을 알고 있다. 최근에 포즈너(Posner)와 로스바트(Rothbart)(1998)는 의지와 같은 자기 조절 측면들이 인식, 자기 관찰, 집행 기능을 포함한 의식의 요소에 의존적이라고 주장했다. 무의식적 자기 조절을 인지하며 바(Bargh)(2005, 53쪽)는 의식이 다양한 경험의 "집합"을 통해서 보다 큰 통합과 조화를 목표로 하며 기능한다고 주장했다. 연구자들은 언어(Bucci 1997), 기억의 재강화(Nader와 Hardt 2009; Sara 2000), 감정의 조절(Phelps 2005), 공통적 서사에 접근(Damasio 1984; Farber와 Churchland 1996), 그 외 많은 측면(Hirst 1995; Pally 2000; Pally와 Olds 1998; Payne et al. 2005)에서 자기 조절을 비롯한 의식의 여러 측면들을 강조하고 있다.

요약컨데 우리는 정신역동적 정신과학이 다른 마음의 과학에서 연구하고 있는 것들과 조화를 이루며 의식에 대해 중요하게 바라보고 있음을 살펴보았다. 임상가들이 환자들의 자의식을 키워 스스로 자기 조절을 강화할 수 있는 방법을 발견하면서, 많은 연구자들이 실험실에서 찾고 있는 것을 발견했다-의식을 강화시키는 것은 무의식적 요소가 점점 영향력이 강해지는 것을 알고 있음에도 개인이 어떻게 살아갈지 선택하는 능력을 정말 길러 준다.

이 장 요약과 핵심 차원의 표

표 5-1은 아래에 기술한 중요 개념인 지형학적 모델의 핵심 차원들을 표로 소개하고 있다.

- **지형적 관점 :** 마음은 의식, 전의식, 무의식의 영역으로 나뉘어 있다. 전의식적 마음은 그 내용에 주의를 기울이면 의식화될 수 있다; 무의식적 마음은 단순히 주의만 기울인다고 의식화될 수 없고 억압이란 힘이 의식되지 못하게 막고 있다.
- **동기적 관점 :** 무의식적 마음은 지속적으로 표현하려는 소망들로 이루어져 있다. 의식/전의식적 마음은 이러한 소망들이 받아들일 수 없다고 판단되면 억압할 수 있는 능력이 있다.
- **구조적 관점 :** 무의식적 마음은 *일차 과정*이 특징적이다; 의식적/전의식적 마음은 *이차 과정*이 특징적이다. 무의식적 마음과 의식적/전의식적 마음은 소망이 받아들일 수 있을지 없을지 판단하는 업무를 지닌 *검열*이 구분한다.
- **발달적 관점 :** 일차 과정은 이차 과정 전에 발달한다. 소망은 유아기로부터 비롯되어 *유아 성욕*의 기본을 이룬다. 시간이 흐르며 유아 성욕은 점점 받아들여질 수 없다고 판단된다. 그 동안 억압할 수 있는 능력(즉, *검열 능력*)은 커진다. 그 최종 결과로 어른의 마음은 영원히 의식적/전의식적인 영역과 무의식적 영역으로 나뉜다.
- **정신병리에 대한 이론 :** 신경증–융통성 없는 부적응적인 생각, 감정, 행동 패턴–은 의식적/전의식적 영역과 무의식적 영역 간의 무의식적 갈등에서 비롯된다. 신경증은 *억압된 것의 회귀*(억압되었던 받아들일 수 없던 소망들이 증상의 형태로 다시 나타남)와 종종 나타나는 *반복 강박*(특정 시나리오와 초기 억압된 소망, 공상과의 관계를 인식하지 못한 채 시나리오를 재연하는 경향)이 특징적이다.
- **치료 작용에 대한 이론 :** 정신역동적 정신치료의 목표는 환자가 무의식적 마음에 대해 더 많은 *통찰*을 갖는 것–"무의식을 의식으로 만드는 것"–이다. *자유 연상*(이는 환자가

치료자에게 가능한 솔직하게 마음에 떠오르는 무엇이든지 말하는 *기본 규칙*에 따라 작동한다) 기법을 통해서 환자의 주관적 경험의 무의식적 결정요소가 점차 밝혀진다. 치료자와 환자는 그 다음에 *전이*와 *저항*을 모두 관찰하여 무의식적 마음의 모습을 종합한다. 치료자는 또한 무의식적 마음에 대한 언급인 해석을 이용한다. 유아기에 대한 해석들은 재구성이라고 부른다.

[표 5-1] 지형학적 모델 부분 1: 마음의 지형

지형	동기	구조/과정	발달	정신병리	치료법
마음은 세 영역으로 나뉘어 있다: 의식 전의식 무의식	무의식적 마음은 항상 표현을 추구하는 소망들로 구성되어 있다 받아들일 수 없는 소망들은 전의식/의식적 마음으로부터 억압이란 힘이 억누르고 있다	무의식은 일차 과정에 따라 작동한다; 전의식/의식은 이차 과정에 따라 작동한다 검열은 무의식과 의식/전의식적 마음을 구분한다	일차 과정은 정신 활동의 초기 유형이다; 이차 과정은 후에 발달한다 소망은 유아기에서 비롯되며 유아 성욕의 기본을 이룬다 소망은 점차 받아들일 수 없게 된다 검열 능력은 성장한다	신경증은 의식/전의식 영역과 무의식 영역 사이의 갈등에서 생긴다 억압된 것의 회귀 반복 강박	자유 연상 (“기본 규칙”) 전이와 저항에 대한 검토 치료적 해석과 재구성 통찰 (“무의식을 의식으로 만든다”)

인용문헌

American Psychiatric Association: Diagnostic and Statistical Manual of Mental Disorders, 3rd Edition, Text Revision. Washington, DC, American Psychiatric Association, 1984

Arlow J: Unconscious fantasy and disturbances of mental experience. Psychoanal Q 38:1–27, 1969

Auchincloss EL, Samberg E: Psychoanalytic Terms and Concepts. New Haven, CT, Yale University Press, 2012

Bargh JA: Bypassing the will: toward demystifying the nonconscious control of social behavior, in The New Unconscious. Edited by Hassin RR, Uleman JS,

Bargh JA. New York, Oxford University Press, 2005, pp 37–58

Brakel L: Commentary on Solms' What Is Consciousness? J Am Psychoanal Assoc 45:714–720–703, 1997

Breuer J, Freud S: Studies on hysteria (1893/1895), in The Standard Edition of the Complete Psychological Works of Sigmund Freud, Vol 2. Translated and edited by Strachey J. London, Hogarth Press, 1962, pp 1–335

Bucci W: Psychoanalysis and Cognitive Science: A Multiple Code Theory. New York, Guilford, 1997

Damasio A: Descartes' Error: Emotion, Reason, and the Human Brain. New York, Putnam, 1984

Farber IB, Churchland P: Consciousness and the neurosciences, in Consciousness and the Brain. Produced by Lawrence Bauman. Audio Scholar, 1996

Freud S: The neuro–psychoses of defense (1894), in The Standard Edition of the Complete Psychological Works of Sigmund Freud, Vol 3. Translated and edited by Strachey J. London, Hogarth Press, 1962, pp 41–61

Freud S: Further remarks on the neuro–psychoses of defense (1896), in The Standard Edition of the Complete Psychological Works of Sigmund Freud, Vol 3. Translated and edited by Strachey J. London, Hogarth Press, 1962, pp 157–185

Freud S: The interpretation of dreams (1900), in The Standard Edition of the Complete Psychological Works of Sigmund Freud, Vol 4/5. Translated and edited by Strachey J. London, Hogarth Press, 1962, pp 1–626

Freud S: The psychopathology of everyday life (1901), in The Standard Edition of the Complete Psychological Works of Sigmund Freud, Vol 6. Translated and edited by Strachey J. London, Hogarth Press, 1962, pp 1–310

Freud S: Fragment of an analysis of a case of hysteria (1905a), in The Standard Edition of the Complete Psychological Works of Sigmund Freud, Vol 7, London, Hogarth Press, 1962, pp 3–124

Freud S: Jokes and their relation to the unconscious (1905b), in The Standard Edition of the Complete Psychological Works of Sigmund Freud, Vol 8. Translated and edited by Strachey J. London, Hogarth Press, 1962, pp 1–247

Freud S: Analysis of a phobia in a five–year–old boy (1909a), in The Standard Edition of the

Complete Psychological Works of Sigmund Freud, Vol 10. Translated and edited by Strachey J. London, Hogarth Press, 1962, pp 1-150

Freud S: Notes upon a case of obsessional neurosis (1909b), in The Standard Edition of the Complete Psychological Works of Sigmund Freud, Vol 10. Translated and edited by Strachey J. London, Hogarth Press, 1962, pp 151-318

Freud S: Five lectures on psycho-analysis (1910), in The Standard Edition of the Complete Psychological Works of Sigmund Freud, Vol 11. Translated and edited by Strachey J. London, Hogarth Press, 1962, pp 1-56

Freud S: Formulations on the two principles of mental functioning (1911), in The Standard Edition of the Complete Psychological Works of Sigmund Freud, Vol 12. Translated and edited by Strachey J. London, Hogarth Press, 1962, pp 213-226

Freud S: The unconscious (1915), in The Standard Edition of the Complete Psychological Works of Sigmund Freud, Vole 14. Translated and edited by Strachey J. London, Hogarth Press, 1962, pp 166-204

Freud S: The history of the psychoanalytic movement. Psychoanalytic Review 3:406-454, 1916

Freud S: Introductory lectures on psycho-analysis (1916-1917), in The Standard Edition of the Complete Psychological Works of Sigmund Freud, Vol 16. Translated and edited by Strachey J. London, Hogarth Press, 1962, pp 241-463

Hirst W: Cognitive aspects of consciousness, in The Cognitive Neurosciences. Edited by Gazzaniga M. Cambridge, MA, MIT Press, 1995, pp 1307-1319

Kihlstrom J: The cognitive unconscious. Science 237:1445-1452, 1987

Kihlstrom J: The rediscovery of the unconscious, in The Mind, the Brain, and Complex Adaptive Systems, Vol 22. Edited by Morowitz H, Singer J. Reading, MA, Addison-Wesley, 1995, pp 123-143

Klein GS: Consciousness in psychoanalytic theory: some implications for current research in perception. J Am Psychoanal Assoc 7:5-34, 1959

Klein GS: Perception, Motives and Personality. New York, Knopf, 1970

Levin F: Commentary on Solms' What Is Consciousness? J Am Psychoanal Assoc 45:714-720-703, 1997

Motley MT, Baars BJ: Effects of cognitive set upon laboratory induced verbal (Freudian) slips. J Speech Hear Res 22:421-432, 1979

Nader K, Hardt O: A single standard for memory: the case for reconsolidation. Nat Rev Neurosci 10:224-234, 2009

Olds D: Consciousness: a brain-centered informational approach. Psychoanalytic Inquiry 12:419-444, 1992

Pally R: The Mind-Brain Relationship. London, Karnac, 2000

Pally R, Olds D: Consciousness: a neuroscience perspective. Int J Psychoanal 79:971-98, 1998

Payne BK, Jacoby LL, Lambert AJ: Attitudes as accessibility bias: dissociating automatic and controlled processes, in The New Unconscious. Edited by Hassin RR, Uleman JS, Bargh JA. New York, Oxford University Press, 2005, pp 393-420

Phelps EA: The interaction of emotion and cognition: the relation between the human amygdala and cognitive awareness, in The New Unconscious. Edited by Hassin RR, Uleman JS, Bargh JA. New York, Oxford University Press, 2005, pp 61–76

Posner MI, Rothbart MK: Attention, self-regulation and consciousness. Philos Trans R Soc Lond B Biol Sci 353:1915–1927, 1998

Rosenblatt A, Thickstun J: A study of the concept of psychic energy. Int J Psychoanal 51:265–278, 1970

Sara SJ: Retrieval and reconsolidation: toward a neurobiology of remembering. Learn Mem 7:73–84, 2000

Shevrin H, Bond J, Brakel L, et al: Conscious and Unconscious Processes: Psychodynamic, Cognitive, and Neurophysiological Convergences. New York, Guilford, 1996

Uleman JS: Introduction: becoming aware of the new unconscious, in The New Unconscious. Edited by Hassin RR, Uleman JS, Bargh JA. New York, Oxford University Press, 2005, pp 3–18

제6장

꿈의 세계

이 장은 현대 정신역동적 정신의학이 꿈을 어떻게 이해하고 활용하고 있는지 설명한다. 또한 꿈 이론이 어떻게 업데이트되며 주변 학문은 꿈 이론을 어떻게 다루고 있는지 살펴본다. 이 장에서 소개할 단어들은 다음과 같다: *활성화-합성 가설(activation-synthesis hypothesis), 주간 잔재(day residue), 꿈(dream), 꿈 작업(dream work), 잠재몽 생각들(latent dream thoughts), 발현몽(manifest dream), 자기-상태 꿈(self-state dreams).*

사람이 자는 동안 일어나는 정신적 경험을 *꿈*이라고 정의한다. 이는 꿈 꾸는 사람이 깼을 때 기억하는 이미지, 생각, 감정들을 포함한다. 사람들은 세계 어느 곳에 살든지 꿈을 보고한다. 태초부터 사람들은 꿈의 의미에 대해 많이 궁금해하며 미래에 대해 예지하거나 종교 의식에 종종 꿈을 사용했다. 전 세계 곳곳 역사의 모든 부분에서 문학과 시는 꿈의 중요성에 대한 이야기들로 가득 차있다. 최근 들어 과학자들은 꿈이 어떻게 만들어지고 무엇을 의미하는지 이해하기 위해 경험적 방법들(empirical methods)을 사용하고 있다.

한편 많은 환자들은 정신치료와 정신역동치료에서 치료자들에게 꿈을 보고한다. 정신역동적 정신치료자는 환자의 심리적 세계를 보다 이해하기 위해 환자와 함께 꿈을 연구하고 작업한다. 꿈을 이해하는 방법에는 인류학, 사회학, 심리학의 다른 분파들을 비롯하여 다양한 접근법이 있다. 예를 들면 우리는 꿈 상태가 뇌에서 주로 급속안구운동(렘)(REM) 수면에서 생성되고 다른 시기의 수면에서도 생성된다고 알고 있다 (Dement와 Wolpen 1958). 정신역동적 정신치료자들은 환자와 작업하며 꿈을 이해하기 위해 여러 학파의 다양한 모델을 이용할 수 있지만, 정신분석적 마음의 모델은 치료에서 환자의 꿈이 무엇을 의미하고 그 꿈이 환자의 내적세계를 이해하는데 어떻게 도움을 줄 수 있는지 알려준다.

지형학적 모델, 역동적 무의식, 그리고 꿈에 대한 정신분석적 이론

프로이트는 마음의 지형학적 모델을 1900년 꿈에 대한 첫 번째 정신분석 이론을 제시하며 동시에 소개했다. 우리는 프로이트가 히스테리에 대한 연구에서 주제를 돌려 정상 마음에 대한 첫 번째 모델을 어떻게 발전시켰는지 살펴보았다. 또 이 과정에서 그는 신경증적 증상에 대한 연구에서 주제를 돌려 꿈을 꾸는 정상적인 현상에 대해 연구하였다. 프로이트는 *꿈의 해석*에서 본인의 환자들이 자유 연상을 하며 예외 없이 꿈을 보고하는 것을 관찰한 후로 꿈에 대해 관심을 갖게 되었다고 말했다 (Freud 1900/1962). 그는 점차 꿈 해석(그의 환자들, 아이들, 가족, 친구들, 동료들 뿐만 아니라 스스로의 꿈까지 분석하며)에 몰두하며 역동적 무의식이란 개념을 지지하였다. 실제로 프로이트가 "꿈의 해석은 마음의 무의식적 활동을 이해하는 왕도(royal road)다"라고 기술한 것은 유명하다 (Freud 1900/1962, 608쪽). 비록 정신분석적 꿈 이론에 대한 관점들은 1900년 *꿈의 해석*에 처음 소개된 이후 변화해왔지만, 꿈 해석에 대한 이론, 단어, 실행에 있어 많은 부분이 프로이트의 최초 작업들과 비슷하게 남아 있다.

프로이트의 꿈에 대한 이론은 꿈의 목적과 꿈의 의미, 이 두가지 쟁점을 제기한다. 이 중 두 번째 쟁점은 현대 임상가들에게 매우 중요하다. 프로이트는 꿈의 목적을 소음이나 갈증과 같은 잠을 방해하는 감각이나 현재 고민(제 시간에 직장에 출근하는 것과 같은)과 받아들일 수 없는 무의식적 소망들을 포함한 정신적 집착으로부터 잠을 보호하는 것이라고 했다. 프로이트는 꿈이 이렇게 방해하는 자극들을 관리해서 잠을 유지하는 역할을 한다고 주장했다. 직장에 지각한 사람이 이미 책상에 앉아있는 꿈을 꾸거나 갈증이 난 사람이 물을 마시는 꿈을 예로 들 수 있다. 프로이트는 또한 정신적 집착과 무의식적 소망이 비록 위장된 형태이지만 꿈에서 이루어지는 것으로 나타난다고 주장했다. 계속해서 그는 무의식적 소망들이 충분히 위장되지 않으면 꿈을 꾸는 사람은 불안해지고 이에 꿈은 수면을 보호하는데 실패하게 되어 꿈에서 깬다고 말했다. 요즘에 정신역동적 정신과 의사들은 꿈의 목적을 설명하려고 노력하지 않는데 이는 임상 상황에서 얻은 자료들을 탐색하는 것이 이와 같은 중요한 질문을 대답하기에 적절하지 않기 때문이다. 실은 인간과 다른 동물들이 꿈을 꾸는 목적과 그 꿈의 상태를 가장 잘 이해하는 마음에 대한 과학이 무엇인지에 대해 격렬한 논쟁이 있었다 (Crick과 Mitchison 1983).

꿈의 목적에 대한 프로이트의 생각과는 다르게 그가 꿈의 의미를 이해하려고 했던 노력들은 오늘날에도 지속되며 아직까지 활용되고 있다. 여기서 정신분석 이론이 꿈의 의미를 어떻게 설명하고 있는지 살펴보자. 프로이트는 꿈 꾸던 사람이 잠에서 깨어 회상하여 이야기하는 꿈을 *발현몽(manifest dream)*이란 용어로 기술했다. 그는 우리가 그때그때 꿈을 다른 형태로 기억하기 때문에 발현몽의 내용이 종종 바뀐다는 점을 알았다. 프로이트는 *잠재몽 생각들(latent dream thoughts)*이라고 부르는 꿈에서 표현된 것의 아래에 있는 생각들을 발현몽과 구분했다. 마지막으로 그는 잠재몽 생각들을 발현몽으로 (꿈 꾸는 사람이) 변환시키는 과정을 꿈 *작업(dream work)*이란 용어로 기술했다.

프로이트에 따르면 꿈을 만드는 과정에서 잠재몽 생각들은 연상을 통해서 유아기 시절 무의식적 소망들에 붙는다. 검열에 의해 받아들일 수 없는 잠재몽 생각들과 유아기 소망들은 서로 붙고, 연상을 통해 약간의 *주간 잔재(day residue)*나 무해한 이미지나 현재 경험한 사건들이 더 붙어서 발현몽으로 나타난다. 즉, 금지된 무의식적 소망의 힘이 옮겨가서 받아들일 만한 주간 잔재나 일상 생활의 의식적 경험들이 꿈의 형성에 상징이 된다. 이렇게 잠재몽 생각들은 검열을 피하기 위해 달라지고 위장하여 받아들일 수 없는 생각들을 의식 밖에 유지할 수 있게 한다. 알다시피 프로이트는 받아들일 수 없는 생각들을 의식에서 표현하려는 힘과 억압하려는 힘 간의 갈등으로 이해했던 신경증적 증상의 구조와 꿈의 구조가 닮았다고 주장했다.

치료자는 꿈을 구성 요소, 이미지, 구절로 나누어서 해석하고 환자에게 각각의 요소에 대해 연상해보라고 묻는다. 증상의 탐색과 마찬가지로 꿈의 부분들에 대한 환자의 연상은 치료자와 환자 모두 꿈 작업을 하고 발현된 내용 아래에 숨겨진 잠재몽 생각들을 풀어갈 수 있는 방법을 제공한다. 이러한 과정(또는 이러한 과정의 변형된 형태)에서 치료자와 환자는 현재 생활에서 받아들일 수 없는 생각들을 찾아낼 뿐 아니라 유아기 여러 시기의 생각들을 알아낸다. 실제로 환자와 치료자가 어떤 꿈이든 충분히 오랫동안 작업하면 아주 초기의 유아기적 소망들을 발견할 수 있다.

5장("마음의 지형")에서 소개했던 예시에서 공황장애를 겪는 네일 샵을 피하는 젊은 여성이 매니큐어를 바르던 중 갑자기 메니큐어 통이 피로 가득차는 발현몽을 꾸었다. 이 꿈에 나왔던 이미지들에 대한 그녀의 연상을 탐색하며 그녀와 치료자는 다른 여성을 살인하는 잠재몽 생각들을 찾았다. 다른 예로 정신치료를 받던 미혼의 젊은 여성이 "닿을 수 없는" 책장의 가장 높은 선반 위에 놓인 플라스틱 인형의 이미지가 등장하는 발현몽을 보고했다. 환자는 꿈에 대해 연상을 하다 과거에 조카와 함께 "인형을 갖고 놀던" 일과 어려서 인형이 되어보면 어떨지 궁금해했던 사실을 이야기했다. 더 진행된 연상에서 그녀는 "누구보다도 더 위에 있다고" (가장 높은 선반에 놓인 것처럼) 느끼고 싶은 욕구 때문에 여전히 미혼일지도 모르겠다고 걱정했다. 꿈을 처음 이야기할 때 의식하지 못했던 그녀의 가장 깊은 고민은 "선반에 남겨져서" 언니와 다르게 평생 결혼하지 못하거나 아이가 없진 않을까 하는 점이었다. 플라스틱 인형이란 이미지와 어려서 아버지가 그녀를 어떻게 대했는지 느꼈던 환자의 감정 사이에는 공명이 있었다. 마지막으로 "닿을 수 없는" 인형에 대한 환자의 감정과 4살 때 어머니의 죽음 이후로 느낄 수 없는 유년기의 감정 사이에도 공명이 있었다. 7장("오이디푸스 콤플렉스")에서 우리는 이 꿈이 초기 아동기 소망과 갈등의 측면들을 어떻게 드러내고 있는지 살펴볼 것이다.

이 예시에서 보듯이 선반 위의 플라스틱 인형이 나온 꿈은 인생의 여러 시기에 겪은 경험과 생각들을 여러 층으로 상징된 일상 생활의 무해한 자료와 주간 잔재들 (책장 선반과 조카의 인형들)을 담고 있다. 환자가 (그리고 그녀의 검열이!) 깨면, 억제하는 방어 기제들은 받아들일 수 없는 생각들이 의식으로 접근하면 너무 고통스럽기 때문에 이를 막는다. 환자가 자고 있을 때 검열은 보다 느슨해지고 비록 꿈에서는 고통스러운 (잠재몽) 생각들이 여전히 위장된 형태지만 의식으로 좀 더 침투하는 것을 볼 수 있다.

우리는 수면 중에 꿈에서 정신 세계의 논리적인 과정들이 상대적으로 비활성화될 때, 꿈에 특징적인 흔치 않은 사고 과정에서 일차 과정들을 쉽게 관찰할 수 있다. 5장에서 살펴보았듯이 일차 과정은 함축, 전치, 상징주의를 포함한다. 예를 들어 메니큐어(nail polish)가 나온 꿈에서 젊은 여성의 매력이 넘치고 싶은 소망과 메니큐어 병이란 상징으로 나타난 경쟁자들을 "죽이고(polish off)" 싶은 소망이 드러난 것을 알 수 있다. 선반 위의 인형이 나온 꿈에서는 많은 생각과 소망이 단지 몇 개의 이미지로만 나타난 것(*함축*)을 알 수 있다. 우리는 "선반 위에 남겨진"(*전치*) 인형으로 나타난 결혼을 못할까 봐 두려운 환자의 감정과 우월하고 싶은 "누구보다도 낫고" 싶은 환자의 감정을 알 수 있다. 두 감정 모두 인형이란 구체적인 이미지로 나타났다(*상징화*).

현대 정신역동적 정신의학에서 꿈의 활용

프로이트 이후 대부분의 정신역동적 정신과 의사들은 꿈을 무의식적 정신 세계에 대한 정보를 얻을 수 있는 중요한 출처라고 생각한다. 그러나 꿈에 대한 우리의 초점은 마음에 대한 보다 새로운 지식에 기반을 두고 있다. 프로이트의 꿈에 대한 초기 이론은 지형학적 모델에 기반을 두고 있었고 이 모델을 개선시킨 이후로는 업데이트되지 않았다. 예를 들면 무의식과 전의식/의식 사이에 있는 검열은 폐기되었다 (제 III부 참고). 게다가 초기 꿈 이론의 많은 부분은 대부분의 현대 정신역동적 정신과 의사들이 상당한 결함이 있다고 생각하는 프로이트의 "정신적 에너지(psychic energy)"란 개념에 기반하고 있었다. 예로 프로이트의 에너지 기반 이론은 오직 소망만이 꿈을 만들어낼 수 있는 충분한 "에너지"를 갖고 있기 때문에 잠재몽 생각들이 반드시 꿈을 만들어 낼 수 있는 충분한 에너지를 지닌 소망들에 붙어야 한다고 주장했다–이로부터 프로이트의 "꿈은 소망이 실현되는 것이다"라는 유명한 주장이 나왔다 (Freud 1900/1962, 121쪽). 현대의 꿈 작업은 받아들일 수 없는 잠재적 생각들 뿐만 아니라 꿈에서 나타난 방어적 기능 유형들을 탐색하는 것으로 확장해나가고 있다 (제 III부 참고). 현대 임상가들은 전이의 상태에 대해 알기 위해서도 꿈을 활용한다. 마지막으로 12장 자기심리학에서 살펴볼 하인즈 코헛(1977)은 특정 *자기–상태 꿈*이 무의식적 유아기 소망을 나타내기보다는 자기에 대한 위협들을 조절하는 시도라고 제안했다. 그러나 다양한 관점들은 환자들이 꿈을 꿀 때 스스로의 심리적 세계에 대해 인식하지 못하도록 방해하는데 허술해진다고 설명한다. 이런 까닭에 꿈은 정신역동적 정신치료에 매우 유용하다.

다른 환자의 예시에서 꿈이 어떻게 정신역동적 정신치료에 유용한지 알아보자. 젊은 여성이 "지나치게 성적으로 자제"하며 연애 상대를 찾는데 어려움을 호소하며 도움을 받고자 왔다. 그녀는 직업적으로 고위 행정가로서 매우 성공했지만, 남자친구를 사귄 적이 한 번도 없었다. 그녀는 치료에서 아버지와 오빠에게 받은 신체적 학대로 정신적 외상이 심했던 아동기를 이야기했다. 정신역동적 정신치료의 두 번째 세션에서 이 여성은 다음과 같은 꿈을 보고했다; 그녀가 "오븐에서 저녁을 젓고(stiring her dinner on the stove)" 있는데 "거대한 회색곰 한 마리, 사나운 호랑이 한 마리, 수많은 뱀"이 집으로 들어오면서 위협했다. 그녀는 긴장을 풀려고 노력했지만 "엄청난 두려움"에 잠에서 깼다. 치료자와 그녀는 시간을 들여 이 꿈에 대해 탐색해가며 위협하고 방해했던 야생 동물들은 무서웠던 기억, 감정과 어려서 그녀를 학대했던 아버지, 오빠와 이러한 감정들을 탐색하며 "문제를 일으키려는(stir up trouble)" 위협적인 치료자를 대변하고 있다고 이해했다. 치료 내내 환자와 치료자가 참고하던 꿈은 이러한 중요 쟁점들을 더 깊이 이해하도록 도와주었다.

프로이트의 *꿈의 해석*은 왜 중요할까?

여기서 잠시 멈추고 많은 독자들이 궁금해하는 질문에 대해 생각해보자; 왜 프로이트의 책 *꿈의 해석*은 현대에 가장 중요한 작품 가운데 하나로 여겨질까? 많은 학생들은 중요하다고 들었지만, 왜 그런지는 잘 모른다. *꿈의 해석*은 1895년에서 1899년 사이에 쓰여져서 1900년에 출판되었다. 프로이트는 이를 자신의 가장 위대한 책이라고 판단했다. 실제로, 프로이트는 책을 쓰고 오랜 시간이 지나고 나서 "이와 같은 통찰은 인생에 한 번 있을 법한 운이다"라고 말했다 (Freud 1900/1962, xx쪽). *꿈의 해석*은 무엇에 대한 것이며, 프로이트가 그렇게도 자랑스러워했던 통찰은 무엇이었을까?

제목에서도 알 수 있고 우리가 이 장에서도 살펴보고 있듯이, *꿈의 해석*은 꿈이란 주제-꿈의 구조, 기능, 그리고 의미-에 대한 논문이다. 하지만 이것 말고도 더 있다. 책의 아주 초반부부터 프로이트는 뭔가 흥미로우면서 잠재적으로 놀랄 전조를 드러내며 독자들의 관심을 사로잡고 있다. 프로이트는 제목을 선택하면서 "꿈의 해석"이란 의미를 갖고 있는 독일어 *Traumdeutung*를 선택했다. 이는 사회 비주류에 속한 집시 점쟁이들이 꿈을 해석하던 것을 일컫는 독자들이 친숙한 단어였다. 다시 말해서 프로이트는 *Traumdeutung*이란 제목을 선택하며 과학계에 도전, 도발하며 다른 이들의 관심을 끌고자 했다 (Ellenberger 1970, 452쪽). 그 다음에 그가 선택한 제명(제목 밑에 쓴 문구)은 버질(Virgil)의 아네이드(Aeneid)(VII권, 312)에 쓰여진 문구로서 또다시 독자들에게 친숙하면서도 호기심을 불어 일으키기에 확실했다:

> *Flectere si nequeo Superos, Acheronta movebo.*
> *("내가 만약 높은 권력(the Higher Powers)을 잡지 못한다면, 나는 지하 세계(the Underworld)로 가겠다.")*

이 문구는 로마 신화에 나오는 여신 유노(Juno)가 트로이 전사 아이네아스(Aeneas)를 무찌르고자 유피테르(Jupiter)에게 도움을 청했지만 거절당하며 좌절하고, 알렉토(Furia

Alecto)와 하데스의 분노한 여인들을 불러서 어린 영웅(아이네아스)을 공격하여 결국 아이네아스가 로마라는 새로운 도시를 찾아가게 했던 전투의 슬로건이었다. *꿈의 해석* 마지막에 프로이트는 고대의 시적인 이 문장을 책의 지적인 줄거리에 맞춰서 우아하게 엮으며 의식의 "높은 권력"들에 의해 지하 세계로 추방당한 "억압된 생각들"은 정복당했다기보다는 영향력을 발휘할 수 있는 −그리고 암묵적으로는 심지어 파괴시킬 수도 있는−새로운 힘을 찾으러 간 것이라고 표현했다 (Freud 1900/1962, 608쪽). 프로이트는 이와 같은 단어를 사용하며 독자들에게 앞으로 그가 말할 극적이며 마음을 뒤흔들 줄거리의 전조를 내비쳤다. 그는 독자들에게 사실 "지옥을 맛볼 것"이라고 암시했다.

꿈의 해석 줄거리는 적어도 세 개의 부차적 줄거리들이 책의 전체 일곱 장에 걸쳐 서로 상호작용하며 설명하는 형식으로 전개된다. 이미 말했듯이 책의 첫 번째 부차적 줄거리는 프로이트의 꿈에 대한 이론−꿈은 무엇을 의미하고, 무엇을 위한 것이고, 어떻게 작동하는가−이다. 두 번째 부차적 줄거리는 프로이트가 처음으로 완전하게 개발했던 정상 인간의 마음에서 무의식이 어떻게 작동하는지 설명한 마음의 지형학적 모델이다. 세 번째 부차적 줄거리는 프로이트가 자신의 꿈을 통해 설명하는 프로이트 스스로 성인이 되며 겪는 불안정, 자기−회의, 경쟁에 대한 이야기이다. *꿈의 해석*에 드러난 프로이트의 천재성은 한 줄거리에서 다른 줄거리로 왔다 갔다 하면서 서로의 관계를 때로는 굉장히 개인적이면서 때로는 눈부신 하나의 푸가와 같이 광범위한 영역으로 발전시켜 나아간 점이다. 문체는 문학적이면서도 과학적이고, 주제는 매우 친숙하면서도 보편적이고, 작가의 관심은 세속적이면서도 실존적으로, 정신역동적 정신치료의 오늘날에도 살아있는 생생한 긴장감들을 예측했다. *꿈의 해석*이 프로이트의 대작인 것은 틀림없다.

정신역동적 꿈 이론과 뇌과학

오랫동안 찰스 피셔(Charles Fisher)(1954, 1965; Fisher와 Paul 1959)는 꿈에 대한 정신분석적 접근을 연구하고자 뇌과학의 경험적 기술들을 적용했던 얼마 안 되는 정신분석가들 중 한 명이었다. 그러나 뇌과학과 인지 뇌과학 영역에서 정신분석적 꿈 이론에 대한 몇몇 중요한 비판들이 제기되었다. 그 가운데 가장 중요한 의견은 꿈꾸는 것에 대한 일련의 논문들을 발표했던 하버드 대학의 수면 연구가 존 알랜 홉슨(John Allan Hobson)과 로버트 맥칼리(Robert W. McCarley)의 주장이었다 (Hobson 1988; Hobson와 McCarley 1977). 홉슨과 맥칼리는 렘 수면이 교뇌의 망상 뉴런들(pontine reticular neurons), 특히 거대세포핵 표피 영역 세포들(gigantocellular tegmental field cells)의 주기적 발화로 일어난다고 주장했다. 감각운동 정보는 이 세포들의 방전으로 전뇌를 활성화시킨다. 전뇌는 기억에 저장된 교뇌의 정보에서 무작위 감각운동 정보를 합성해서 꿈을 구성한다. 홉슨과 맥칼리는 자신들의 이론을 꿈 형성의 *활성화–합성 가설(activation–synthesis hypothesis)*이라고 불렀다.

홉슨은 많은 저술에서 활성화–합성 이론이 꿈은 어떻게 발생하고 형식적 특성을 어떻게 갖추고 있는지 설명하지만 꿈의 의미를 설명하기에는 의의가 부족하다고 지적했다. 그러나 홉슨은 다른 저술에서 꿈이 무엇을 의미하는지 다루는 특히, 정신분석에서 유래한 이론들에 대해서 이의를 제기했다 (Hobson 1988; Hock 2009). 동시에 홉슨과 맥칼리는 꿈이 불편한 감정들을 일으키기 때문에 환자들이 동기가 부여된 망각 혹은 억압으로 꿈을 "잊는다"는 생각을 비롯하여 꿈 이론의 다른 측면들도 비판해왔다. 이같은 꿈을 잊는 관점과는 달리, 홉슨과 맥칼리는 꿈을 잊는 것은 렘 수면 동안 신경전달물질의 비율이 변해서 기억에 관여하는 전뇌 뉴런에 영향을 끼치기 때문이라고 주장했다. 이러한 변화들은 단기 기억은 그대로 두면서 장기 기억을 손상시킨다. 따라서 피험자는 실험실에서 렘 수면 중 깰 때 다음날 아침 집에서 깨는 것보다–감정적으로 격한 꿈 자료들까지도–잘 회상할 수 있다. 즉, 홉슨과 맥칼리(1977; McCarley 1981)는 꿈을 잘 회상하지 못하는 이유가 억압 때문이기보다 뉴런의 변화 때문이라고 설명했다.

몇몇 뇌과학 연구들은 꿈 꾸는 것이 전뇌 구조에서 발생하고 전뇌 구조가 동기 회로와 연관되어 있다는 홉슨의 결론과 달리 프로이트가 주장한 소망을 실현하는 것이라는 견해를 지지하며 반박한다 (Braun 1999; Solms 1997, 2000). 다른 연구가들도 꿈에 대해서 뇌과학과 인지심리학을 통해 경험적 증거들을 검토했다 (Ellman 1992; Fonagy et al. 2012). 연구가들은 프로이트학파 이론과 다른 정신분석이론들의 임상 상황에서의 여러 복잡한 의의들을 논의하고, 외상을 겪은 환자들을 포함한 다른 종류의 환자들의 꿈과 같은 주제들도 연구하고, 꿈이 치료에서 어떻게 활용되고–변화하는지–도 살펴보았다.

홉슨의 발견을 지지하는 많은 저술가들은 그의 발견과 꿈의 의미를 이해하는 것과 연관된 정신분석의 입장이 모순일 필요는 없다고 지적했다. 이들은 홉슨의 이론과 정신분석 이론은 다른 연구방법에서 유래한 서로 다른 두 개의 연구 결과를 대변하고 있으며 결과들은 꿈 상태, 꿈 꾸는 것, 꿈에 대해 다른 측면들을 강조한다고 주장한다. 홉슨의 이론은 꿈 상태에서 신경의 연관성을 탐구하고 정신분석적 이론은 꿈의 의미를 탐구한다. 한 이론의 결과는 다른 이론의 결과와 일관성 있게 나와야 하지만 어느 이론도 다른 이론의 용어로 번역되기 어렵다. 즉, 비록 홉슨의 신경과학적 결과는 꿈 꾸는 것에 대한 완벽한 이론을 발전시켜가는 데 매우 중요하지만, 꿈이 의미가 있는지, 그 의미는 무엇인지에 대한 질문에 어떠한 설명도 하지 못한다. 그와 비슷하게 비록 홉슨과 맥칼리의 꿈과 연관된 기억력이 어떻게 작동하는가에 대한 설명은 매우 중요하지만 이 지식들은 심리학적 요인들에 영향을 받는 기억에 대해서 어떠한 설명도 하지 못한다. 많은 이들이 주장하듯이 우리가 뇌와 마음을 연결시키는 체계를 갖추기 전까지, 두 영역을 연결시키는 설명이나 인과관계를 짓는 언급은 조심해야 한다. 현재로는 뇌와 마음을 "각각 고유의 특이한 언어, 개념화, 추상의 수준을 갖고 있는 구별된 체계"로 다루어야 한다 (Labruzza 1978, 1537쪽; Mancia 1999; Wasserman 1984).

매우 다른 분야의 결과들을 어떻게 유용하게 통합시키는지 알 수 있는 예로써, 우리는 운동 마비나 음경 발기와 같이 꿈을 꿀 때 일어나는 신경생리학적 과정이 꿈 꾸는 사람이 중요한 생각들을 표현하는데 도움이 되는 상징적 요소로 종종 활용되는 것을 이해하며 정신분석 이론과 뇌과학 이론을 연결시켜볼 수 있다. 한 이론가가 뇌과학과 정신과학의 이론을 연결시키고자 다음과 같이 기술했다.

> *로샤 검사의 상대적으로 무작위적인 잉크 얼룩을 비슷한 비유로 들 수 있다. 환자는 이러한 얼룩에 본인만의 특정 심리를 투사한다. 뇌교의 방전은 짐작건대 로샤의 잉크 얼룩보다 훨씬 더 무작위적이기 때문에, 그 틀에서 꿈꾸는 사람은 그만의 심리적 갈등을 투사할 더 넓은 공간을 갖고 있을 것이다. (Wasserman 1984, 842쪽)*

꿈의 의미 탐색하기

꿈을 꾸는 것과 동기부여되어 꿈을 잊는 것의 의미를 탐색하는 데에 올바른 방법을 사용할 필요가 있다. 이 방법들은 뇌과학이 아닌 심리학의 영역에 있음에 틀림없다. 임상 상황에서 얻은 자료는 이런 심리적 자료의 중요한 출처이다. 꿈 꾸는 것의 의미를 연구하는데 적합한 다른 심리적 방법으로 컴퓨터나 "데이터 마이닝(data mining)" 기법을 사용하는 것도 있다. 예를 들어 국제 꿈 연구 협회(International Association for the Study of Dreams)(홉슨도 회원이다)의 켈리 벌클리(Kelly Bulkeley)에 따르면 연구자들은 꿈의 내용을 연구하기 위해 오랫동안 정량적 분석 방법을 사용해왔다. 벌클리는 산타 크루즈 캘리포니아 대학(University of California, Santa Cruz)의 심리학자 윌리엄 돔호프(G. William Domhoff)와 협력하여 디지털 기술의 발전을 이용해서 꿈에서 나타나는 반복적인 패턴을 분석하는 "맹검 분석(blind analysis)"이란 기법을 기술했다. 벌클리는 여러 연구의 결과가 "꿈 꾸는 것이 무의미한 '잡음'이라기보다 일관되고 정교한 심리 작용의 한 유형"임을 강력히 지지하는 증거를 제시한다고 기술했다 (Bulkeley 2013, SR 14쪽).

벌클리와 다른 연구자들은 *Dreaming*이란 학술지에 종종 논문을 발표한다. 이 학술지는 꿈 상태의 뇌과학, 꿈과 악몽의 의미, 꿈과 외상, 대처, 스트레스와의 관계를 포함한 여러 관점에서 꿈을 연구하며 몇몇 중요한 주제들을 언급한다.[1] 실제로 벌클리는 "미국 원주민의 영적 교류를 위한 의식부터 이슬람교도들의 기도와 istikhara라는 꿈을 배양하는 관습에 이르기까지 사람들은 스스로의 꿈과 꿈에서 얻는 통찰에 대한 의식(awareness)을 향상시키는 문화적 전통을 갖고 있다. 현대 연구자들은 이런 관습들에서 배울 수 있고 이것들을 오늘날의 기술들과 결합하여 고대에 추구하고자 했던 바를 실현시키고자 한다"고 기술했다 (Bulkeley 2013, SR 14쪽). 벌클리와 다른 연구자들의 기법들은 꿈이 갖는 의미와 그 의미를 연구하는 것이 심리적 세계를 연구하는 데 매우 유용할 수 있다는 정신역동적 정신과학의 관점을 지지한다.

이 장 요약과 핵심 차원의 표

표 6-1은 구조/과정과 치료법에 중요한 개념들과 함께 지형학적 모델의 핵심 차원들을 나타낸다.

- **지형적 관점 :** 꿈은 의식/전의식과 무의식 두 곳에 모두 있다. 발현몽은 의식에 있고, 잠재몽 생각들은 무의식에 있다.

1 주제들에 대한 색인은 국제 꿈 연구 학회 홈페이지(http://www.asdreams.org)와 미국심리학회(American Psychological Association)에서 출판하는 *Dreaming* 학술지(http://www.apa.org/pubs/journals/drm/index.aspx)를 참고.

- **동기적 관점 :** 꿈을 꿀 때, 잠재몽 생각들은 표현하고자 유아기 시절 소망들과 결합한다. 억압하는 힘은 잠잘 때조차 작동한다.
- **구조적 관점 :** 꿈을 만드는 과정에서 잠재몽 생각들은 유아기 소망들과 서로 붙고, 연상을 거쳐 *주간 잔재*(무해한 이미지나 현재 경험하는 사건)를 통해 발현몽으로 나타난다. 이와 같은 방법으로 잠재몽 생각들은 받아들일 수 없는 생각들을 의식 밖으로 유지하는 업무를 맡은 검열을 피하려는 목적을 갖고 변하고 위장한다.
- **치료 작용에 대한 이론 :** 꿈에 대한 탐색은 거의 모든 정신역동적 정신치료의 일부이다.

[표 6-1] 지형학적 모델 부분 2: 꿈의 세계

지형	동기	구조/과정	발달	정신병리	치료법
마음은 세 영역으로 나뉘어 있다: 의식 전의식 무의식	무의식적 마음은 항상 표현을 추구하는 소망들로 구성되어 있다 받아들일 수 없는 소망들은 전의식/의식적 마음으로부터 억압이란 힘이 억누르고 있다	무의식은 일차 과정에 따라 작동한다; 전의식/의식은 이차 과정에 따라 작동한다 검열은 무의식과 의식/전의식적 마음을 구분한다 **꿈**	일차 과정은 정신활동의 초기 유형이다; 이차 과정은 후에 발달한다 소망은 유아기에서 비롯되며 유아 성욕의 기본을 이룬다 소망은 점차 받아들일 수 없게 된다 검열 능력은 성장한다	신경증은 의식/전의식 영역과 무의식 영역 사이의 갈등에서 생긴다 억압된 것의 회귀 반복 강박	자유 연상 (“기본 규칙”) 전이와 저항에 대한 검토 치료적 해석과 재구성 통찰 (“무의식을 의식으로 만든다”) **꿈 탐색**

인용문헌

Braun A: The New Neuropsychology of Sleep: Commentary by Allen Braun (Bethesda, MD). Neuropsychoanalysis 1(2):196-201, 1999

Bulkeley K: Data-mining our dreams. New York Times, October 18, 2013

Crick F, Mitchison G: The function of dream sleep. Nature 304:111-114, 1983

Dement W, Wolpert E: The relation of eye movements, bodily motility, and external stimuli to dream content. Journal of Experimental Psychology 55:543-553, 1958

Ellenberger H: The Discovery of the Unconscious: The History and Evolution of Dynamic Psychiatry. New York, Basic Books, 1970

Ellman SJ: Psychoanalytic theory, dream formation, and REM sleep, in The Interface of Psychoanalysis and Psychology. Edited by Barron JW, Eagle MN, Wolitzky DL. Washington, DC, American Psychological Association, 1992, pp 357-374

Fisher C: Dreams and perception: the role of preconscious and primary modes of perception in dream formation. J Am Psychoanal Assoc 2:389-445, 1954

Fisher C: Psychoanalytic implications of recent research on sleep and dreaming. J Am Psychoanal Assoc 13:197-303, 1965

Fisher C, Paul IH: The effect of subliminal visual stimulation on images and dreams: a validation study. J Am Psychoanal Assoc 7:35-83, 1959

Fonagy P, Kächele H, Leuzinger-Bohleher M, et al (eds): The Significance of Dreams: Bridging Clinical and Extraclinical Research in Psychoanalysis. London, Karnac, 2012

Freud S: The interpretation of dreams (1900), in The Standard Edition of the Complete Psychological Works of Sigmund Freud, Vol 4/5. Translated and edited by Strachey J. London, Hogarth Press, 1962, pp 1-626

Hobson JA: The Dreaming Brain. New York, Basic Books, 1988

Hobson JA, McCarley RW: The brain as a dream state generator: an activation-synthesis hypothesis of the dream process. Am J Psychiatry 134:1335-1348, 1977

Hock RR: Forty Studies That Changed Psychology: Explorations Into the History of Psychological Research, 6th Edition. Upper Saddle River, NJ, Prentice Hall, 2009

Kohut H: The Restoration of the Self. New York, International Universities Press, 1977

Labruzza AL: The activation-synthesis hypothesis of dreams: a theoretical note. Am J Psychiatry 135 1536-1538, 1978

Mancia M: Psychoanalysis and the neurosciences: a topical debate on dreams. Int J Psychoanal 80:1205-1213, 1999

McCarley RW: Mind-body isomorphism and the study of dreams, in Sleep, Dreams, and Memory. Edited by Fishbein W. New York, Spectrum, pp 205-237, 1981

Solms M: The Neuropsychology of Dreams: A Clinico-Anatomical Study. Mahwah, NJ, Lawrence Erlbaum, 1997

Solms M: Dreaming and REM sleep are controlled by different brain mechanisms. Behav Brain Sci 23:843-850, 2000

Wasserman MD: Psychoanalytic dream theory and recent neurobiological findings about REM sleep. J Am Psychoanal Assoc 32:831-846, 1984

제7장
오이디푸스 콤플렉스

이 장은 오이디푸스 콤플렉스가 무엇을 의미하는지 설명한다. 역사적으로 그리고 현대 이론의 관점에서 오이디푸스 콤플렉스와 관련된 개념들을 살펴본다. 마지막으로 발달 심리학과 다른 주변 학문에서 나온 개념을 지지하는 연구들을 설명할 것이다. 이 장에서 소개하는 단어들은 다음과 같다: *거세 불안(castration anxiety), 콤플렉스(complex), 공상(fantasy), 내재화된 동성애공포증(internalized homophobia), 서사적 마음의 구조(narrative structure of the mind), 음성 오이디푸스 콤플렉스(negative oedipus complex), 오이디푸스 승리자(oedipal victor), 오이디푸스 콤플렉스(oedipus complex), 남근 선망(penis envy), 양성 오이디푸스 콤플렉스(positive oedipus complex), 전오이디푸스 시기(preoedipal stage), 원초경(primal scene), 일차적 여성성(primary femininity), 유혹 가설(seduction hypothesis).*

*오이디푸스 콤플렉스*는 우리 모두가 부모와의 삼자 관계에서 스스로의 역할에 대해서 갖고 있는 느낌과 생각들의 집합으로 이루어져 있다. 오이디푸스 콤플렉스는 만 3세에서 6세 아이에서 나타난다. 이는 한 쪽의 부모와는 사랑하는 관계(romantic union)이고 싶은 소망과 경쟁하는 다른 쪽 부모를 제거하고 싶은 소망을 포함한다. 오이디푸스 시기의 아이는 갈망하는 부모로부터 일차적인 사랑을 받기를 소망하면서 경쟁 부모로부터 보복을 두려워한다. 그 결과가 사랑과 증오, 욕망과 질투, 실망과 희망, 경쟁과 두려움을 비롯한 감정들의 복잡한 네트워크이다. 이 감정들의 네트워크는 우리들의 이후 삶에서 지속되는 마음 속 본보기(template)를 형성하고 우리가 하는 모든 것에 영향을 미친다. 오이디푸스

콤플렉스는 아동기 경험에서 생기기 때문에 아이의 인지적 미성숙함이 영향을 준다. 다시 말해 여러 비논리적이며 공상적인 생각과 감정을 포함한다. 아이가 나이가 들고 억압이 자리잡으면서 오이디푸스 콤플렉스는 점점 더 무의식화된다. 그러나 오이디푸스 콤플렉스는 우리가 남성이든 여성이든, 어리든 나이가 많든 모든 사람에게 보편적이며 심리적 세계에 지속적으로 영향을 끼친다.

프로이트는 히스테리에 대한 초기 이론과 마음의 지형학적 모델을 개발하며 오이디푸스 콤플렉스를 처음 이야기했다. 그는 환자들을 진료하고 아버지의 죽음(1896년)에 영감을 받아 스스로 자기분석을 하며 오이디푸스 콤플렉스를 발견했다. 그가 이 감정 집합의 중요성에 대해 설명한 첫 번째 출판물이 *꿈의 해석*이다 (Freud 1900/1962).

오이디푸스 콤플렉스는 정신분석적 마음의 모델의 개발의 여러 중요한 영역들에서 프로이트의 영향을 보여준다. 1장 ("개요: 마음을 설명하기")에서 우리는 현대 마음의 과학에서도 중요한 다음의 영역들에 대해서 언급했다:

1. 오이디푸스 콤플렉스는 프로이트가 최초로 무의식의 내용에 대해 완전하게 개발한 생각이다. 우리는 역동적 무의식의 개념에 대해 3장에서 충분히 다루며 그 개념적 기원, 마음과 증상과 꿈 형성에서의 역할을 알아보았다. 그러나 "종종 아동기에서 비롯된 받아들일 수 없는 성적 소망들"에 대한 몇몇 일반적인 생각 외에 무의식적 소망, 생각, 감정에 대해서는 충분히 다루지 않았다.

2. 오이디푸스 콤플렉스는 프로이트의 이론이 정신적 사건들의 외부 원인들을 강조하던 것에서 내부 심리적 동기를 강조한 것으로 변화한 점을 대변한다. 예를 들면 4장 ("정신분석적 마음의 모델에서의 핵심 차원")에서 언급했던 프로이트의 히스테리에 대한 초기 이론은 아이가 양육자로부터 받은 성적 유혹의 경험이 과자극되어 나중에 병으로 나타난다고 제시했던 *유혹 가설*에 기반을 두고 있다 (Freud 1894/1962, 1896/1962). 정신분석의 탄생에 중대한 사건들 가운데 하나는 프로이트가 (정상 발달에서) 자극 혹은 (히스테리 사례들에서) 과자극의 기원으로 정상 아이의 내적 심리 세계를 강조한 새로운 이론을 내세우며 유혹 가설을 포기한 것이다 (Freud 1897/1962). 오이디푸스 콤플렉스는 정신분석적 마음의 모델을 개발하는데 있어 유혹 가설을 대체하였다.

3. 오이디푸스 콤플렉스는 아이의 심리적 세계가 어른이 되어서 어떻게 남아있는지 자세하게 기술하고자 했던 프로이트의 첫 번째 노력을 보여준다. 우리는 그가 어른이 되어서도 남아있다고 주장했던 것 외에는 조금 밖에 알지 못한다. 오이디푸스 콤플렉스는 우리가 어린 시절에 직면하는 여러 보편적 문제들 가운데 첫 번째 문제로서 우리의 심리 세계에 평생 영향을 미친다 (이 장의 뒤에 있는 "오이디푸스 콤플렉스의 보편성" 부분을 참고).

4. 오이디푸스 콤플렉스는 후에 정신성 발달의 구강기, 항문기와 욕동, 리비도에 대한 기술로 이어진 신체(body)와 성욕(sexuality)의 중요성에 대한 프로이트의 최초 생각들을 담고 있다 (9장, "이드와 초자아" 참고).

5. 오이디푸스 콤플렉스는 심리 세계의 발달에서 초기 양육자들의 중요성에 대한 프로이트의 최초 생각들을 담고 있다.

6. 오이디푸스 콤플렉스는 마음이 갖고 있는 이야기하는 능력에 대한 프로이트의 첫 번째 완벽한 설명을 대변한다. 정신분석적 마음의 모델에서 이런 측면이 갖는 중요성을 이 장에서 다룰 것이다 ("오이디푸스 콤플렉스와 서사, 공상의 중요성" 부분 참고).

프로이트의 이론: 용어와 개념

오이디푸스 콤플렉스에 대해 프로이트가 개발한 몇몇 용어와 개념들을 보다 자세하게 기술해보며 토론을 시작해보자. 프로이트의 매우 많은 생각들이 오이디푸스에 대한 그의 생각들과 밀접하게 연관되어 있기 때문에 이 용어와 개념을 하나로 같이 다루는 것이 제일 쉬울 것이다. 그러고 나서 어떤 생각들이 중요하고 어떤 점들이 업데이트되었는지 살펴볼 예정이다.

프로이트는 소포클레스(Sophocles)의 희곡 *오이디푸스 왕(Oedipus Rex)*에 나온 오이디푸스 신화를 따라 오이디푸스 콤플렉스라는 이름을 붙였다. 그는 오이디푸스가 최선을 다했지만 우연히 어머니와 결혼하고 아버지를 죽인 비극적 운명에 대해 우리 모두가 느끼는 공감에서 이 희곡이 갖고 있는 극적인 영향을 설명했다. 프로이트의 관점에서 이 운명은 피할 수 없는 것으로 어린 시절에 우리 모두가 소망했던 바를 오이디푸스가 행동화한 것이기 때문이다. 이 용어는 신화 속 남자 주인공의 이름을 따라 명명했지만, 프로이트는 *오이디푸스 콤플렉스*를 남자와 여자 모두에서 사용했다.

프로이트는 *콤플렉스*란 단어를 친구이자 동료였던 칼 구스타프 융(Carl Gustav Jung)(1875–1961)에게서 빌려왔다. 융은 이 용어를 마음의 네트워크 또는 본보기를 형성하는 연관된 무의식적 감정과 단어의 집합을 표현하는데 사용했다 (Jung 1934/1960). 융은 피험자가 자극 단어에 반응하여 떠오르는 단어들을 말하게 하면서 콤플렉스들의 구조를 드러내는 단어 연상 검사에서 *콤플렉스*란 용어를 사용했다 (Jung 1906/1919). 프로이트는 1910년 무렵 융과 결별하면서 *콤플렉스*란 단어를 더 이상 사용하지 않았다. 하지만 *오이디푸스 콤플렉스*란 용어는 그 개념이 유명해져서 계속 사용되었다. 오이디푸스 콤플렉스는 소망과 두려움처럼 서로 모순되는 여러 생각과 감정을 담고 있기 때문에, 우리는 이들이 정신 세계에 미치는 영향에 대해 이야기 할 때 오이디푸스 *갈등*(oedipal *conflict*)이라고 종종 일컫는다.

비록 프로이트는 오이디푸스 콤플렉스가 남자와 여자 아이 모두에서 나타나며 보편적이라고 주장했지만, 성별에 따라 여러 차이가 있다고 생각했고 그 중 일부는 성별에 따라 오이디푸스 시기를 어떻게 다루어야 하는가였다. 프로이트의 관점에서 전오이디푸스 시기의 아이들은 양쪽 성별 모두 대부분 엄마와 애착을 형성한다. 어린 남자 아이에서는 이러한 애착이 오이디푸스 시기에 들어서면서 점차 사랑(romantic)하고 성적인 것이 되며 완전히 발달한 오이디푸스 콤플렉스가 된다. 그리고 나서 오이디푸스 시기의 남자 아이는 자신의 음경에 대한 실제 혹은 상상의 위협들에 대해 프로이트가 일컬었던 *거세 불안*(아래 참고)에 시달리며 엄마에 대한 성적/사랑의 갈망을 포기한다. 이 과정을 통해 남자 아이는 그 후에 그에게 어떻게 행동하라고 알려주는 양심이 발달한다 (Freud 1924/1962).

엄마와 애착을 형성하고 오이디푸스 시기에 진입한 어린 여자 아이의 경우 상황은 꽤 다르다. 여자 아이는 남성과 여성 사이에 생식기의 차이가 있다는 것을 인지하고 실망감을 느끼며 프로이트가 명명했던 유명한 *남근 선망(penis envy)*이 생긴다. 프로이트의 관점에서 여자 아이는 남근의 부재를 엄마 탓을 하며 열망하고 좋아하는 생식기를 갖고 있는 아빠한테로 돌아선다. 이 과정에서 여자 아이는 엄마에게서 아빠로 사랑의 대상을 바꾸며 결국 완전히 발달한 오이디푸스 콤플렉스를 갖게 된다. 그러나 프로이트의 관점에서 오이디푸스 추구를 포기하려는 동력은 남자 아이와는 달리 여자 아이는 이미 거세가 되었다고 느끼기 때문에 두려움을 적게 느껴 그리 완벽하지 않다. 오이디푸스 소망은 완전히 억압되지 못하고 양심도 충분히 형성되지 못한다 (Freud 1925/1962). 우리는 여기서 프로이트(그리고 더 나아가 정신분석의 많은 부분)가 여성에 대해서 상당히 잘못 다루고 있다고 생각하는 사람들과 곤란을 겪게 만든 여성에 대한 악명 높은 관점이 처음으로 드러난 것을 알 수 있다.

또한 오이디푸스 콤플렉스에 대한 프로이트의 생각은 그의 성적 지향, 특히 동성애에 대한 생각과 겹친다. 그는 동성 부모에 대한 증오와 두려움에 동반된 이성 부모에 대한 성적 소망에 대하여 이야기하면서 *양성 오이디푸스 콤플렉스*라는 용어를 사용했다. 이성 부모에 대한 증오와 두려움에 동반된 동성 부모에 대한 성적 갈망을 이야기할 때는 *음성 오이디푸스 콤플렉스*라는 용어를 사용했다. 프로이트의 관점에서 아이의 성적, 사랑에 대한 갈망은 그가 명명한 *타고난 양성애(innate bisexuality)*의 영향 하에 발달한다. 이 타고난 양성애 때문에 양성 오이디푸스 콤플렉스와 음성 오이디푸스 콤플렉스는 예외 없이 공존하고, 아이는 양쪽 부모에 대한 양가감정을 경험한다. 그러나 대부분의 기간에 양성 혹은 음성 오이디푸스 콤플렉스 중 하나가 우세하여 아이는 한쪽 부모를 선호한다. 우세한 콤플렉스는 성인기의 성적 지향에 들어맞는다. 프로이트에게 성적 지향은 변할 수 없는 것이었다. 이는 발달의 초기에 *고착(fixation)* (9장 "이드와 초자아" 참고)된 것으로 병리적인 것은 아니다.

비록 우리는 오이디푸스 콤플렉스가 보편적이며 우리 모두의 정신에 지속되는 각인을 남긴다고 알고 있지만, 우리는 한쪽 부모를 사랑하며 성적인 감정을 갖고 있다고 의식하는 성인들을 보기 힘든 반면 부모님에게 사랑 받는다고 의식하는 성인들을 볼 수 있다. 이는 억압이 시작되며 오이디푸스 콤플렉스가 점차 무의식화되기 때문이다. 오이디푸스적 감정은 다음과 같은 여러 요인들로 의식에서 밀려난다. 프로이트가 (두 성별 모두에서) 명명했던 경쟁 부모의 보복에 대한 두려움으로서 신체적 위협을 느끼는 *거세 불안*; 부모의 사랑을 잃거나 버림받을 것에 대한 두려움; 죄책감에 대한 두려움이 그 요인들이다. 죄책감에 대한 두려움은 아이가 자라면서 점차 중요해진다.

오이디푸스 콤플렉스는 억압되는 과정에서 무의식적 소망과 무의식적 두려움을 모두 남긴다. 또한 아이는 오이디푸스적 추구에 반대하며 부모의 금지(parental prohibitions)를 내재화하며, 프로이트가 결국 *초자아*라고 이름 붙였던 새로운 정신 구조를 형성한다(9장, "이드와 초자아" 참고). 이렇게 새로 형성된 초자아 또는 양심은 죄책감을 만들어낸다. 마지막으로 오이디푸스 콤플렉스는 아이가 부모에게 이성 관계 애착에 대한 소망을 추구하는 대신 부모를 모방하기 시작하며 형성되는 자아상에 중요한 수정 또는 *동일시(identifications)*를 남긴다 (제 III, IV부 참고).

지형학적 모델에서 정신병리와 치료 작용에 대한 이론에 기여한 오이디푸스 콤플렉스

고전적 정신분석적 사고는 모든 신경증의 주요 원인을 오이디푸스 콤플렉스로 보았다. 현대 정신역동적 임상가들은 어린 시절 여러 시기에서 비롯된 많은 갈등이 어른의 마음에 지속되는 각인을 남긴다고 이해하기 때문에 요즘에는 고전적 관점이 더 이상 일반적이지 않다. 그러나 오이디푸스 콤플렉스는 성인기에 볼 수 있는 많은 심리적 고통의 발생에 여전히 매우 중요하다. 즉, 성인 환자들의 여러 신경증적 투쟁과 억제는 남아있는 오이디푸스적 두려움과 소망을 둘러싼 갈등과 연관되어 있다고 추적할 수 있다.

예를 들면 중년 남성이 반복적으로 일이나 다른 활동들에서 실패를 반복하며 주도성의 여러 측면에서 문제를 호소하며 치료에 찾아왔다. 결혼 생활에서 그는 그와 성적인 친밀감이 드문 아내에게 지나치게 순종적이었다. 치료 과정에서 환자는 어려서 무섭고 괴롭혔던 아버지로부터의 보복을 두려워했음이 드러났다. 소년은 이 괴롭힘이 어머니를 이성적으로 추구하려고 했던 것에 대한 벌이라고 (아마도 어느 정도는 타당한) 상상했다. 소년은 아버지를 누그러뜨릴 필요가 있었기 때문에 스스로 어떠한 종류의 즐거운 활동도 피하고 두려워하고 우울해하며 따분하게 지냈다. 이런 방식으로 그는 아버지(와 모든 권위적인 어른들)를 달랬을 뿐 아니라 스스로 어머니(와 다른 호감 가는 여자들)에게 덜 매력적으로 보였다.

다른 예로, 30대 후반의 여성이 남편감을 찾을 수 있을지 불안하다며 치료에 찾아왔다. 그녀는 반복적으로 유부남하고만 연애해왔고 자기만의 남자를 찾기 어려웠다. 치료에서 그녀는 어린 시절 그녀와 거리를 두며 차가웠던 아버지로부터 사랑받지 못했던 것을 (아마도 정확하게) 떠올렸다. 그 결과 그녀는 아버지에게 결코 받을 수 없었던 사랑을 받고자 했던 헛된 노력처럼 만날 수 없는 남자들에게 연애 감정을 낭비했었다. 마지막 예는 5장 ("마음의 지형")에 나왔던 공황장애를 겪던 젊은 여성으로, 그녀는 자신을 더 매력적으로 꾸미려는 노력을 하지 않았는데 이러한 노력이 어머니(와 모든 다른 여성들)를 뛰어 넘으려는 오이디푸스적 추구를 상기시켰기 때문이다.

현대 정신역동적 정신치료에서 오이디푸스 갈등을 탐색하고 관리하는 것은 거의 항상 중요하며 치료자는 이로 인해 지속되는 영향을 찾으려고 한다. 치료자들은 이러한 지속되는 영향을 환자가 누구를 사랑할지 선택하는데, 그리고 자아상의 모든 측면들, 특히 성별과 연관된 부분, 도덕성에 대한 태도(지나치게 엄격한지 또는 관대한지), 주도성, 호기심, 성공을 추구하는 것과 같은 능력, 경쟁에 대한 태도, 모든 종류의 두려움, 특히 신체적 상처에 대한 두려움들에서 찾는다.

인생사에서 많은 사건들은 반복적으로 겪어야 할 오이디푸스적 감정과 갈등을 유발시킨다. 그 예로 6장 ("꿈의 세계")에서 기술했던 선반 위의 인형에 대한 꿈을 꾼 젊은 여성을 살펴보자. 성인기 초기에 그녀는 겉보기에 남성에는 관심이 없고 경력에만 관심을 두었다. 그러나 결혼한 언니가 아기를 낳으면서 이 사건은 그녀에게 선망(envy)과 남편과 아기를 갖고 싶다는 소망을 불러 일으켰다. 그녀는 이러한 소망들이 평생 이뤄지지 않으면 어떡할지 걱정하며 치료를 시작했다. 정신역동적 정신치료가 진행되며 그녀의 연애에 대한 소망의 초기 형태는 오이디푸스 시기의 절정인 4살 무렵 엄마의 갑작스러운 죽음을 의식했던 것에서 비롯되었다는 것이 분명해졌다. 그녀는 엄마의 죽음으로 깊은 상실감과 슬픔에 빠졌고 이를 극복하기 위해 "모든 것을 다 뛰어넘고자" 노력했다. 설상가상으로 그녀는 빠르게 자라던 암으로 인한 엄마의 죽음이 자신의 경쟁적인 오이디푸스적 감정 때문이라고 상상했다. 즉, 작은 소녀는 엄마의 죽음을 엄마를 이긴 것이라고 생각했다 (이런 사람을 종종 *오이디푸스 승리자(oedipal victor)*라고 부른다). 그녀는 경쟁적 위반에 대한 벌을 받아야 마땅하고 느꼈고, 모든 "여성적 추구"의 기쁨을 상실하는 형태로 스스로에게 벌을 주었다. 그녀는 누구에게도 더 이상 말썽을 피우지 않고 오직 경력에만 신경을 쓰는 착하고 학구적인 소녀가 되고자 했다. 플라스틱 인형에 대한 그녀의 감정은 억압된 아기를 갖고 싶은 소망, 어머니의 죽은 신체에 대한 생각, 활기가 없고 비현실적인 것이 특징인 그녀만의 슬픔, 어머니의 죽음 이후 서로 더 멀어지려고 했던 아버지와의 거리감있고 활기없는 관계를 비롯한 여러 원인들에서 비롯된 것으로 밝혀졌다. 다시 말해 어머니의 죽음에 대한 그녀의 슬픔은 오이디푸스적 감정들로 복잡했었다. 우리는 뒤에서 오이디푸스 갈등 말고도 다른 갈등이 어떻게 정신 세계에 지속적인 영향을 미치는지 다루며 이 환자를 다시 살펴볼 것이다.

업데이트된 오이디푸스 콤플렉스

발달하는 아이의 마음

이제 현대 정신역동 이론에서 변화된 오이디푸스 콤플렉스와 그와 관련된 생각들을 여러 방면으로 살펴보자. 이 변화들 가운데 많은 부분은 이론과 실제에서 중요한 발전을 시사한다. 먼저, 현대 발달 심리학자들은 발달의 여러 측면과 새로운 열망과 두려움들이 발달하는 것을 고려하여 아이들의 오이디푸스 시기에 굉장히 넓은 관점을 갖고 있다. 이러한 측면은 아이의 인지 성숙도와 많이 연관되어 있으며 아이의 자기-조절, 문제 해결, 현실 검증, 마음 이론, 언어, 삽화적 기억, 상징화, 혼잣말, 서사와 공상을 하는 능력의 향상을 강조한다 (Gilmore와 Meersand 2013). 마음의 구조적 모델에서 자아라는 개념에 대해 살펴보면(8장, “새로운 배열과 새로운 개념: 자아” 참고), 이러한 기능들 가운데 많은 부분을 *자아 기능(ego functions)*이라고 부르는 것을 알 수 있다.

이 발달하는 능력들 모두 오이디푸스 갈등에서 비롯되거나 영향을 받았을 수 있기 때문에 정신역동적 정신치료자들은 종종 이 능력들의 억제나 어려움이 오이디푸스 갈등과 연관되어 있다고 생각한다. 예를 들어 오이디푸스 갈등으로 힘든 젊은 여성이 그녀의 높은 지적 능력과 맞지 않게 주변 사람들 모두에게 확실한 것들을 완전히 무시하거나, 정신 없게 허둥지둥 행동할 수 있다. 이를 탐색해가며 그녀의 혼란은 “인생의 현실”들에 대해서 너무 많이 아는 것에 대한 두려움, 이로 인한 오이디푸스적 감정들이 일어날까 두려운 것과 연관있었다.

그럼에도 불구하고 발달 심리학자들이 우리에게 알려준 것과 같이 오이디푸스 시기의 아이는 신체와 관계에 대한 새로운 소망과 두려움, 도덕성, 성별, 사랑, 증오와 같은 과제를 해결하는 새로운 능력을 갖추고 이 과제들을 마주한다. 예를 들어 우리는 오이디푸스 시기의 남자, 여자 아이들이 새로운 상황을 받아들여야 하는 자신의 노력과 연관된 이야기하기를 종종 즐기는 모습을 보게 된다. 그들은 대화가 점차 복잡해지고 호기심이 많아지고 다른 아이들과 상상하는 놀이를 하고 동화를 좋아하기 시작한다. 이 장의 끝부분에서 살펴볼텐데 아마도 이런 점이 프로이트가 역대 가장 유명한 이야기들 가운데 하나에서 이름을 빌려 오이디푸스 콤플렉스라고 명명했을지도 모른다.

마지막으로, 오이디푸스 시기 아이의 마음이 점차 성숙해지더라도 여전히 순진(naïve)하고 별로 발달하지 않았다고 기억해둘 필요가 있다. 오이디푸스 시기의 아이들은 인지가 구체적(concrete)이고, 현실과 공상을 구별하는 능력이 별로 발달하지 않은 특징이 있다. 프로이트는 오이디푸스적 생각과 감정들이 아이의 마음에 영향을 받는다는 점을 알았다. 그는 아이들이 생각하는 부모들의 성관계(또는 그가 명명했던 *원초경(the primal scene)*)와 연관된 많은 백일몽에 대해서 기술했다. 원초경 백일몽은 현실이나 상상 속에서 보편적인 시나리오로 부모의 침실에서 무슨 일이 일어나고 있을지에 대한 것이다. 이에 대해 아이가 흔히 갖고 있는 생각은 부모가 일종의 격렬한 활동을 하고 있는 것이다. 그는 또한 "아기가 어디서 나오는지"에 대한 아이들의 생각도 기술했다 (Freud 1908b/1962). 이와 같은 흔한 예는 뭔가를 먹어서 임신이 되거나, 항문으로 출산을 한다고 생각하는 것이다. 끝으로 프로이트는 거세 불안이 아이의 생식기에 실제적 위협의 결과일 필요는 없으며 아이의 원시 심리 세계에서 종종 저지른 "나쁜 행위"에 대한 반응으로 무서운 일이 벌어질 것이란 상상의 결과라고 강조했다. 마찬가지로 남근 선망은 어린 여자 아이들이 성별 차이에 대해 인식하며 나타나는 반응으로서, 아이는 뭔가 중요한 것이 없거나 어떤 비행을 해서 "거세"되었다고 상상할 수 있다.

앞서 보았듯이 성인에서 오이디푸스 콤플렉스는 이와 같은 아이들의 인지적 미성숙의 특징을 반영한다. 즉 오이디푸스적 소망은 어린 시절에 남겨진 소망들의 강도가 유지될 뿐 아니라 아이의 마음까지도 반영하고 있다. 예를 들면 앞에서 다룬 지속적인 오이디푸스 갈등을 겪고 있는 젊은 남성은 주도성에 대한 어떠한 조짐이라도 보이게 되면 보복당할까봐 매우 두려워했다. 이러한 두려움은 현재 상황에서 있을 수 있는 실제 위험을 훨씬 뛰어넘는 수준이었다. 이런 두려움의 강도는 평균적인 아이들마저도 고통스러워 할 공포감을 반영하고 있었다. 같은 맥락에서 선반 위의 인형에 대해 꿈을 꿨던 젊은 여성은 어른임에도 불구하고 어머니가 오래 전에 돌아가셨어도 여전히 자기를 처벌하거나 못마땅하게 생각할까 상상했다. 또 다른 젊은 여성은 특이하게 남자들과 위험하거나 난폭한 성관계를 갖는 것을 좋아해서 치료에 찾아왔다. 치료를 하며 그녀는 어려서 부모님들의 잦은 싸움을 성관계와 혼동해서 성관계에도 난폭성이 있을 것이라고 상상했다. 이러한 감정이 강렬하게 남아서 그녀는 잔인하고 위험하다고 상상했던 행동에 "뛰어들고" 싶어했다.

오이디푸스 상황에 영향을 끼치는 다른 사건들

아이들의 인지 발달을 좀 더 강조한 것과 더불어 현대 이론가들은 오이디푸스 콤플렉스 경험으로 고통받거나 복잡해지는데 기여하는 성인 환자들 마음에 있을 법한 다른 여러 문제들에 대해서도 인지하고 있다. 먼저, 현대 이론가들은 각각의 환자가 오이디푸스 과제를 해결하는데 인생의 이전 시기들의 영향에 대해 절실하게 인지하고 있다. 모든 아이는 오이디푸스 시기에 부모들과의 애착에 대한 감정, 스스로에 대한 감정, 신체 경험에 대한 태도에 영향을 끼치는 중요한 경험들을 겪고 진입한다. 아이는 이미 기쁨, 고통, 두려움, 불안을 상당히 경험했을 것이다. 출생부터 오이디푸스 시기까지의 기간을 발달에서 *전오이디푸스 시기(preoedipal stage)*라고 부른다. (우리는 전오이디푸스 시기에 대해 11장, "대상관계이론"에서 보다 깊이 다룰 것이다.) 둘째로, 현대 정신역동적 정신치료자는 아이들의 오이디푸스 소망에 대한 부모들의 반응이 미치는 영향에 대해 좀 더 인지하고 있다 (Anthony 1970). 예를 들어, 부모가 수용적이고 아이의 오이디푸스 시기 경쟁적인 추구를 즐거워했던 사람은 부모가 아이에게 도전 받았을 때 화를 내고 앙심을 품었던 사람과 매우 다를 것이다 (Britton 1989). 끝으로 현대 임상가들은 입양, 동성부모, 홀부모, 부모의 사망, 이혼, 그 외 비전형적인 상황과 같은 요인들의 중요성을 인지하고 있다. 예를 들어 어려서 입양된 젊은 남성이 오이디푸스 시기에서 비롯된 사소한 잘못에도 버려질까 극도로 두려워하는 성인이 되었을 수 있다. 현대 정신역동적 치료자는 연애, 성별, 도덕, 성역할, 그 외 다수의 중요한 사안에 대한 문화적 태도가 미치는 영향에 대해서도 인지하고 있다.

성 발달(gender development)과 동성애에 대한 재고

현대 이론가들과 임상가들은 프로이트가 성 발달과 동성애에 대해 갖고 있던 생각과는 상당히 다른 생각을 갖고 있다. 이 중요한 사안에 대해서 이야기를 하자면 오래 걸리겠지만, 앞에서 살펴보았듯이 이 주제에 대해 잘 알려진 프로이트의 관점은 오이디푸스에 대한 그의 관점과 쉽사리 구분할 수 없기 때문에 여기에서 이에 대해 짧게 다룰 예정이다. 또한 성 발달과 동성애에 대한 이론들은 정신분석 이론가들이 저지른 가장 중대한 실수들 가운데 하나이다. 지난 수십 년 동안 이론들이 널리 받아들여지고 적용되며, 많은 여성들과 동성애자들은 정신역동적 정신치료에서 큰 고통을 겪었다.

오이디푸스 콤플렉스에 대한 프로이트의 관점에서 우리는 그가 일반적인 여성에 대해 갖고 있었던 관점의 근원을 찾을 수 있다. 여성은 1) 남아있는 남근 선망으로 괴로워한다(즉, 자기애적이다), 2) 열등감에 대응하여 여성성을 이루게 된다(즉, 피학적이다), 3) 결코 오이디푸스적 추구를 포기하지 못하고 부실하게 형성된 양심을 갖는다(즉, 미성숙하고 쉽게 유혹에 빠진다). 실제로 잘 알려져 있다시피 프로이트는 어린 여자 아이들을 어린 남자 아이들보다 열등하거나 "거세된" 형태라고 이해했다. 이런 생각들을 적용시킨 치료는 많은 여성들에게 참담한 결과를 낳았다. 실제로 치료에서 많은 여성들은 포부를 갖고 노력하는 것이 "여성스럽지 못하다"고 느끼기도 했다. 병적인 피학증과 자기애는 "정상"이라고 보았고 열심히 치료받아야 했지만 그렇지 않았다. 많은 여성들이 고통받는 죄책감들은 제대로 이해되지 않았다.

프로이트의 생각들은 즉시 그의 몇몇 추종자들에게 도전받았지만(Horney 1924, 1926), 1960년대와 1970년대에 이르기까지 정신분석 분야에서 여성의 성 발달에 대한 그의 이론은 검토되거나 수정되지 않았다 (Blum 1976; Mitchell 1974; Schuker와 Levinson 1991). 그 이후 현대 이론가들은 거세당한 기분에 반응하여 여성성이 발달한다는 프로이트의 관점과 달리 여성 발달에서 *일차적 여성성(primary femininity)*을 강조하는 중요한 새로운 관점들을 제시했다 (Stoller 1976). 조금은 다르지만 정상적인 도덕 발달도 제시했다 (Gilligan 1982). 남근 선망의 경험은 더 이상 어린 여자 아이들의 발달에서 보편적으로 중요하지 않고, 가족 내 성별에 따른 권력 분포나 자존감에 영향을 끼친 상실이나 신체적 피해 경험과 같은 여러 요소들에 따라 중요할 수 있다 (Grossman과 Stewart 1976). 동시에 현대 임상가들은 어린 남자 아이들이 어머니나 누나, 여동생들의 특성에 대해 선망을 느끼는 것도 인지하며 보다 균형 잡힌 관점에서 접근한다 (Jaffe 1977). 현대 이론에서 두 성별의 아이들 모두 모든 것을 가질 수 없다는 점을 인지하면서 동반되는 상실감에 선망의 경험을 마주할 수 밖에 없다 (Klein 1957/1975). 이와 같은 그리고 이보다 더 다양한 발전이 성 발달에 대한 정신분석 이론에 이제 널리 받아들여지고 있다.

동성애에 대한 관점 또한 특히 1970년대, 1980년대에 도전을 받아왔고 정신건강 전 분야에서 동성애에 대한 관점을 수정했다. 거의 모든 사람이 알다시피, 많은 주변 분야와 정치적 운동에 반응해 미국 정신의학회(American Psychiatric Association)는 1973년 *진단통계편람(Diagnostic and Statistical Manual of Mental Disorders)* 3판에서 동성애와 관련된 질환들을 모두 없애고, 정신과학, 심리학, 사회복지 분야에서도 이론과 임상을 수정했다. 역사에서 가장 불운한 사건 가운데 하나로, 정신분석은 정신 건강 분야에서 많은 이론가들이 다음과 같은 생각들을 주장했던 최후의 보루였다: 1) 동성애는 오이디푸스적 (또는 다른) 두려움에 대한 방어를 나타낸다; 2) 동성애는 항상 자기애적 인격장애를 동반한다; 3) 동성애는 간단히 언급하자면, 치료에서 동성을 선택한 심리적 요소의 기저에 깔린 동기나 방어를 다룬다면 변화할 수 있다. 이런 관점들은 대부분 프로이트의 관점보다 반동성애적 편견에 더 극단적이었다. 실제로 프로이트는 이 주제에 다음과 같이 다양한 관점을 갖고 있었다: 1) 모든 사람은 타고난 양성애를 갖고 있다, 2) 동성애는 변할 수 없다, 3) 동성애는 정신병리를 나타내지 않는다, 4) 음성 오이디푸스 콤플렉스는 양성 오이디푸스 콤플렉스에 대한 방어이다, 5) 동성애는 발달 중에서도 초기 시기의 *고착(fixation)*을 나타낸다. 이러한 관점들이 치료에서 동성애 남성, 여성에게 적용되었을 때 동성애자들은 성적 지향을 바꾸려고 노력하다 더 자기-혐오를 하게 되고, 보다 깊이 자기-이해를 할 수 있는 많은 기회들을 놓치는 것과 같은 수많은 참담한 결과들을 낳았다 (Bayer 1981; Lewes 1988).

오늘날 정신역동적 정신치료자들은 동성연애와 동성에게 끌리는 것이 병적인 것은 아니며 대부분 변할 수 없다고 생각한다. 그들은 또한 임상 자료만으로는 성적 지향의 발달에 대한 완전한 이론을 만들 수 없다고 이해하고 있다 (Auchincloss와 Vaughan 2001; Downey와 Friedman 1998; Friedman 1988; Isay 1989). 현대 정신역동적 정신치료자들은 성적 지향이 어떠하든지 모든 환자들이 친밀함(intimacy)과 성(sexuality)이 제시하는 과제에 어떻게 대응하는지에 관심을 갖는다. 몇몇 문제들이 동성 지향에 특이적이라는 것을 인지하며 정신역동적 정신치료자들은, 몇몇 사안들만 언급하자면, 어떻게 동성애 환자들이 정체성을 확립하고(또는 못하고); (대부분의) 부모와 다르다는 문제를 해결하고; 주변 문화나 내재화된 *동성애공포증(internalized homophobia)* (Friedman 1998)의 형태로 동성애공포증을 다루고; 비전형적인 상황에서 아이들을 기르고 있는지 주목한다. 성 발달에 대한 정신분석 이론과 같이 모든 종류의 인간의 성(human sexuality)에 대해 발달 이론가들은 임상상황에서 나온 자료 이외에도 행동 유전학, 정신신경내분비학을 비롯한 다양한 인접 학문들의 결과를 고려하여 훨씬 더 포괄적인 방식으로 이해하고 있다 (Britton et al. 1989; Friedman과 Downey 1995).

오이디푸스 콤플렉스의 보편성

현대 정신역동적 임상가들은 선천적 요소와 환경의 영향에 대한 평가를 비롯하여 오이디푸스 시기의 사안들에 대해 복잡한 관점을 갖고 있다. 그러나 새로운 정보들로 오이디푸스 콤플렉스와 연관된 많은 개념들이 변화하고 있음에도 불구하고, 정신역동적 정신과의사들은 오이디푸스 콤플렉스를 우리 모두에게 지속적인 영향을 미치는 중요한 보편적인 생각과 감정의 집합이라고 생각하고 있다. 먼저 정신역동적 정신치료자들은 프로이트 때부터 오랜 전통을 따라 오이디푸스 콤플렉스와 관련된 용어들을 대다수 유지하고 있다. 예를 들어 콤플렉스를 남자 주인공의 이름을 따라 명명했지만 양쪽 성별에서 모두 사용한다. 비록 용어의 남성 중심 편향을 수정하려는 시도들이 있었지만(예로 엘렉트라 콤플렉스[Electra complex]와 같은 비슷한 개념들의 제안), 이러한 노력들은 주목받지 못했다. 몇몇 이론가들은 페르세포네(Persephone) 신화가 어린 여자아이의 갈등을 더 잘 묘사하고 있다고 제안했다 (Kulish와 Holtzman 1998).

오이디푸스 이론에 많은 변화와 발달이 있었음에도, 콤플렉스가 모든 문화와 사람들의 마음에 보편적이라고 설명할 수 있는 가장 좋은 방법은 모든 사람에게 적어도 세 가지 문제들이 항상 있다고 설명하는 것이다. 첫째, 모든 문화의 사람들은 우리와 감정적으로 엮인 사람들이 우리를 배제하고 서로 관계를 맺는다는 문제를 다루어야 한다. 둘째, 모든 문화의 사람들은 어떤 추구는 금지되어 있음을 다루어야만 한다. 마지막으로 모든 문화의 사람들은 사실은 한때 우리가 아이였으며 이 사실에 동반되어 지속되는 여러 감정들이 있다는 점을 다루어야 한다. 이와 같이 오이디푸스적 배열(configuration)은 문화와 개인마다 차이가 있겠지만 어떠한 인간도 이 보편적 문제들에서 심리적 영향을 벗어날 수 없다. 모든 사람은 이런 문제들에서 제기된 과제들을 처리하는 방법을 찾아야만 하고, 그 결과 모든 사람은 경쟁과 배제, 열망, 두려움과 죄책감, 무기력과 무력감의 감정들과 씨름해야 한다. 서양 문화에서 (정신분석 이론에서 기술하듯이) 오이디푸스 콤플렉스는 아동기에 가장 흔히 나타나는 시나리오이다. 비록 이 배열의 변형도 흔하지만 오이디푸스 시나리오와 이에 동반된 감정적 과제들은 보편적이다.

오이디푸스 콤플렉스의 보편성과 지속된 관련성에 대한 증거들은 발전해가는 발달심리학 분야에서 계속해서 나오고 있다 (Gilmore와 Meersand 2013). 게다가 인지심리학자들은 다양한 과제를 수행하는데 오이디푸스 공상의 영향을 탐구하기 위한 기발한 실험들을 고안하고 있다 (Britton 1989; Eagle 1959; Palumbo와 Gillman 1984). 그러나 이 개념이 여전히 중요하다는 증거는 정신역동적 정신치료에서 신경증적 고통으로 나타난 오이디푸스 갈등의 지속적 영향과 씨름하고 있는 환자들의 임상적 경험에서 나오고 있다.

오이디푸스 콤플렉스와 서사, 공상의 중요성

프로이트는 히스테리와 그 정신병리에 대한 연구에서 꿈과 정상 심리에 대한 연구로 관심을 넓혀갔다. 그는 또한 외부 사건들에 초점을 맞추던 것(유혹 가설)에서 마음의 내부 작동에 초점을 맞추는데 주의를 기울였다. 이 과정에서 프로이트는 지형학적 모델을 개발했다. 그는 이 마음의 모델이 어떻게 작용하는지 설명하고자 많은 이야기들에서 예시를 찾아 예술과 문학에 대해 집필하기 시작했다. 프로이트는 신경증적 고통과 꿈이 예술과 문학에 공통된 줄거리 구조를 통해서 연결되어 있다는 것을 알아갔다. 오이디푸스 콤플렉스에 대한 그의 전개는 어떻게 극적인 줄거리가 시인과 극작가의 작품과 평범한 인간의 마음에서 모두 나타나는지 이해할 수 있는 최초의 (그리고 아마도 가장 유명한) 예시이다. 신경증이 있거나 정상적인 인간의 심리에 대한 탐구와 문학, 예술, 예술가에 대한 연구를 왔다 갔다 하며, 프로이트는 그의 새로운 마음의 이론을 통해 예술적 창조와 극적인 시나리오들에 숨겨진 일상생활에서 드러나는 평범한 심리를 밝혀냈다. 프로이트는 문학에 대한 그의 글에서 창조적인 작가는 마음에 내재된 이야기를 서술하는 능력(innate storytelling capacity)에 특별하게 접근할 수 있는 사람이라고 제시한 바 있다 (Freud 1908a/1962).

이러한 정신 세계에 내재된 이야기를 서술하는 부분은 아이들이 오이디푸스 시기에 진입하며 점차 중요해지는 *공상(fantasy)*이란 개념에 반영되어 있다. 인간의 마음에서는 모든 경험들이 공상-보통 공상가가 주인공인 특징을 갖는 서사형태의 시나리오-이란 형태로 조직화된다. 경험의 서술적 틀에 대해 정신분석적 마음의 모델은 다음과 같은 과정을 제시한다: 경험은 감정으로 시작한다; 감정은 소망이나 두려움으로 발달한다; 소망이나 두려움은 콤플렉스로 묶인다; 콤플렉스는 공상의 네트워크로 체계화된다. 다시 말해 오이디푸스 콤플렉스는 공상의 이러한 네트워크가 처음 기술된 것이다. 이 책에서 이에 대해 더 많이 기술할 것이다. 경험을 형성하는 마음의 이러한 측면을 *서사적 마음의 구조(narrative structure of the mind)*라고 부른다. 정신분석적 마음의 모델이 강조하는 마음의 이야기하는 능력은 점점 마음과 뇌의 서사적 구조에 흥미를 갖는 마음을 다루는 인접과학 분야들과 가까워지고 있다.

정신 세계에서 가장 명확한 공상의 예는 백일몽이란 현상과 자위와 성적 활동에 동반되는 공상이다. 이 장의 앞부분에서 우리는 오이디푸스 시기의 아이들이 점점 이야기하는 것에 흥미를 갖는다는 점도 살펴보았다. 그러나 공상을 만드는 것은 대체로 연속적인 과정이며 대부분 의식하지 못한 채 일어나기 때문에 우리는 이를 종종 *무의식적 공상(unconscious fantasy)*이라고 일컫는다. 우리의 가장 정교한 공상은 우리 각자가 살고 있는 인생사이다. 대부분의 정신분석적 정신치료는 마음의 무의식적 공상의 삶을 드러내어 탐색하는 작업과 이 공상의 삶을 인생사에 체계화시키는 작업에 전념한다. 실제로 우리는 *꿈의 해석*의 자서전적인 부차적 줄거리에서 무의식적 마음의 작업이 어떻게 증상을 형성, 꿈을 창조하는지 볼 수 있을 뿐만 아니라 부단히 노력했던 한 개인의 전체 인생사에 대한 자세한 정보들까지 서술되어 있는 장편의 전시회를 보는 듯하다-이는 지그문드 프로이트 본인의 인생사였다.

지형학적 모델의 수정: 프로이트의 마음의 구조적 모델

프로이트의 천재성은 증상들, 농담, 엉망인 행동, 꿈, 백일몽과 같은 명백하게 개별적인 인간의 활동이라 생각되는 것들 사이에서 공통점을 발견한 점에서 나타난다. 이렇게 겉보기에 별로 중요해 보이지 않는 인간의 정신 활동에서 인간들의 가장 깊숙한 관심사를 이해하는 열쇠를 찾아냈다. 이것은 고통을 겪는 신경증 환자나 창조적인 예술가에게서 무의식의 요구와 일상 현실의 제약을 타협해나가는 노력과 같은 공통된 인간성을 발견하며 평범한 것과 특별한 것을 연결시킬 수 있는 현재까지 영향을 끼치는 프로이트의 업적 일부이다. 처음 *꿈의 해석*에서 소개되고 나서 20년 남짓 발달한 마음의 지형학적 모델은 자신의 특별했던 관찰을 설명하고 체계화시키기 위해 이론적 모델을 만들려고 했던 프로이트의 첫 번째 시도였다. 이 모델은 이전에 한 번도 생각해보지 않았던 인간의 정신 세계가 무엇을 닮았는지-다양한 방법으로 어떻게 표현하고자 하는지-생각해보는데 문을 열었다.

그러나 마음의 지형학적 모델을 기술하며 우리는 여러가지 모순을 찾을 수 있다. 기민한 독자는 벌써 이러한 모순들을 알아챘을 것이다. 프로이트는 20년이 넘도록 인간 정신 세계에 대한 그의 많은 관찰을 지형학적 모델에 맞춰보려고 노력했지만, 결국 이 모델을 근본적으로 수정한 구조적 모델을 제시하게 된다. 제 III부에서 우리는 지형학적 모델을 수정하게 했던 많은 모순들에 대해서 알아보며 시작할 것이다. 앞으로 우리가 살펴볼 듯이 이러한 모순들 가운데 하나는 마음의 지형학적 모델에 따르면 무의식에 존재하면 안 되는 공상의 구조이다. 그럼에도 불구하고 지형학적 모델이 우리가 행하는 모든 것에 영향을 미치는 역동적 무의식의 힘을 이해하는데 특별히 유용하다는 점을 기억하며 제 II부를 마치려고 한다. 임상가들은 의식 밖으로 밀려난 받아들일 수 없는 생각이나 감정들이 종종 신경증의 원인이고, 이러한 생각과 감정들을 밝히고자 끄집어 내는 것이 정신적 고통과 싸우는 환자들을 도와줄 수 있다는 점을 기억해야 한다.

이 장의 요약과 핵심 차원에 대한 표

표 7-1은 지형학적 모델의 핵심 차원들에 동기, 구조/과정, 발달에 대한 주요 개념을 추가한 것이다.

- **지형적 관점 :** 오이디푸스 콤플렉스는 거의 대부분 무의식적이다.
- **동기적 관점 :** *오이디푸스적 추구(oedipal strivings)* (갈망하는 부모로부터 사랑을 일차적으로 받기를 소망하면서 경쟁 부모는 제거하고 싶은 소망)는 항상 우리에게 동기를 부여하는 부분이다. *오이디푸스적 두려움(oedipal fears)* (버림받거나 사랑을 상실하는 것에 대한 두려움, 보복의 두려움[즉, 거세 불안], 죄책감에 대한 두려움) 또한 우리에게 중요하다.

- **구조적 관점 :** 오이디푸스 콤플렉스는 향후 모든 경험에 영향을 끼치는 마음 속 구조를 형성한다. (*콤플렉스[complex]*라는 용어는 마음 속 네트워크나 본보기를 형성하는 무의식적 관련된 감정이나 생각들의 집합을 의미한다.) 오이디푸스 콤플렉스는 인간의 마음에 내재된 이야기하는 능력을 보여준다. 프로이트는 저술에서 생생하게 마음이 어떻게 *서사적(narrative)* 형태로 *공상(fantasy)* 시나리오를 통해 경험을 체계화시키는지 기술했다. 마지막으로 오이디푸스 콤플렉스는 마음 속에서 몇몇 중요한 변화를 일으킨다. 아이가 점차 오이디푸스적 추구에 반대하는 부모의 제제를 내재화하며 죄책감을 일으키는 새로운 구조-초자아(또는 *양심[conscience]*)-가 나타난다. 아이는 부모에 대한 이성 관계 애착에 대한 소망을 추구하는 대신 부모를 모방하기 시작하며 자아상에 중요한 수정 또는 *동일시(identifications)*가 일어난다.
- **발달적 관점 :** 오이디푸스 시기-만 3세에서 6세 사이-는 *오이디푸스적 추구와 두려움*이 우세한 시간이다. 그러나 이러한 추구와 두려움은 청소년기와 성인기에도 영원히 지속된다. 즉, 어른이 되어서도 마음 속에 아이가 살고 있다.
- **정신병리에 대한 이론 :** 생애 초기에서 기원한 오이디푸스적 갈등은 지속되는 각인을 남기고 성인기의 심리적 고통(신경증)에도 기여한다.
- **치료작용에 대한 이론 :** 오이디푸스 콤플렉스의 탐색은 거의 모든 정신역동적 정신치료의 부분이다.

[표 7-1] 지형학적 모델 부분 3 : 오이디푸스 콤플렉스

지형	동기	구조/과정	발달	정신병리	치료법
마음은 세 영역으로 나뉘어 있다: 의식 전의식 무의식	무의식적 마음은 항상 표현을 추구하는 소망들로 구성되어 있다 받아들일 수 없는 소망들은 전의식/의식적 마음으로부터 억압이란 힘이 억누르고 있다 **오이디푸스적 추구** **오이디푸스적 두려움**	무의식은 일차 과정에 따라 작동한다; 전의식/의식은 이차 과정에 따라 작동한다 검열은 무의식과 의식/전의식적 마음을 구분한다 꿈 **콤플렉스** **공상** **서사** **양심** **동일시**	일차 과정은 정신 활동의 초기 유형이다; 이차 과정은 후에 발달한다 소망은 유아기에서 비롯되며 유아 성욕의 기본을 이룬다 **오이디푸스적 추구와 두려움은 청소년기와 성인기에도 지속된다** 소망은 점차 받아들일 수 없게 된다 검열 능력은 성장한다	신경증은 의식/전의식 영역과 무의식 영역 사이의 갈등에서 생긴다 억압된 것의 회귀 반복 강박	자유 연상 (“기본 규칙”) 전이와 저항에 대한 검토 치료적 해석과 재구성 통찰 (“무의식을 의식으로 만든다”) 꿈 탐색

인용문헌

Anthony EJ: The reactions of parents to the oedipal child, in Parenthood: Its Psychology and Psychopathology. Edited by Anthony EJ, Benedek T. Boston, MA, Little, Brown, 1970, pp 275-288

Auchincloss EL, Vaughan SC: Psychoanalysis and homosexuality: do we need a new theory? J Am Psychoanal Assoc 49:1157-1186, 2001

Bayer R: Homosexuality and American Psychiatry: The Politics of Diagnosis. Princeton, NJ, Princeton University Press, 1981/1987

Blum HP (ed): Female Psychology: Contemporary Psychoanalytic Views. New York, International Universities Press, 1976

Britton R: The missing link: parental sexuality in the Oedipus complex, in The Oedipus Complex Today: Clinical Implications. Edited by Britton R, Feldman M, O'Shaughnessy E. London, Karnac, 1989, pp 83-101

Britton R, Feldman M, O'Shaughnessy E (eds): The Oedipus Complex Today: Clinical Implications. London, Karnac, 1989

Downey J, Friedman R: Female homosexuality reconsidered. J Am Psychoanal Assoc 46:471-506, 1998

Eagle M: The effects of subliminal stimulation with aggressive content on conscious cognition. J Pers 27:678-688, 1959

Freud S: The neuro-psychoses of defense (1894), in The Standard Edition of the Complete Psychological Works of Sigmund Freud, Vol 3. Translated and edited by Strachey J. London, Hogarth Press, 1962, pp 41-61

Freud S: Further remarks on the neuro-psychoses of defense (1896), in The Standard Edition of the Complete Psychological Works of Sigmund Freud, Vol 3. Translated and edited by Strachey J. London, Hogarth Press, 1962, pp 157-185

Freud S: Letter 70 (Extracts from the Fliess Papers) (1897), in The Standard Edition of the Complete Psychological Works of Sigmund Freud, Vol 1. Translated and edited by Strachey J. London, Hogarth Press, 1962, pp 261-263

Freud S: The interpretation of dreams (1900), in The Standard Edition of the Complete Psychological Works of Sigmund Freud, Vol 4/5. Translated and edited by Strachey J. London, Hogarth Press, 1962, pp 1-626

Freud S: Creative writers and day-dreaming (1908a), in The Standard Edition of the Complete Psychological Works of Sigmund Freud, Vol 9. Translated and edited by Strachey J. London, Hogarth Press, 1962, pp 141-154

Freud S: On the sexual theories of children (1908b), in The Standard Edition of the Complete Psychological Works of Sigmund Freud, Vol 9. Translated and edited by Strachey J. London, Hogarth Press, 1962, pp 205-226

Freud S: The dissolution of the Oedipus complex (1924), in The Standard Edition of the Complete Psychological Works of Sigmund Freud, Vol 19. Translated and edited by Strachey J.

London, Hogarth Press, 1962, pp 171–180

Freud S: Some psychical consequences of the anatomical distinction between the sexes (1925), in The Standard Edition of the Complete Psychological Works of Sigmund Freud, Vol 19. Translated and edited by Strachey J. London, Hogarth Press, 1962, pp 241–258

Friedman RC: Male Homosexuality: A Contemporary Psychoanalytic Perspective. New Haven, CT, Yale University Press, 1988

Friedman RC: Internalized homophobia, pathological grief, and high–risk sexual behavior in a gay man with multiple psychiatric disorders. Journal of Sex Education and Therapy 23:115–120, 1998

Friedman RC, Downey JI: Biology and the Oedipus complex. Psychoanal Q 64:234–264, 1995

Gilligan C: In a Different Voice: Psychological Theory and Women's Development. Cambridge, MA, Harvard University Press, 1982

Gilmore KJ, Meersand P: Normal Child and Adolescent Development: A Psychodynamic Primer. Arlington, VA, American Psychiatric Publishing, 2013

Grossman W, Stewart W: Penis envy: from childhood wish to developmental metaphor. J Am Psychoanal Assoc 24 (5 suppl):193–212, 1976

Horney K: On the genesis on the castration complex in women. Int J Psychoanal 5:50–65, 1924

Horney K: The flight from womanhood: the masculinity complex in women, as viewed by men and by women. Int J Psychoanal 7:324–339, 1926

Isay R: Being Homosexual: Gay Men and Their Development. New York, Farrar, Strauss & Giroux, 1989

Jaffe DS: The masculine envy of a woman's procreative function, in Female Psychology: Contemporary Psychoanalytic Views. Edited by Blum HP. New York, International Universities Press, 1977, pp 361–392

Jung CG: Studies in Word–Association (1906). New York, Moffat, Yard, 1919

Jung CG: A review of the complex theory (1934), in The Collected Works of C.G. Jung, Vol 8. New York, Pantheon Books, 1960

Klein M: Envy and gratitude (1957), in Envy and Gratitude, and Other Works, 1946–1963. London, Hogarth Press, 1975

Kulish N, Holtzman D: Persephone, the loss of virginity and the female oedipal complex. Int J Psychoanal 79 (Pt 1):57–71, 1998

Lewes K: The Psychoanalytic Theory of Male Homosexuality. New York, Simon & Schuster, 1988

Mitchell J: Psychoanalysis and Feminism: Freud, Reich, Laing, and Women. New York, Random House, 1974

Palumbo R, Gillman I: Effects of subliminal activation of oedipal fantasies on competitive performance: a replication and extension. J Nerv Ment Dis 172:733–741, 1984

Schuker E, Levinson NA (eds): Female Psychology: An Annotated Psychoanalytic Bibliography. Hillsdale, NJ, Analytic Press, 1991

Stoller R: Primary femininity. J Am Psychoanal Assoc 24 (suppl):59–78, 1976

제 III 부

구조적 모델

제8장

새로운 배열과 새로운 개념: 자아

이 장에서는 독자들에게 간략하게 이드, 자아, 초자아의 개념에 대해 정의하며 마음의 구조적 모델을 소개한다. 정신분석적 마음의 모델이 변화되어야 했던 이유들도 살펴본다. 자아의 개념에 대해 보다 깊이 알아본다. 이 장에서 소개할 단어들은 다음과 같다: *적응(adaptation), 자율적인 자아 기능(autonomous ego functions), 평균적으로 기대할 수 있는 환경(average expectable environment), 자아(ego), 자아 기능(ego functions), 자아 정체성/정체성(ego identity/identity), 자아심리학(ego psychology), 자아의 강도(ego strength), 자아의 나약함(ego weakness), 항상성(homeostasis), 이드(id), 동일시(identification), 내재화(internalization), 현실 검증력(reality testing), 초자아(superego), 삼요소 모델(tripartite model).*

마음의 구조적 모델은 정신분석적 마음의 모델의 두 번째 판(version)이다. 프로이트는 구조적 모델을 1923년 *자아와 이드(The Ego and the Id)*(Freud 1923/1962)에서 소개했다. 앞으로 살펴볼 듯이, 프로이트는 마음의 지형학적 모델이 이론적 불일치를 많이 갖고 있다고 점차 인지하면서 마음의 모델을 수정해서 제시하였고, 무엇보다도 지형학적 모델은 그가 맞닥뜨린 광범위한 임상적 문제들을 설명하는데 실패했다. 이를 인지한 결과, 프로이트는 환자들의 심리적 노력을 이해하는데 가장 좋은 방법이 지형적 노선을 따라 탐색하는 것인지 의문을 갖기 시작했다. 그는 정신 세계가 마음의 무의식과 전의식/의식 영역 사이에 다툼의 결과라기보다 아마도 *자아(ego), 이드(id), 초자아(superego)*라고 불리는 마음의 세 가지 구조 사이에 상호 작용의 결과로 이해하는 것이 최선이라고 제안했다. 이 구조들은 서로 다른 동기, 구조적 특성, 작용 유형, 발달에 따라 구별된다. 간단히 요약하자면 *자아*는 항상성과 적응을 유지하는 역할을 하는 실행 기능을 지칭하고; *이드*는 인간의 정신 세계에 동기부여를 하는 힘인 *욕동(drives)*을 지칭하고; *초자아*는 우리가 흔히 *양심(conscience)*이라고 부르는 도덕적 의무와 이상을 지칭한다.

1950년대에 특히 미국에서 마음의 구조적 모델은 정신역동적 임상가들이 사용한 정신활동의 가장 우세한 모델이 되었다. 시간이 흐르며 이는 심리적 기능에서 자아와 그 역할을 강조한 정신분석학파인 *자아심리학(ego psychology)*과 동일한 의미가 되었다. 덧붙여 마음의 구조적 모델은 *마음의 삼요소 모델(tripartite model of the mind)*이나, 자아가 어떻게 이드와 초자아의 경쟁적 목표와 외부 현실과 조화를 이루어 모든 정신 세계에 영향을 미치는 타협을 형성하고 조절하는지를 강조한 *갈등 이론(conflict theory)*이란 용어와도 종종 동일한 의미로 여겨졌다. 마지막으로 마음의 구조적 모델(과/또는 자아심리학/갈등 이론)은 *고전적 정신분석(classical psychoanalysis)*이나 보다 간단하게 *프로이트학파 정신분석(Freudian psychoanalysis)*과도 종종 동일한 의미로 여겨진다. 1970년대에 시작해 현재까지 마음의 구조적 모델(과 자아심리학)은 대상관계이론이나 자기심리학(그리고 보다 최근에는 관계정신분석[Relational Psychoanalysis])과 정신역동적 정신과학 세계에서 우위를 차지하고자 경쟁해오고 있다 (제 IV부 참고). 이 책의 목표들 가운데 하나로 이러한 모델들을(지형학적 모델도 함께) 하나의 통합된 관점으로 어떻게 결합시킬 수 있는지 보여주고자 한다.

지형학적 모델을 수정하게 한 문제점

어떤 문제점들이 프로이트가 그의 이론을 마음의 구조적 모델로 수정하게 했을까? 비록 우리는 지형학적 모델이 여러 방면에서 유용하다고 살펴보았지만, 프로이트는 이내 마음을 무의식과 전의식/의식으로 구분하는 것이 정신 세계의 복잡성을 모두 기술하기에 충분하지 않다고 생각했다. 간략히 살펴보면, 지형학적 모델에서 갈등은 표현하고자 하는 무의식적 소망과 현실, 사회, 도덕성의 요구에 따라 억압하려는 전의식/무의식적 힘 사이에서 발생한다. 무의식은 전적으로 갈망하며 아무런 제약을 받지 않고, 전의식/의식은 체계, 평가, 계획, 지연을 위한 모든 능력을 갖고 있다. 이러한 모델은 여러 문제점을 드러낸다.

첫째, 아마도 이미 기민한 독자들은 알겠지만 이 모델에서 무의식적 소망들의 출현에 대한 방어와 이러한 방어가 작동하도록 하는 검열은 모두 무의식적이다. 이것들에 주의를 준다고 전의식처럼 의식으로 불러올 수 없다. 거의 대부분 (약간의 예외도 있지만) 우리는 의식에서 생각들을 의도적으로 제외시키거나 검열하는 것을 인지하지 못한다. 실제로 만약 우리가 인지한다면 "알지 못하도록" 의도한 방어의 목적 전체가 실패하게 된다. 임상 상황에서 환자는 저항의 증거를 보이지만, 저항은 의식적으로 시작된 것이 아니다. 즉, **정신분석적 마음의 모델은 평가하고 방어할 수 있는 무의식을 포함해야 한다.**

둘째, 프로이트는 소망을 방어하기 보단 도덕적인 우려를 방어하기 위한 생각이나 감정들을 적지 않게 관찰하기 시작했다. 프로이트는 *멜랑콜리아(melancholia)*(그가 우울증을 표현했던 용어), 강박적 증상, 피학증을 겪던 환자들을 보며 도덕적 의무나 자기처벌적인 경향도 무의식적으로 작용할 수 있다는 것을 이해하게 되었다. 이러한 도덕적 의무는 이상(ideals), 금기(taboos), 처벌(punishments), 보상(rewards)을 포함한다. 즉, **정신분석적 마음의 모델은 소망과 더불어 도덕적 의무를 포함하는 무의식이 있어야만 한다.**

마지막으로 7장에서 오이디푸스 콤플렉스를 살펴보았듯이, 무의식은 서사적 형태의 체계화된 이야기들로 가득하다. 프로이트가 처음 임상 진료를 시작했을 때, 심리적 경험의 구조(structure)나 구성(organization)에 대해서 크게 신경쓰지 않았다. 그러나 이론을 발전시켜가며 그는 특정 정신적 내용들이 경험의 본질에 영향을 주는 방향으로 체계화된다는 점을 인식하기 시작했다. 우리가 살펴보았듯이 프로이트는 생각들이 정신 세계에 소망의 형태로 특별하게 자리잡고 있다는 것을 초기에 알아챘다. 이내 동료들(융과 그 외)의 생각에 도움을 받아 프로이트는 이러한 소망들이 함께 마음 속 *콤플렉스*-연관된 생각, 감정, 소망의 집단-들로 체계화되어 있다고 이해하기 시작했다. 그는 특히 감정적으로 가득 찬 정신적 경험들이 공상 또는 상상 속 주인공이 등장하는 서사와 같은 상상 속 이야기의 형태로 체계화되어 있다는 생각을 발전시켜나갔다. 무의식적 공상이란 개념은 주관적 경험을 이해하려는 정신분석적 접근에서 매우 중요한 것으로 자리잡기 시작했다 (7장, "오이디푸스 콤플렉스" 참고). 그러나 무의식적 정신 세계가 이야기로 체계화되었다는 생각은 무의식적 정신 세계가 일차 과정에 따라 체계화되어 갈망하기만 한다고 주장한 마음의 지형학적 모델과 모순된다. 즉, **정신분석적 마음의 모델은 서사적 형태로 체계화된 무**

의식이 있어야만 한다. 궁극적으로 이러한 세 가지 이유에서 지형학적 모델은 수정되었다(Arlow와 Brenner 1964).

지형학적 모델이 무너지며 무의식은 확장되다

지형학적 모델에서 구조적 모델로의 전환을 바라보는 또 다른 관점은 무의식의 중요한 개념이 급격히 변화했다는 것이다. 현대 정신역동적 정신과 의사들은 더 이상 지형학적 모델의 중심인 마음의 통합된 무의식적 영역이 유아적이고 갈망하는 내용들로만 또는 하나의 정신 과정으로만 특징지어진다는 초기 생각을 받아들이지 않는다. 우리는 초기의 지형학적 모델에서 프로이트 학파의 무의식이 "펄펄 끓는 흥분들로 가득 찬 솥"이란 잘못된 명성으로 널리 알려져 있음을 알 수 있다 (Freud 1933/1962, 73쪽; Park과 Auchincloss 2006). 그러나 프로이트는 마음의 구조적 모델을 만들면서 무의식을 "끓는 솥"으로 보던 지형학적 모델을 해체시켰다. 무의식적 정신 세계가 강압적 소망 뿐만 아니라 논리적이고 목표지향적으로 다양하게 체계화된 도덕적, 전략적, 현실 기반의 추구도 포함하고 있다는 것을 프로이트 본인이 인지하며 해체가 크게 일어났다. 즉, 구조적 모델이 도입되면서 무의식이 무슨 수를 써서라도 표현하고자 작정한 원초적, 비이성적으로 소망하는 추구들로 가득 차 있는 지하세계란 생각은 더 이상 쓸모가 없었다. 새로운 모델에서 역동적 무의식은 유아적인 쾌락을 추구하는 소망과 함께 자기-보존 추구, 평가와 선택을 할 수 있는 능력, 도덕적 의무들을 포함하는 것으로 구상되었다 (3장, "역동적 무의식의 진화" 참고).

자아

이로써 새롭게 중요한 자아란 개념, 또는 마음의 집행 기관(executive agency)이 등장한다. 마음의 구조적 모델은 가장 중요한 새로운 특징 가운데 *자기-조절(self-regulation)*(때때로 *항상성[homeostasis]*으로 불리는)과 *적응(adaptation)*하는 심리적 능력을 매우 강조한다. 비록 이러한 능력들이 지형학적 모델에서도 판단하고 지연시킬 수 있는 검열에 암시되어 있었지만, 새로운 구조적 모델에서 훨씬 더 주목받는다–모두 자아라고 일컫는 새로운 구조의 능력으로 제시됐다. *자아(ego)*라는 단어는 제임스 스트라치(James Strachey)가 프로이트의 *das Ich* 또는 "the I"를 번역하면서 명명했다. 스트라치는 1956년에서

1974년 사이에 출판된 프로이트의 전집 영문판, *The Standard Edition of the Complete Psychological Works of Sigmund Freud,* 책임편집자였다. 스트라치와 편집팀은 *ego, id, parapraxis, cathexis*와 같은 친숙한 단어들을 명명했다. 1923년 이전까지 프로이트는 *ego*라는 용어를 다양하게 사용했지만 대부분 마음 전체나 사람 전체를 지칭하고자 사용했다. 그는 구조적 모델을 소개하기 전까지 자아가 마음의 집행기능을 한다고-또는 그의 표현대로 "정신 과정의 일관된 체계"라고-공식적으로 주장하지 않았다 (Freud 1923/1962, 9쪽).

프로이트는 자아의 공식적 개념을 발전시키면서 항상성과 적응의 과정과 이런 중요한 과정을 구성하는 *자아 기능(ego functions)*에 많은 관심을 보이기 시작했다. 이러한 자아 기능들은 이전에 지형학적 모델의 의식/전의식적 마음에 속하던 검열이나 방어와 같은 능력이나 지형학적 모델에서 이유, 논리, 판단과 같은 이차 과정에 속하던 특징들을 포함한다. 자아 기능들은 중요한 몇 가지만 언급하자면 인지, 지각, 기억, 활력, 정동, 사고, 언어, 상징화, 현실 검증력, 평가, 충동 조절, 정동 인내(affect tolerance)를 포함한다. 자아 기능들은 갈등을 중재하고 타협을 형성하는 필수적인 과제도 포함한다 (10장 참고). 또한 자기(self)와 대상(object)의 표상을 비롯한 정신적 표상들을 형성하고 유지하는 주요 과제도 포함한다 (11, 12장 참고). 자아는 의식, 전의식, 무의식적 측면을 갖고 있다; 하지만 자아는 거의 의식 밖에서 작동한다. 다만 몇 안 되는 자아 기능들은 전의식적, 의식적으로 작동한다 (Auchincloss와 Samberg 2012, 69쪽).

자기-조절/항상성과 적응의 과정에 대해 보다 자세히 알아보자. 먼저, *항상성*이란 일반 생물학에서 모든 유기체의 중요한 기능으로서 연구한 개념으로 정신분석이 빌려왔다. 최근에 인지 과학 분야가 이 기능이 어떻게 작용하는지 밝히는데 많이 기여하고 있다 (3장, "인지심리학의 부흥" 참고). 우리는 또한 7장에서 오이디푸스 콤플렉스의 현대적 관점을 다루며 이런 기능의 몇몇 부분을 언급했다. 거기서 살펴보았듯이 정신분석적 마음의 모델은 우리가 상충되는 동기들을 평가하고, 우선 순위를 결정하고, 그것들 가운데 타협을 이끌어내며 조절하는 능력을 이해하는데 도움을 준다.

마음의 구조적 모델은 상충된 동기들을 묘사하고, 우리가 어떻게 타협에 이르게 되는지 설명하고, 이러한 타협을 이끄는데 필요한 자아 기능들을 설명하는 면에 있어 지형학적 모델에서 상당히 개선되었다. 예를 들어 구조적 모델에서 *방어*는 자아의 능력 중 하나이며 타협의 가장 중요한 요소들 중 하나로 정의된다. 새로운 모델에서 방어가 가능한 범위는 억압을 넘어서 마음이 갈등을 조절할 수 있는 거의 무한대의 전략들을 포함할 정도로 확장된다. 정신적 갈등의 주관적 경험을 조절하는 것은 충돌 조절이나 정동 인내와 같은 추가적인 자아 기능들을 요구한다. 앞서 언급했듯이 갈등, 방어, 타협에 대해서 10장에서 보다 자세하게 다룰 것이다.

자기-조절 기능을 갖추는 것에 추가적으로 자아는 외부 현실에 적응하는 능력이 있는 정신 구조로 정의된다. *적응* 또한 정신분석이 일반 생물학에서 빌려온 개념으로 모든 유기체가 생존하려는 욕구와 이러한 생존 욕구가 환경과 상호작용하며 어떻게 충족되는지를 일컫는다. 적응은 개인과 환경 간의 조화와 이러한 조화를 변화시키고 조절하고 환경과 조정하며 강화시키는 심리적 과정을 포함한다 (Auchincloss와 Samberg 2012, 6쪽). 정신분석적 심리에 이를 적용할 때, 적응이란 개념은 인간의 심리가 상충된 내적 동기들에서 형성되는 것뿐만 아니라 적절한 환경과의 상호작용에 의해서도 형성되는 사실을 강조한다. 대개 정신분석은 양육 환경, 가족, 때때로 주변 문화를 강조한다. 10장에서 살펴볼 것처럼 외부 현실에 적응하는 것은 갈등을 조정하고 타협을 형성하는데 중요한 역할을 한다. 제 IV부에서 살펴볼 대상관계이론과 자기심리학은 성장하는 아이가 양육 환경과 상호작용을 하며 어떻게 심리적 구조를 발달시켜나가는지 탐색하는 것이 정신분석적 마음의 모델에서 항상 중요하다고 본다.

초기 마음의 지형학적 모델도 심리적 세계에서 외부 현실에 대한 적응이 중요하다고 어느 정도 인지하고 있다. 예를 들면 지형학적 모델은 무의식적 소망이 외부 현실 또는 사회와 상충된다는 것을 전의식/의식에서 인지하고 있다고 주장했다. 게다가 프로이트는 아기가 현실 세계에서 만족하기에 일차 과정만으로 충분하지 않다는 것을 점차 인지하며 마음의 전의식/의식 영역에서 이차 과정이 발달한다고 주장했다. 마지막으로 프로이트는 마음의 지형학적 모델에서 *자기-보존(self-reservation)*(곧 자아로 바꾼 초기 용어)의 동기가 무의식적 소망과 상충된다고 주장했다. 그러나 마음의 지형학적 모델은 무의식적 소망 그 자체를 가장 강조했다. 실제로 프로이트의 대부분 저서는 무의식의 본성을 묘사하려 했던 노력들로 이루어져 있다. 즉, 마음의 지형학적 모델도 외부 세계의 영향을 인정하고 있었지만, 그 영향이 제대로 체계화되어 있지 않았다.

새로운 마음의 구조적 모델은 외부 현실에 적응하는 마음의 능력을 이해하는 면에서 지형학적 모델에서 상당히 향상되었다. 예를 들면 이제는 자아의 기능인 *현실 검증력*을 보다 깊이 연구할 수 있다. 또한 우리가 점차 흥미를 갖는 자아의 기능인 *내재화(internalization)*의 과정도 보다 깊이 연구할 수 있다. 내재화(종종 *외재화[externalization]*의 반대)는 유기체가 외부 세계를 받아들이는 경향을 정의한 개념으로 일반 생물학에서 빌려왔다. 실제로 프로이트는 처음에 자아가 지각적 자극의 영향 하에서 또는 외부 현실을 인식하며 발달한다고 기술했다. 후에 그는 자아가 어떻게 대인 관계들을 내재화하며 강도(strength)와 *성격(character)*을 획득하는지 기술했다 (*성격*이란 개념의 소개는 9, 10장을 참고). 예를 들어 *동일시(identification)*는 타인의 특성을 내재화하며 자아상을 수정해가는 것으로 정의된다. 우리는 오이디푸스적 추구를 예전에 경쟁자로 여겼던 부모들을 동일시하며 어떻게 조절하는지 알아보았다. 내재화의 여러 측면들을(동일시를 포함해서) 이해하는 것은 정신분석적 마음의 모델이 발전해가면서 제 IV부에서 살펴볼 대상관계이론과 자기심리학에서 점점 더 중요해진다 (Vaillant 1977, 1983).

구조적 모델에서 정신병리와 치료 작용에 대한 이론에 기여한 자아

마음의 구조적 모델과 특히 자아의 개념은 정신역동적 정신과 의사들이 정신 건강, 정신병리, 치료법을 생각하는데 큰 영향을 끼쳤다. 임상가들이 다양한 자아 기능들을 개별적으로 평가할 수 있게 되면서 *자아의 강도(ego strengths)*로 표현되는 정신 건강과 *자아의 나약함(ego weaknesses)*으로 표현되는 정신병리를 보다 깊이 기술할 수 있게 되었다. 비록 이러한 개념들은 시간이 흐르며 다듬어졌지만, 현대 정신 건강 종사자들은 우리 환자들의 기능 수준을 기술하는데 이 개념들을 널리 활용하고 있다.

마음의 지형학적 모델은 신경증적 정신병리를 억압이 너무 엄격하거나 소망이 너무 강한 상황에서 무의식적 소망이 융통성 없고, 고정 관념에 사로잡혀 영향을 끼쳐 생긴다고 이해했다. 치료의 목적은 "병의 원인이 되는 무의식을 모두 의식화시키는" 것으로 숨겨진 병의 원인이 되는 무의식적 추구를 찾는 것이었다 (Freud 1901/1962, 238쪽; Freud 1916-1917/1962, 282쪽). 프로이트가 여기서 의미한 바는 무의식적 소망을 억압하기보다는 의식적 판단에 맏김으로써 환자가 본인의 마음을 더욱 조절할 수 있다는 것이다 (Freud 1905/1962). 구조적 모델이 등장하며 신경증적 정신병리는 상충되는 목적들을 타협시키는 자아의 일부가 융통성이 없거나 부적응적인 노력을 한 결과로 생각되었다. 새로운 모델에서 치료의 목표는 자아의 적응 능력을 강화시키며 자아가 어떻게 갈등을 조절하는지 (또는 조절에 실패하는지) 이해하는 것이었다. 이러한 점을 바탕으로 우리는 프로이트의 "이드가 있던 곳엔 반드시 자아가 있게 된다(Where id was, there ego shall be)"란 유명한 표현을 조금 더 이해할 수 있다 (Freud 1923/1962, 56쪽; Freud 1933/1962, 80쪽). 이러한 정신병리와 치료법에 대한 새로운 사고 방식을 10장 ("갈등과 타협")에서 보다 깊이 다룰 것이다.

유명한 자아심리학자들의 업적

안나 프로이트(Anna Freud)

마음의 지형학적 모델은 지그문트 프로이트가 주로 혼자 만들었다. 비록 프로이트가 마음의 구조적 모델을 소개했지만 이후 다른 사람들이 정교화시켰다. 예로 프로이트의 막내 딸인 안나 프로이트(1895–1982)는 저서 *자아와 방어 기제(The Ego and the Mechanism of Defense)* (A. Freud 1936/1974)에서 자아의 방어 능력들을 연구했다. 안나 프로이트는 아마도 정신역동적 소아 정신과학과 정신치료에 주요 지지자로 널리 알려져 있지만 정상과 병리적인 자아 발달의 연구에도 많은 기여를 했다 (A. Freud 1965/1975). 정신역동적 소아 정신과학 분야나 자아의 발달이란 분야가 너무도 방대하기 때문에 여기서 살펴보진 않을 것이다. 하지만 자아심리학이 정신분석적 발달 이론과 소아 관찰 이론이 성장하며 함께 발달했고 둘이 밀접하게 연관되었다는 점을 알고 있는 것은 유용하다 (Gilmore와 Meersand 2013).

하인즈 하트만(Heinz Hartmann)

자아심리학 분야에 기여한 사람으로 *자아심리학과 적응의 문제(Ego Psychology and the Problem of Adaptation)*(1939/1958)란 저서에서 외부 현실에 적응하는 마음의 능력이 중요하다고 분명하게 밝힌 하인즈 하트만(1894–1970)이 있다. 하트만은 자아는 마음의 선천적인 잠재력과 그가 이야기한 *평균적으로 기대할 수 있는 환경(average expectable environment)*과의 상호작용을 거쳐 발달한다고 보았다. 평균적으로 기대할 수 있는 환경이란 사랑, 보살핌, 안전과 같은 평범한 양육 환경을 의미한다. 하트만은 또한 마음이 갈등으로부터 독립적으로 또는 자율적으로 발달할 수 있는 선천적 능력인 생각, 기억, 지각, 인지, 활력을 포함한 *자율적인 자아 기능(autonomous ego functions)*을 중시했다. 7장에서 오이디푸스 콤플렉스에 대한 몇몇 예시에서 보았듯이, 자율적인 자아 기능은 갈등에 휘말리거나 왜곡될 수 있다. 뒤에 살펴볼 자율적인 자아 기능과 일반적인 자아의 개념은 정신분석적 심리학이 인지심리학을 포함한 다른 심리학 분야들과 긴밀하게 발달하도록 한다.

에릭 에릭슨(Erik Erikson)

마지막으로 소개할 자아심리학자는 대부분의 독자들에게 친숙한 지그문드 프로이트 이후로 아마도 미국에서 가장 유명한 정신분석학자인 에릭 에릭슨(1902-1994)이다 (Park과 Auchincloss 2006). 에릭슨은 생의 주기에 걸친 인간 발달의 여덟 시기, *신뢰/불신(trust/mistrust)*, *자율성/수치와 의심(autonomy/shame and doubt)*, *주도성/죄책감(initiative/guilt)*, *근면성/열등감(industry/inferiority)*, *정체성/역할 혼란(identity/role confusion or diffusion)*, *친근감/고립감(intimacy/isolation)*, *생산성/정체(generativity/stagnation)*, *자아 통합/절망(ego integrity/despair)*에 대한 이론으로 유명하다. 사람은 각 시기에 성공적으로 협상하며 각 시기에 이름 붙여진 심리적 능력(예를 들면, 신뢰)을 획득한다; 만약 이 능력을 얻지 못하면 마음에 병리적 상태(예를 들면, 불신)가 일어난다. 타고난 능력, 외부 현실, 대인 관계, 주변 문화와의 상호 작용을 통해 그 능력이 생긴다. 에릭슨의 가장 중요한 공헌 중 하나는 사회의 독특한 개인으로서 안정된 자아감이 강화된 *자아 정체성(ego identitiy)*, 후에 *정체성(identity)*이라고 줄인 개념을 제시하였다 (Erikson 1950, 1956, 1959; 또한 Auchincloss와 Samberg 2012, 70쪽 참고). 자아 발달은 주변 문화적 맥락을 고려할 때만 이해할 수 있다는 에릭슨의 주장은 정신분석적 심리학이 사회학, 인류학, 그 외 다른 사회 문학과 밀접하게 발달할 수 있게 했다. 덧붙여 에릭슨의 각 시기에서 대상의 중요성이나 건강한 정체성을 발달시키는 중요성에 대한 관심은 대상관계이론과 자기심리학이 발달하는 전조가 되었다 (11, 12장 참고).

구조적 모델과 일반 심리학 사이의 접점

앞서 살펴보았듯이 마음의 구조적 모델과 자아심리학은 다양한 정신적 과정과 능력에 관심을 갖게 했다. 이러한 능력들–갈등의 조절에 관련있는 것과 같이–중 일부는 억압되어 있기 때문에 의식 밖에서 작동한다. 그러나 자아도 억압되어 있기 때문에 의식 밖에서 작동하는 것 외에도 본래 그렇게 작동하도록 고안된 많은 과정과 능력을 갖고 있다. 이러한 능력들은 프로이트가 부른 기술적 무의식의 일부이다 (3, 5장 참고). 실제로 마음의 구조적 모델은 항상성과 적응에 대한 능력을 강조하면서 자아심리학은 정신분석적 마음의 모델이 다른 일반 심리학과도 밀접하게끔 했다 (Kagan 1983; Mischel et al. 1989; Piaget와 Inhelder 1969; White 1959). 마음의 구조적 모델은 정신분석적 마음의 모델이 뇌과학적 측면과도 밀접하게끔 했다 (Casey et al. 2011; Ochsner와 Gross 2005; Ochsner et al. 2002). 관찰 가능한 행동과 신경생물학적 측정의 차원에 기반을 둔 정신병리를 새로운 방법으로 분류하고자 국립정신건강연구소는 정신분석적 마음의 모델에서 자아의 기능으로 정의한 "인지 체계(cognitive systems)" 영역을 비롯하여 연구 영역 기준(Research Domain Criteria)을 도입했다 (Cuthbert와 Insel 2013)[1].

1950년대와 1960년대 정신분석적 마음의 모델이 발달하던 시기에 자아심리학의 지지자였던 하트만이나 다른 학자들은 정신분석이 "일반 심리학"으로 되가는 과정이라고 주장했다 (Hartmann 1964). 자아심리학자들은 완벽한 심리학은 임상 상황, 실험 심리학, 발달 심리학, 인지 뇌과학, 사회 과학과 임상 현장에서 얻은 자료를 비롯한 많은 것들을 포함해야한다고 생각했다. 그들은 마음의 구조적 모델, 특히 자율적 기능을 갖춘 자아의 개념이 정신분석을 일반 심리학에 가깝게 발달시키거나 마음을 완전히 설명할 것이라고 주장했다. 역사에 관심 있는 독자들을 위해 설명하자면, 이러한 정신분석의 관점은 미국 정신과학에서 정신분석이 상대적으로 주도권을 잡던 시기와 일치한다. 그러나 이러한 정신분석적 마음의 모델의 가능성에 대한 넓고 방대한 관점은 인기가 시들해졌다. (저자를 포함한) 대다수 현대 정신분석가들은 심리학을 실험 심리학, 발달 심리학, 인지심리학, 언어학, 인공 지능, 마음의 철학, 뇌과학 그 외 다양한 분야의 지식들로 구성된 분야라고 생각한다. 이 책은 마음의 완벽한 이론을 설명하기 보단 정신분석적 마음의 모델이 마음의 이론에 특별하게 기여한 바를 기술하고자 한다. 또한 정신분석적 마음의 모델이 주변 분야, 특히 인지 뇌과학의 정보와 일치한다는 점을 대략적으로 보여주고자 한다. 동시에 제 I부에서

1 nimh.nih.gov/research-priorities/rdoc/index.shtml 참고 (역자수정 2015년 11월 접속).

보았듯이, 오늘날 그 외 일반 심리학 분야들도 더디지만 확실히 정신분석적 마음의 모델과 조금씩 가까워지고 있다. 다음 장에서 구조적 모델의 다른 요소인 이드와 초자아에 대해 살펴보며 이 구조들이 어떻게 주변 학문과 연결되는지 알아볼 것이다.

이 장의 요약과 핵심 차원에 대한 표

표 8-1은 구조적 모델의 핵심 차원으로 다음의 개념들을 소개하고 있다.

- **지형적 관점:** 자아와 초자아는 의식/전의식과 무의식적 측면을 모두 갖는다. 이드는 전적으로 무의식적이다.
- **동기적 관점:** 자아는 *항상성(homeostasis)*(자기-조절)과 *적응(adaptation)* 모두 추구한다. 이드는 *욕동(drives)*이라 불리는 우리의 기본적 쾌락을 추구하는 동기가 있는 곳이다. 초자아는 *도덕적 의무*와 관계가 있다. 이러한 동기들은 항상 갈등을 겪고, 그 결과 그들 사이에 타협이 형성된다.
- **구조적 관점:** 마음은 자아, 이드, 초자아 세 개의 구조로 구분된다. 자아는-*자아 기능(ego functions)*이라 명명한-이전 지형학적 모델의 일차 과정에서 기인한 검열이나 방어와 같은 능력과 인지, 지각, 기억(현실 검증력을 포함한) 평가, 정동, 충동조절과 같이 이차 과정과 연관된 특성과 정신 표상을 형성할 수 있는 능력을 갖고 있다. 자아는 또한 *내재화(internalization)* (유기체가 외부 세계의 측면을 받아들이는 경향), *동일시(identification)* (타인의 특성을 내재화하며 생기는 자아상의 수정), *자아 정체성(ego identity)*을 형성 (사회의 독특한 개인으로서 안정적인 자아감이 강화) 하는 능력을 갖고 있다.
- **발달적 관점:** 자아는 생애 주기에 걸쳐, 특히 아동기에 발달한다. 인간 발달에 대한 에릭슨의 여덟 시기 이론에서 자아가 성공적으로 발달하기 위해 획득해야 할 특정 심리적 능력인 *신뢰/불신(trust/mistrust)*, *자율성/수치와 의심(autonomy/shame and doubt)*, *주도성/죄책감(initiative/guilt)*, *근면성/열등감(industry/inferiority)*, *정체성/역할 혼란(identity/role confusion or diffusion)*, *친근감/고립감(intimacy/isolation)*, *생산성/정체(generativity/stagnation)*, *자아 통합/절망(ego integrity/despair)*이 각 시기에

제시된다.

- **정신병리에 대한 이론:** 구조적 모델에서 정신 건강은 자아의 강도 측면에서 평가되고 정신병리는 자아의 나약함 측면에서 평가된다.
- **치료 작용에 대한 이론:** 갈등에 대면해 자아가 항상성과 적응을 유지하는 전략을 탐색하는 것은 모든 정신역동적 정신치료의 일부이다–그러므로 "이드가 있던 곳엔 반드시 자아가 있게 된다."

[표 8-1] 구조적 모델 부분 1: 새로운 배열과 새로운 개념: 자아

지형	동기	구조/과정	발달	정신병리	치료법
자아와 초자아는 의식/전의식과 무의식적 측면을 모두 갖고 있다 이드는 전적으로 무의식에 있다	자아, 초자아, 이드는 각각 분리된 목적을 갖고 있다: 자아–항상성과 적응 초자아–도덕적 의무 이드–욕동 상충되는 목적들 때문에 갈등은 항상 존재한다	마음은 자아, 초자아, 이드 세 개의 구조로 구분된다 자아 자아 기능 방어 내재화 동일시 자아 정체성	자아 발달 에릭슨의 시기	자아의 강도/자아의 나약함은 정신 건강/질병의 지표이다	자아를 강화 "이드가 있던 곳엔 반드시 자아가 있게 된다"

인용문헌

Arlow J, Brenner C: Psychoanalytic Concepts and the Structural Theory. New York, International Universities Press, 1964

Auchincloss EL, Samberg E: Psychoanalytic Terms and Concepts. New Haven, CT, Yale University Press, 2012

Casey BJ, Somerville LH, Gotlib IH, et al: Behavioral and neural correlates of delay of gratification 40 years later. Proc Natl Acad Sci U S A 108:14998–15003, 2011

Cuthbert BN, Insel TR: Toward precision medicine in psychiatry: the NIMH research domain criteria project, in The Neurobiology of Mental Illness, 4th Edition. Edited by Charney DS, Sklar P, Buxbaum JD, et al. New York, Oxford University Press, 2013, pp 1076–1088

Erikson E: Childhood and Society. New York, WW Norton, 1950

Erikson E: The problem of ego identity. J Am Psychoanal Assoc 4:56–121, 1956

Erikson E: Identity and the Life Cycle: Selected Papers. New York, International Universities Press, 1959

Freud A: The ego and the mechanisms of defense (1936), in The Writings of Anna Freud. Vol 2. New York, International Universities Press, 1974, pp 3–176

Freud A: Normality and pathology in childhood: assessments of development (1965), in The Writings of Anna Freud, Vol 6. New York, International Universities Press, 1975, pp 3–230

Freud S: The psychopathology of everyday life (1901), in The Standard Edition of the Complete Psychological Works of Sigmund Freud, Vol 6. Translated and edited by Strachey J. London, Hogarth Press, 1962, pp vii–296

Freud S: Fragment of an analysis of a case of hysteria (1905), in The Standard Edition of the Complete Psychological Works of Sigmund Freud, Vol 7. Translated and edited by Strachey J. London, Hogarth Press, 1962, pp 1–122

Freud S: Introductory lectures on psycho–analysis (1916–1917), in The Standard Edition of the Complete Psychological Works of Sigmund Freud, Vol 16. Translated and edited by Strachey J. London, Hogarth Press, 1962, pp 241–463

Freud S: The ego and the id (1923), in The Standard Edition of the Complete Psychological Works of Sigmund Freud, Vol 19. Translated and edited by Strachey J. London, Hogarth Press, 1962, pp 1–66

Freud S: New introductory lectures on psycho–analysis (1933), in The Standard Edition of the Complete Psychological Works of Sigmund Freud, Vol 22. Translated and edited by Strachey J. London, Hogarth Press, 1962, pp 1–182

Gilmore KJ, Meersand P: Normal Child and Adolescent Development: A Psychodynamic Primer. Arlington, VA, American Psychiatric Publishing, 2013

Hartmann H: Ego Psychology and the Problem of Adaptation (1939). New York, International Universities Press, 1958

Hartmann H: Essays on Ego Psychology. New York, International Universities Press, 1964

Kagan J: Stress and coping in early development, in Stress, Coping, and Development in

Children. Edited by Garmezy N, Rutter M. New York, McGraw-Hill, 1983, pp 191-216

Mischel W, Shoda Y, Rodriguez ML: Delay of gratification in children. Science 244:933-938, 1989

Ochsner KN, Gross JJ: The cognitive control of emotion. Trends Cogn Sci 9:242-249, 2005

Ochsner KN, Bunge SA, Gross JJ, et al: Rethinking feelings: an fMRI study of the cognitive regulation of emotion. J Cogn Neurosci 14:1215-1229, 2002

Park S, Auchincloss EL: Psychoanalysis in introductory textbooks of psychology: a review. J Am Psychoanal Assoc 54:1361-1380, 2006

Piaget J, Inhelder B: The Psychology of the Child. New York, Basic Books, 1969

Vaillant GE: Adaptation to Life. Boston, MA, Little, Brown, 1977

Vaillant GE: The Wisdom of the Ego. Cambridge, MA, Harvard University Press, 1983

White RW: Motivation reconsidered: the concept of competence. Psychol Rev 66:297-333, 1959

제9장

이드와 초자아

이 장에서는 이드와 초자아의 개념에 대해 보다 깊고 자세하게 기술할 것이다. 또한 욕동 이론, 리비도 이론, 정신성욕에 대해서도 설명한다. 동기를 욕동의 관점에서 보는 것에 대한 장점과 단점도 알아볼 것이다. 이 장에서 소개할 단어들은 다음과 같다: *공격성(aggression), 공격적 욕동(aggressive drive), 항문기(anal stage), 자기성적(autoerotic), 욕동(drive), 욕동 이론(drive theory), 자아 이상(ego ideal), 성감대(erotogenic zone), 고착(fixation), 생식기 시기(genital stage), 죄책(guilt), 유아 성욕(infantile sexuality), 본능(instinct), 잠복기(latency), 리비도(libido), 리비도 이론(libido theory), 대상 추구(object seeking), 오이디푸스 시기(oedipal period), 구강기(oral stage), 남근기(phallic stage), 전오이디푸스 시기(preoedipal period), 정신적 에너지(psychic energy), 정신성욕 시기(psychosexual stages), 정신성욕(psychosexuality), 반동 형성(reaction formation), 퇴행(regression), 분리 불안(separation anxiety), 성욕(sexuality), 수치(shame), 낯선 사람에 대한 불안(stranger anxiety), 승화(sublimation).*

정상과 병리적 정신 기능을 이해하는데 마음의 구조적 모델이 어떻게 도움이 되는지 알기 위해 우리는 이드와 초자아에 대해 살펴봐야 한다. 8장 ("새로운 배열과 새로운 개념: 자아")에서 보았듯이, 자아는 자기-조절/항상성과 적응의 역할 뿐만 아니라 외부 현실과 조화되어 이드와 초자아 간의 갈등을 조정하고 타협을 형성하는 역할을 맡고 있다. 이드와 초자아는 무엇인가? 그것들은 어떻게 작용하고 무엇이 우리가 마음에 대해 이해할 수 있도록 도와주는가?

이드

마음의 구조적 모델에서 이드는 우리가 마음에 기본적인 쾌락 추구 동기를 갖고 있는 부분이다. 구조적 모델에서는 이드의 힘을 *욕동(drives)*이라고 부른다. 이는 정신성욕의 만족을 위한 욕동과 공격성을 위한 욕동으로 이루어져있다. 욕동 이론은 정신분석적 마음의 모델에서 최초로 충분하게 개발된 동기에 대한 이론이다. 이 장에서 우리는 *욕동 이론(drive theory)*이 무엇인지, 이를 따라 잘 알려진 *리비도 이론(libido theory)*과 함께 설명할 것이다. *공격적 욕동(aggressive libido)*이 무엇인지도 설명할 것이다. 우리는 욕동 이론의 어떤 측면들이 중요하고 이론이 현대 정신분석에서 어떻게 업데이트되었는지 설명할 것이다.

*이드*란 단어는 (*자아*란 단어와 마찬가지로) 제임스 스트라치가 프로이트의 용어 *das Es*(글자 그대로 "그것[the *It*]"[1])을 번역하며 명명했다. 이드는 성적, 공격적 충동을 포함한 인체의 생물학적 욕구와 가장 가깝게 연관되어 있는 마음의 구조이다. 이드는 전적으로 무의식적이라고 정의된다. 타고난 욕구와 획득한 격정(passion), 둘 모두 억압된 것으로 이루어져 있다.

마음의 구조적 모델에서 이드란 개념은 마음의 지형학적 모델에서 기술된 무의식의 거의 모든 특성을 물려받았다. 예를 들면 이드는 의식에서 종종 받아들일 수 없는 소망의 속성을 갖고 있으며 억압의 힘에 의해 의식에 접근하지 못한다. 이드는 결과에 관계없이 만족과 쾌락을 추구하는 일차 과정의 기능 방식에 따라 작동한다. 마지막으로 이드는 항상 억압에서 벗어나 생각과 행동에 영향을 끼치고자 한다. 억압에서 벗어나고자 이드는 많은 위장을 한다. 우리는 이러한 특성들을 이드가 갈등과 타협에 어떻게 기여하는지 다룰 10장과 여기에서 보다 깊이 다룰 것이다.

이드는 항상 자아와 친밀한 공생 관계를 유지하며 가깝게 지낸다. 각각의 구조는 서로에게 의존적이다. 이드는 자아의 체계적, 이성적인 능력이 없고, 자아와는 달리 마음의 외부 세계를 인지할 수도 없다. 따라서 이드는 오직 자아의 활동을 통해서만 스스로를 표현

1 여기서 프로이트는 독일 정신과 의사 게오르그 그로덱(Georg Groddeck)(1923/1949)이 인간이 미지의 조절할 수 없는 힘에 의해 "살아가는 것"을 기술하기 위해 *das Es*를 사용한 것에서 용어를 적용시켰다고 인정했다. 프로이트는 또한 이를 프리드리히 니체가 자연 법칙의 영향 아래에 있는 인간의 본질적 요소를 나타내고자 *das Es*를 사용했던 것과 연결지었다 (Auchincloss와 Samberg 2012).

할 수 있다. 자아는 이드의 동기적 힘도 없다. 따라서 무언가를 성취하기 위해서 자아는 반드시 이드에서 그 힘을 빌려와야 한다. 프로이트는 자아와 이드 사이에 밀접한 관계는 기수(자아)와 말(이드)과 같다는 유명한 비유를 들었다. 이 팀의 기능은 힘은 대부분 말에서 나오고, 계획은 대부분 기수로부터 나온다. 하지만 그들 관계가 불안한 점도 비유로 들었다. 기수가 가고 싶은 곳으로 말을 다룰 수 없다면 어떤 일이 벌어질지 상상해보자. 즉, 만약 자아가 실패한다면 인간은 정신병리가 생긴다 (Freud 1923/1962). 다시 말해 우리는 이 장과 10장에서 이드(그리고 자아, 초자아)가 정신병리에 기여한 바를 살펴볼 것이다.

다양한 이유에서 대부분의 현대 정신분석적 임상가들은 이드란 용어를 더 이상 자주 사용하지 않는다. 첫째로 이드는 일차 과정을 뛰어넘는 체계가 없이 소망하는 열망으로만 이루어졌다고 정의되었다. 따라서 우리는 이드의 내용을 직접적으로 경험할 수 없다; 다만 자아가 형성한 타협에 이드가 기여한 바로부터 그 존재를 유추할 수 있을 뿐이다. 아울러 이드와 욕동은 프로이트가 처음에 정신적 에너지(psychic energy)란 표현을 사용하여 기술한 개념들이다. 이 표현은 정신분석 내부와 외부로부터 비판을 많이 받았다 (Brenner 1982; Holt 1976; Klein 1976; Rosenblatt과 Thickstun 1970; Schafer 1976). 즉 마음의 구조적 모델에서 이드는 순수하게 소망적 욕동 에너지(wishful drive energy)로 이루어진 마음의 장소로 고안되었다. 이러한 이유에서 *욕동*이란 단어를 사용하는 이론가들조차 *이드*란 용어는 거의 언급하지 않는다. 그러나 뇌과학 분야의 연구가 이드의 개념적 측면들에 부합한다고 볼 수 있는 깊은 단계의 동기와 보상이란 개념을 뒷받침하고 있다 (LeDoux 1996; Olds와 Forbes 1981; Panksepp 1998). 또한 이드의 개념과 국립정신건강연구소의 연구 영역 기준 "긍정적 유의성 체계(Positive Valence Systems)"도 연결되어 있다.[2] 이드(그리고 욕동)란 개념은 동기의 중요한 측면들을 개념화시키는데도 여전히 유용한 방법이다. 이에 대해 뒤에서 좀 더 다룰 것이다.

프로이트의 욕동 이론

이제 욕동의 개념에 대해 알아보자. 우리는 *욕동*이란 개념 없이는 이드를 이해할 수 없다. 앞서 이야기했듯이 이드는 성적 욕동과 공격적 욕동으로 구성된다. *욕동*은 인간의 생물학적 욕구의 결과로서 신체에서 나오는 동기적 힘의 심리적 표상(a psychological

2 nimh.nih.gov/research-priorities/rdoc/index.shtml 참고 (역자수정 2015년 11월 접속).

representation of a motivational force that emerges from the body)으로 정의된다. 실제로 우리는 "*욕동*은 유기체 내부에서 생겨 마음에 도달하는 자극의 정신적 표상으로 마음과 신체의 연결성에서 나온 마음에서 비롯된 요구를 측정하는, 정신과 신체 사이 경계에 있는 개념"이라고 말한 프로이트의 정의를 개선시키기 어렵다 (Freud 1915/1962, 122쪽). 욕동은 계속해서 정신 활동을 자극하며 심리적 체계에 지속적으로 압력을 행사한다. 욕동은 모든 인간의 심리적 경험과 활동 뒤에서 동기적 힘으로 작용한다 (Auchincloss와 Samberg 2012, 65-67쪽). *욕동*과 종종 헷갈리는 *본능(instinct)*은 일반 생물학에서 정의한 용어로 내재된 동기적 힘이라기 보단 배워야 할 필요가 없는 종 특이적으로(species-specific) 유전되는 행동 양식이다 (Lorenz 1937, 1949/1979; Tinbergen 1951).

*욕동*이란 개념은 어디서 나왔을까? 먼저, 마음의 지형학적 모델에서 정신은 검열에서 받아들일 수 없는 대부분의 소망들에 의해 움직인다. 구조적 모델에서 이같은 소망들은 자아에서 받아들일 수 없다. 1905년 프로이트(1905/1962)는 저서 *성욕 이론에 대한 세 개의 에세이(Three Essays on the Theory of Sexuality)*에서 새롭고 보다 정교한 욕동 이론으로 소망에 대한 그의 관찰을 체계화시켰다. *욕동 이론*은 발달, 정상 활동, 그리고 정신병리에서 욕동의 역할에 대해 논의한다. 1905년 프로이트는 마음의 지형학적 모델이 아직 새롭고, 마음의 구조적 모델은 개발되지 않았던 시기에 욕동 이론을 만들었기 때문에 욕동의 개념은 두 모델 모두에서 중요했다. 본래 마음의 지형학적 모델에서 프로이트는 첫 번째 욕동, *리비도(libido)*만 개념화시켰었다. 나중에 구조적 모델을 소개하며 그는 두 번째 욕동, *공격성(aggression)*을 추가했다 (Freud 1920/1962). 앞으로 우리가 살펴볼 것처럼 욕동의 개념은 이후 정신분석적 마음의 모델에서 수정되었다. 예로 우리는 11장에서 대상관계이론을 공부하며 수정된 일부를 살펴볼 것이다. 자기심리학은 욕동의 개념을 전혀 사용하지 않는다 (12장에서 논의). 확실히 *동기(motivation)*란 개념은 성욕과 공격성, 두 힘만 사람의 마음에서 활동적이라는 것을 뛰어 넘어선다. 이 책의 목적은 동기에 대한 관점이 지속적으로 확장하고 있음에도 욕동의 개념이 어떻게 계속 유용한지 보여주는 것이다.

성적 욕동 (The Sexual Drive)

리비도와 정신성욕. *리비도*는 프로이트가 성적 쾌락을 위한 욕동에 붙인 이름이다. *리비도*란 단어는 라틴어 "소망" 혹은 "열망"에서 유래했다. 프로이트는 때때로 리비도란 단어를 오늘날 우리가 사용하는 성적 열망이나 성적 욕구를 의미하고자 사용했다. 그러나 이 용어는 정신분석적 마음의 모델에서 좀 더 구체적으로 성적 만족을 위한 욕동과 동일한 의미로 사용된다. 리비도의 기원, 변형, 그리고 영향에 대한 생각들을 모아 *리비도 이론(libido theory)*이라고 일컫는다. 리비도 이론에 대해 논의할 때 부록 A를 참고하면 도움이 될 것이다. 거의 대부분의 사람들은 프로이트라고 하면 "우리가 하는 모든 것들은 성(sex) 때문이다"라는 생각을 연상한다. 다시 말해, 우리는 리비도가 무엇인지를 설명함으로써 프로이트가 왜 성에 대한 수많은 생각으로 유명하고, 보다 중요하게는 그의 생각들이 실제로 무엇이었는지 설명할 수 있을 것이다.

리비도가 무엇을 의미하는지 이해하기 위해서 우리는 프로이트가 말한 *성욕(sexuality)*(또는 *정신성욕[psychosexuality]*이라고 불렀던 것)이 무엇을 의미하는지 이해할 필요가 있다. 프로이트는 성욕이 성인들의 성관계 동안에 성적 결합보다 훨씬 더 많은 것을 의미한다고 보았다. 프로이트는 정신성욕과 인간이 모든 형태의 감각적인 신체적 쾌락을 찾는 것은 동일하다고 했다. 그의 관점에서 이러한 탐색은 출생 직후부터 시작하고 신체적 쾌락을 찾으려는 선천적인 경향을 반영한다. 신체적 쾌락은 발달의 각 단계마다 변화하는 유기체의 생존 욕구와 연관된다. 예를 들어 신생아 초기에 신체적 쾌락의 탐색은 입 또는 구강에 집중되어 있어 신생아가 영양분을 찾도록 보장한다; 그 다음 탐색은 항문(과 요도)에 집중되어 아이는 대변과 소변을 가리게 된다; 마지막 탐색은 생식기에 집중되어 아이(또는 청소년)는 스스로의 생식기에 관심을 보이며 궁극적으로 성관계를 하며 이용하고 그럼으로써 아기를 낳게 된다. 즉, 발달해가며 신체적 쾌락을 위해 탐색하는 것은 인생의 각 시기에 무엇이 가장 중요한가에 따라 서로 다른 형태를 띤다.

우리는 이 장의 뒷 부분에서 보다 자세하게 구강, 항문, 생식기 시기에 대해 논의할 것이다. 그러나 리비도 이론에 따르면 항상 *리비도*란 동일한 욕동이 모든 시기에 쾌락을 탐구하도록 한다. 즉, 프로이트가 성욕에 대해서 이야기할 때는 단순하게 성적 관계를 맺는 것보다 훨씬 더 많은 것들을 의미했다. 프로이트가 인간이 하는 모든 것들이 성에 대한 관심에서 비롯된다고 주장했다는 말은 옳다. 그러나 우리가 하는 모든 것들이 성관계에 대한 관심에서 비롯된다고 프로이트가 주장했다는 것은 옳지 않다. 프로이트의 관점에서 성관계는 단지 리비도가 작용하는 하나의 현상이며 정신성욕이란 개념이 의미하는 모든 것들을 담기에는 너무나도 좁은 용어이다. 앞으로 우리가 살펴볼 것처럼 초기에 프로이트는 리비도란 개념을 인간의 성적 행동부터 신경증, 성격, 문화에 이르기까지 모든 것들을 설명하기 위해서 사용했다. 실제로 리비도 이론은 많은 사람들이 프로이트하면 성을 연상하도록 했던 프로이트의 초기 "모든 것에 대한 이론"이었다 (Freud 1915/1962)(부록 A, "리비도 이론" 참고).

발달의 정신성욕 시기. 리비도가 어떻게 발달하는지 좀 더 알아보자. 리비도 이론에 따르면 리비도는 미리 정해진 성숙 단계을 따라 발달하며 여러 *성감대(erotogenic zones)* 가운데 어느 한 곳에 그 원천이 있다. 이 성감대들은 *구강 부위(oral zone), 항문 부위(anal zone), 남근 부위(phallic zone), 생식기 부위(genital zone)*이다. 각각의 부위에 따라 마음은 소망을 만들고 이 소망이 어떻게 만족될 수 있을지 공상하고 궁극적으로 어떻게 이 만족들을 성취할지 계획한다. 이 계획을 *리비도적 목적(libidinal aims)*이라고 부른다. 리비도적 목적은 아이들이 거쳐야 할-구강, 항문, 남근, 오이디푸스/생식기라고 이름 붙인-정신성욕 시기에 따라 각 부위의 영향을 반영하고 있다. 그런데 프로이트는 *남근*이라 붙인 시기/부위를 기술하면서 양쪽 성별 모두 한 가지의 생식기(남성) 유형에 따라 영향을 받는다고 생각해서 이름을 이와 같이 지었다; 이를 반영하여 이론이 수정되면서 이 시기를 *초기 생식기 시기(early genital phase)*로 다시 명명했다 (프로이트의 여성 발달에 대한 관점의 문제점을 좀 더 논의한 것은 7장, "오이디푸스 콤플렉스"를 참고). 리비도적 목적은 아이 스스로의 신체*(자기성적)(autoerotic)*나 다른 사람*(대상 추구)(object seeking)*을 향한다. 정상 아동기 과정에서 부모나 다른 양육자들은 성감대들을 자극하기 때문에 양육자들이 항상 아이의 리비도적 목적의 첫 번째 *리비도적 대상들(libidinal objects)*이 된다.

리비도에 대한 첫 번째 증거는 아기가(구강기라고 알려진 시기에) 엄마의 유방이나 자신의 엄지 손가락을 빠는 동안 확실히 쾌락과 만족을 느낀다는 것이다. 항문이나 생식기의 쾌락적 만족을 추구하는 것도 어린 아이들이(항문기 동안) 종종 자신의 대변을 가지고 놀거나(초기 생식기[남근] 시기 동안) 자신의 생식기를 드러내는 것을 좋아하는 활동들에서 쉽게 관찰할 수 있다. 초기 생식기/남근 시기에 이어 생식기/오이디푸스 시기가 뒤이어 나타나는데, (7장에서 보았듯이) 아이는 양육자에게 사랑/이성으로서의 관심을 보인다. 실제로 우리도 알다시피 오이디푸스 콤플렉스는 프로이트가 발명한 유아 성욕에 대한 최초의 시나리오란 특별함이 있지만, 아이의 발달에서 첫 번째는 아니다. 구강, 항문,

초기 생식기(남근) 시기들을 합쳐서 종종 발달의 *전오이디푸스* 시기(*preoedipal* stage)라고 일컫는다. 발달의 전오이디푸스와 오이디푸스 시기를 합쳐서 종종 *유아 성욕(infantile sexuality)*이라고 일컫는다. 오이디푸스 시기에 뒤이은 *잠복기(latency)*란 청소년기 호르몬 변화가 나타나 성적 욕동을 표면화하기 전 억압의 힘이 성적 욕동을 누르고 있는 상대적으로 조용한 시기를 말한다. 리비도의 여러 측면들이나 요소들은 상대적으로 늦은 발달 시기인 청소년기, 성인기에 생식의 역할을 하는데 최종적으로 함께 나타난다.

본래 리비도적 목적은 종의 생존 욕구와 가깝지만 생존 욕구로부터 빠르게 독립적인 것이 된다. 리비도적 목적은 복잡한 변형을 거쳐 스스로의 권리를 위한 동기의 강한 원천이 되며 마음이 반응해야만 하는 지속적인 자극의 원천이 된다. 즉, 오이디푸스 콤플렉스(7장 참고)와 같이 발달의 모든 시기에서 리비도적 목적은 사라지지 않고 계속해서 어른의 마음에 작용하여 향후 심리적 경험과 활동에 영향을 끼친다. 먼저 우리는 성인들의 성적 활동과 전희에서 구강, 항문, 초기 생식기(남근) 부위에서 리비도적 목적의 영향을 받은 명확한 증거를 찾을 수 있다. 만약 유아 성욕이 완전히 억압되어 있다면, 우리는 성적 억제를 보게 된다 (부록 A 참고). 그러나 대부분 우리는 좀 더 위장된 형태로 나타나는 초기 정신성욕 시기들의 영향을 보게 된다. 실제로 리비도 이론에서 가장 흥미로운 모습은 겉보기에는 성적으로 보이지 않는 행동에 숨겨진 성적 쾌락의 존재를 우리가 의식하도록 알려주는 것이다. 많은 신경증적 증상들은 위장된 형태로 금지된 성적 공상들을 표현한다. 예를 들면 삼키거나 먹기 힘든 히스테리는 구강 성교 공상을 반영할 수 있다; 만지는 것을 포함한 강박적인 의식은 자위에 관한 갈등을 반영할 수 있다 (부록 A, "리비도 이론" 참고).

유아 성욕은 신경증적 증상들 뿐만 아니라 성격적 특성에도 프로이트가 성격의 발달과 관련해서 최초로 기술했던 새로운 방어인 승화와 반동 형성 과정을 거치며 변환되어 반영된다 (Freud 1908/1962). *승화*에서 금지된 소망은 본래의 목적보다 더 높은 사회적 가치를 갖는 목적으로 방향을 바꾸게 된다. 예를 들면 "열렬한 독서광"은 음식을 먹어치우고 싶은 구강 소망을 애독으로 충족할 수 있다. *반동 형성*에서 금지된 소망은 그 반대로 변환된다. 예를 들면 변을 가지고 노는 항문 쾌락이 깔끔하게 강박적으로 정돈하는 것과 같은 성격적 특성으로 변환될 수 있다. 만약 어떤 사람이 특정 시기의 압도적 영향을 반영하는 증상이나 성격적 특성을 보인다면, 사람이 그 시기에 *고착(fixation)*되어 있다고 종종 말한다. 고착은 특정 시기에 과도한 자극이나 박탈로 생길 수 있다. 만약 어떤 사람이 나중 시기의 쾌락이 무섭거나 금지되어 있어 대신 초반 시기의 쾌락을 추구하는 것으로 대체하면, 그 사람은 *퇴행(regression)*의 증거를 보인다고 말한다. 예를 들면 금요일 밤마다 "화장실 청소를 도와주지 않는다"고 남편에게 항상 싸움을 거는 여성은 아마도 생식기/오이디푸스 단계의 성적 접촉을 피하고 싶은 마음에 항문기 걱정에 몰두하며 *퇴행*하는 것일 수 있다. 우리는 여기서 오늘날에도 여전히 참고하는 칼 아브라함(Karl Abraham)(1877–1925)의 구강, 항문, 초기 생식기/남근, 생식기 성격 유형의 근간을 찾아볼 수 있다(Abraham 1921/1948, 1924/1948, 1925/1948). 우리는 보살핌을 받거나, 양육을 받거나, 너무 많이 먹거나 마시는 것으로 만족이나 쾌락을 추구하려고 집착하는 사람을 종종 *구강기 성격(oral character)*인 사람이라고 기술한다. 우리는 마찬가지로 프로이드가 말한 "인색함(parsimony), 정연함(orderliness), 완고함(obstinacy)"의 특징을 갖고 있는 사람들을 *항문기 성격(anal character)*인 사람이라고 기술한다 (Freud 1908/1962). 마지막으로 우리는 종종 관계에는 관심이 없고 성적 기술만 과장해서 보이는 것에만 지나치게 관심갖는 사람을 보게 된다; 우리는 마찬가지로 이러한 사람들을 후기 용어로 *남근기 자기애적 성격(phallic narcissistic character)*이라고 일컫는다 (Reich 1933/1945). 10장 ("갈등과 타협")에서 우리는 이러한 초기 이론에서 자아심리학이 어떻게 향상되었는지 논의하며 성격의 개념을 좀 더 깊이 알아볼 것이다. 이후 11, 12장에서 대상관계이론과 자기심리학의 발전에 따라 성격의 개념이 어떻게 더 향상되었는지 볼 것이다. 이 장의 후반에서는 프로이트가 리비도 이론으로 문화의 여러 측면들을 어떻게 설명했는지 살펴볼 것이다 (다시, 부록 A, "리비도 이론" 참고).

공격적 욕동 (The Aggressive Drive)

프로이드는 본래 공격적 생각과 행동을 리비도적 욕동의 표현으로서 기술하려고 시도했지만, 결국 독립적인 공격적 욕동을 추가하면서 동기에 대한 이론을 수정했다 (Freud 1920/1962). 프로이트는 공격적 동기들이 우세하게 나타나는 임상에서의 환자들과 유럽을 집어삼킨 세계 제 1차 전쟁 동안에 싸움을 관찰하며 이론을 수정하게 되었다. 프로이트는 구조적 이론을 소개할 무렵 인간의 심리에서 공격적 욕동도 리비도와 똑같이 중요한 동기적 힘이라고 주장했다. 비록 이론가들은 공격적 욕동이 어디까지 타고난 것인지에 대해서

(좌절에 대한 반응이라고 반대하는 것과 같이) 의견이 다르지만, 공격성이 정신 활동에서 흔히 볼 수 있는 힘이라는 점에는 동의한다.

공격성은 정상이거나 여러가지 병리적인 형태로 표현될 수 있다. 이러한 표현은 자기 주장과 통달에서부터 짜증, 화, 원망을 거쳐 보다 심한 분노, 명백한 가학증, 싸움, 살인적 격노에 이르기까지 강도가 다르다. 리비도에서와 같이 공격적 "목적"도 구강, 항문, 생식기/남근의 형태로 표현될 수 있다. 리비도에서와 같이 대부분의 공격적 대상은 아이의 초기 양육자들이다. 예를 들어 구강기 동안에 공격성은 씹거나 뱉는 것으로 표현될 수 있다; 항문기 동안에 공격성은 조절에 대한 힘겨루기로 표현될 수 있다; 초기 생식기/남근기 동안에 공격성은 성기를 뽐내며 다른 사람들보다 우세하려는 소망으로 표현될 수 있다. 우리는 전오이디푸스의 공격성이 우리가 쓰는 언어에도 남아있는 것을 알 수 있다; 공격성은 종종 "통렬한 비난(biting sarcasm)," 다른 사람을 "개똥 같이(like shit)" 대하거나, 누구에게 "갈기거나(pissing)", "fucking [someone] over"이라고 사용하는 어구와 같이 기술된다. 많은 발달 심리학자들은 공격성이 아동기에 어떻게 표현되는지 연구해왔다 (Parens 1979). 또한 학자들은 심한 고통, 박탈, 상실, 학대, 강요 받은 수동성, 과도한 자극, 성적 학대와 같은 공격성의 강도에 기여하는 요소들을 연구해왔다 (Furst 1998).

리비도와 마찬가지로 공격성은 억압의 대상이고, 종종 위장된 형태로 표현된다. 흔한 위장의 예로 농담이나 겉보기에 무해한 장난들이 있다. 다른 예로는 다른 사람들의 목표를 방해하기 위해 일을 꾸물거리는 것을 비롯한 *수동 공격적 행동(passive aggressive behavior)*이 있다. 공격성은 자기-혐오와 같이 *자기에게로 향할(turned against the self)* 수도 있다 (부록 B, "방어" 참고). 자기-혐오의 극단적 형태로 자해나 자살이 나타나기도 한다. 리비도와 같이 공격성도 성격 스타일에 기여한다. 예를 들어 공격성은 주도성이나 야망 또는 도덕성이나 정의에 대한 강한 요구와 같은 형태로 승화될 수 있다. 체계적인 스포츠나 군 복무, 경찰 업무, 의료 행위와 같은 여러 종류의 활동에서도 관찰될 수 있다. 정신병리의 예로 편집증적 인격은 본인의 공격성을 다른 사람들에게 투사하며 체계화된 것이다. 끝으로 공격성은 경계성 인격장애, 도착증, 폭력성과 같은 다양한 종류의 심각한 정신병리에서 중요한 역할을 한다 (Auchincloss와 Samberg 2012, 11-13쪽).

구조적 모델의 정신병리와 치료 작용에 대한 이론에 기여한 욕동(이드)

정신역동적 정신치료에서 개개인이 신체적 쾌락을 탐색하거나 공격성을 표현하는 것이 어떤 의미인지 이해하는 것은 중요하다. 이드의 요구는 모든 종류의 정신병리에 기여하므로 모든 정신역동적 정신치료는 환자마다 가장 원초적인 충동을 어떻게 경험하고 관리하는지 탐색해야 한다. 충동은 공상을 통해 표현되므로 어느 시점에 고착이나 퇴행이 있는지 탐색해야 한다. 성적, 공격적 충동에 대한 공상은 종종 저항이나 스스로에 대해 알고 싶지 않은 것의 근원이 되기도 한다. 추가로, 환자는 종종 치료자에게 의지해서 이러한 충동들을 표현하려고 한다. 즉, 리비도적 소망의 충족이나 공격적 충동의 표현을 위한 전이 소망의 탐색은 모든 정신역동적 정신치료에서 중요한 부분이다. 10장에서 갈등과 타협의 개념을 알아보면서 리비도와 공격성이 임상 상황에서 어떻게 표현되는지와 더불어 정상 정신 세계와 정신병리에 리비도와 공격성이 기여한 바에 대해 더 알아볼 것이다.

인간의 동기에서 욕동의 역할

구조적 모델에서 보여준 동기에 대한 욕동 이론은 많은 문제점이 있다. 가장 분명한 문제점은 우리가 더 이상 인간을 단 두 가지의 동기적 힘인 성욕과 공격성과 씨름하는 존재로 생각하지 않는 것이다. 실제로 인간의 모든 활동을 이 두 충동들의 변천으로만 생각하기 어렵다. 제 IV부에서 우리는 애착, 분리, 각종 자기-증진의 욕구들과 같은 추가적인 동기들을 고려할 것이다. 우리는 이러한 동기들이 어떻게 대상관계이론이나 자기심리학에서 기술되는지 11, 12장에서 살펴볼 것이다. 추가로 현대 정신역동적 이론가들은 동기에 대해 이보다 더 복잡한 것까지도 알고 있지만, 동기에 대한 완벽한 이론을 위해 심리학자, 뇌과학자, 진화 생물학자, 사회학자, 정치학자 사이에 폭넓은 다학제 간 대화가 필요하다고 생각한다.

이러한 개념화의 제한점에도 불구하고, 동기에 대한 생각을 욕동으로 개념화시키면서 얻는 이득은 많다. 개념화를 통해 우리는 임상가들이 인간의 동기에 대해 주장해온 세 가지 중요한 관찰들을 이야기해 볼 수 있다: 1) 인간은 특정 종류의 열망들로부터 지속적인 압력을 받고 있다; 2) 인간은 종종 열망을 서로 대체할 수 있는 다양한 형태로 표현한다; 3) 인간은 신체에서 유래된 것으로 보이는 열망을 갖고 있다. 이제 이 세 가지 관찰을 하나하나 이야기해보자.

첫째, 욕동이란 개념은 인간의 마음에서 무엇이 그 목적을 달성하기 위해 지속적으로 요구하는 힘으로 나타나는지 알게 한다. 즉, 인간의 동기는 산발적이거나 간헐적인 힘으로 나타나지 않고 대신 지속적으로 나타난다. 추가로 인간의 동기는 매번 만족을 요구하여 종종 피할 수 없다. 욕동이란 개념은 인간의 열망이 갖고 있는 이같은 측면을 몇몇 동기적 힘들이 정신 활동에 가하는 압력의 지속적, 독단적 성질을 강조하며 표현한다. 이런 요구를 만족시키기 위한 노력은 지속적, 반복적, 안정적인 성격적 특성이나 생활 방식에서 찾아볼 수 있다. 실제로 쾌락을 지속적으로 탐색하는 것은 "살아있는" 느낌이나 활기, 기쁨과 같은 감각과 "삶의 즐거움"에 감사하는 것과 같은 성격의 가장 기본적인 측면들에 바탕을 두고 있다. 이런 탐색이 너무 많이 좌절되면 무력해지고 억제되고 "죽은 듯한" 느낌을 갖게 된다. 공격성을 표현하려는 지속적인 소망은 주도적이고 자기 주장을 하고 활동적인 모습과 같은 성격의 기본적인 측면들에 바탕을 이루고 있다. 또 이러한 소망이 너무 많이 좌절되면 지나치게 온순하거나 수동적이게 된다 (10장에서 우리는 공격성을 확실하게 억제하느라 고통 받는 남자가 이러한 수동성을 어떻게 표현하는지 예를 통해 살펴볼 것이다).

둘째, 욕동이란 개념은 인간이 추구하고자 하는 것들을 서로 대체할 수 있는 여러 가지 형태로 드러낸다는 사실을 담고 있다. 실제로 프로이트의 성인들의 성관계를 넘어서는 성욕에 대한 개념의 확장은 인간의 심리를 이해하는데 그의 혁신적인 기여들 중 하나였다. 빨기, 변보기, 성기에 대한 흥미와 같이 서로 전혀 달라보이는 현상 뒤에 자리잡은 리비도란 하나의 욕동을 가정하면서 아이들의 쾌락 추구 행동들도 연속선 위에 있다고 프로이트는 주장했다. 아이들의 쾌락 추구 행동도 어른들의 전희, 성관계와 같은 성적활동이나(종종 "성도착"이라고 불리는) 비전형적 성적 활동을 포함한 어른들의 쾌락 추구 행동들과 연속선 상에 있다. 이처럼 우리가 다양한 행동들이 하나의 동기적 힘에서 비롯되었다고 주장하는 데에는 이들이 서로 대체할 수도 있다는 뜻이 담겨있다. 이같은 대체는 하나의 쾌락(또는 공격성)을 추구하는 형태가 받아들일 수 없다고 여겨질 때 일어난다. 쾌락 추구나 공격성은 (신경증인 사람들에서는) 증상이나 (모든 사람들에서) 성격적 특성을 비롯해 겉보기에 성적이지 않거나 공격적이지 않은 행동의 형태로 위장할 수도 있다. 마지막으로 쾌락 추구나 공격성은 문화적으로 받아들일 수 있는 예술, 과학, 종교와 같은 활동들로 스스로 위장할 수 있다. 즉 아이들의 성욕과 공격성, 어른들의 성욕과 공격성, 성도착, 신경증적 증상, 성격적 특성, 문화적 활동과 같이 비슷해 보이지 않는 다양한 현상들이 리비도나 공격성의 위장된 형태로 각각 표현되거나 더 흔하게는 둘이 같이 표현되며 서로 연관되어 있다. 프로이트가 이러한 이질적인 현상들 사이에서 공통점을 찾아낸 것은 그의 생각이 매우 혁신적이었다고 볼 수 있다. 사람들은 여전히 아이들이 성적 소망을 갖고 있거나 "정상적인" 성욕과 "도착적인" 성욕의 구분이 임의적이거나, 성격적 특성이나 문화 활동이 성적, 공격적 기원을 갖을 수 있다는 것을 받아들이기 어려워한다 (부록 A, "리비도 이론" 참고).

마지막으로 욕동이란 개념은 우리가 마음과 신체 사이에 중요한 연결이 있다고 말할 수 있게 한다. 실제로 1장 ("개요: 마음을 설명하기")에서 말했듯이 정신분석적 마음의 모델이 다른 마음의 과학들에 중요한 이유는 *체화(embodiment)*를 강조하기 때문이다. 체화란 개념은 마음이 신체와 본질적으로 연결되어 만들어지거나 신체가 마음에 본질적으로 필수적인 요소라는 생각을 포함한다. 동기에 대한 욕동 이론은 마음의 동기적 힘들이 신체적 욕구에서 나온 것이라고 주장한다. 즉, 이드가 성감대에서의 경험과 같은 신체적 경험으로부터 생기고 형성된다. 실제로 구조적 모델은 자아도 신체에서 형성된다고 주장한다. 예를 들면 우리가 공격성을 신체적으로 표현한다고 기술했듯이, 비유는 우리가 생각과 언어를 체계화하는데 매우 효과적인 방법이다; 비유에서 신체는 문자 그대로 우리에게 "생각을 위한 음식"을 제공한다 (Lakoff와 Johnson 1980, 1999; Melnick 1997). 마지막으로 다음 논의에서 살펴볼 초자아조차 신체와의 관계에서 형성된다.

초자아

마음의 구조적 모델에서 초자아는 마음에서 흔히 양심이라고 알려진 부분이다. 정신 세계의 쾌락을 추구하는 모습을 대변하는 이드와는 매우 대조적으로 초자아는 도덕성과 관련된 정신 세계의 모습을 대변한다. 초자아는 우리 스스로를 평가하는 *자아 이상(ego ideal)*이라고 일컫는 일련의 가치관과 이상으로 구성된다. 또한 우리의 행동을 안내하는 일련의 금지나 지시도 포함한다. 비록 초자아의 많은 파생물들을 단순한 자기 성찰로 쉽게 관찰할 수도 있지만, 초자아의 대부분은 무의식적으로 작동한다. 실제로 우리 대부분은 경험의 많은 부분이 옳고 그름에 대한 생각과 감정을 다룬다는 것을 인지하고 있다.

우리는 초자아에 있는 이상들에 근접할 때 행복감과 자존감을 느낀다. 즉, 우리는 스스로를 좋게 여긴다. 우리는 이상에 미치지 못하거나 초자아의 금지를 위반했을 때 뼈아픈 열등감, *수치심(shame)*("다른 사람들이 나를 나쁘다고 판단"하는 느낌), *죄책감(guilt)*("나 스스로를 나쁘다고 판단"하는 느낌)을 느낀다 (Lansky 1994). 또 초자아는 나쁜 생각이나 행동을 처벌한다. 이러한 처벌 가운데 일부는 명백하게 회유나 배상과 같은 행동으로 나타난다. 많은 부분은 증상, 성격적 특성, 다른 활동으로 위장해서 나타난다. 수치심, 죄책감 그리고 자기 처벌적인 행동은 자기 조절의 독특한 측면이다. 실제로 프로이트는 종종 초자아를 인간과 다른 동물들을 가장 명확하게 구별하는 심리적 기능이라고 주장했다 (Auchincloss와 Samberg 2012, 252-255쪽; Freud 1900/1962).

도덕성의 개념은 구조적 모델(그리고 초자아의 개념)이 발명되기 오래 전 지형학적 모델에서도 중요한 역할을 했다. 이런 초기 마음의 모델에서 무의식적 소망이 검열에 의해 종종 "받아들일 수 없다"고 판단되는 것에도 도덕성이 작용한다고 볼 수 있다. 그러나 지형학적 모델에서 도덕성은 대충 부모의 권위에 의해 세대 간 내려오는 사회로부터 부여된 명령과 동등하다고 다소 모호하게 정의되었다. 구조적 모델에서는 이러한 도덕성을 모호하게 기술하기보다 좀 더 복잡하게 바라보고 있다. 초자아의 발달은 경험의 여러 측면이 관여하는 복잡한 과정으로 부모의 이상, 요구, 위협을 내재화하고, 이러한 부모의 이상, 요구, 위협에 대한 아이의 원초적 공상들을 구조화하고 아이 스스로의 공격적 소망을 길들이는 것을 비롯한 자아를 감시하는 모든 활동들로 이해할 수 있다.

본래 초자아는 오이디푸스 시기의 끝에 나타나며 부모의 금지와 경쟁 부모에 대한 아이가 지닌 공격성의 혼합물로 드러난다고 생각되었다. 프로이트가 말했듯이, 초자아는 "오이디푸스 콤플렉스의 계승자(the heir to the Oeidipus complex)"이다 (Freud 1923/1962, 48쪽)(7장 참고). 그러나 현대 정신역동적 임상가들은 오이디푸스 시기를 초자아가 처음으로 등장하는 시기라기보다 도덕성에 대한 생각이 발달하는데 작용하는 여러 긍정적, 부정적인 초기 경험들과 감정들이 공고화되는 중요한 시기라고 생각한다. 현대 정신역동적 이론은 초자아의 발달이 출생 직후 신생아-양육자의 정동 교류(affective communication)에서부터 시작한다고 추적했던 발달 심리학자들의 관찰에서 비롯되었다. 18개월에서 36개월 사이의 아이들은 이미 타인에 대한 공감, 잘못에 대한 정동 반응, 친사회적 행동과 태도, 도덕적 딜레마를 고심할 수 있는 능력으로 대변되는 몇몇 초자아의 기능을 내재화하고 있다 (Blum과 Blum 1990; Decety와 Ickes 2009; Emde와 Buchsbaum 1990; Gilmore와 Meersand 2013). 다른 이론가들은 초자아의 발달과 변화가 나머지 생애 주기에서도 일어난다고 강조한다 (Blos 1979; Bornstein 1951, 1953; A. Freud 1936/1974; Gilmore와 Meersand 2013; Sarnoff 1976). 어쨌든 초자아는 어느 정도 양육자들과의 관계를 내재화한 분명한 결과이기 때문에, (11장에서 기술될) 관계들을 내재화하는 과정이 모든 심리적 구조들의 수립에 중요한 역할을 하는 대상관계이론이란 다음 마음의 모델로 안내한다.

초자아와 아이의 마음

초자아는 아동기에 발달하기 때문에 아이의 미성숙한 마음에 각인된다. 예로 초자아는 부모와의 상호작용 과정 중에 발달하기 때문에 개인적인 성질을 띄게 된다. 우리는 행동을 감시하고 판단하는 내부의 "목소리"나 "눈"으로 우리의 양심을 경험하는 경향이 있다. 또한 우리는 부모님을 생각하듯이 양심이 어디에나 있고 모든 것을 안다고 경험하는 경향이 있다. 실제로 우리는 부모님을 대하듯이 종종 스스로의 양심을 숨기거나 유혹하기도 한다. 초자아는 또한 아이의 공상 세계에 해당하는 원시적인 비이성적 요소들을 갖고 있다. 예를 들어 우리의 이상들은 종종 우리가 현실적으로 성취할 수 있는 것보다 훨씬 높다. 이는 영아기의 전능감에 대한 향수와 아동기의 부모님에 대한 이상화된 관점을 유지하고 싶은 소망 두 가지를 모두 반영한다.

판단과 처벌에 대한 두려움 또한 원시적이고 비이성적이다. 아이들에게 가장 큰 두려움에 해당하는 거세(castration), 훼손(mutilation), 버림(abandonment)에 대한 두려움들이 이에 해당한다. 보통 이러한 위협들은 평균적인 부모의 행동보다 훨씬 더 야만적인데, 이는 아이 스스로 길들여지지 않은 공격적 공상들이 초자아에 들어간 것을 반영한다 (Freud 1923/1962). 초자아는 생각과 행동을 마치 동일한 것처럼 판단하는데, 이는 어린 아이들이 생각과 행동을 쉽게 구별할 수 없는 것을 반영한다. 실제로 이는 프로이트가 생각했던 인간이 평소 "불만스럽다"고 느끼는 중요한 이유이다 (Freud 1930/1962). 초자아의 의무는 종종 모순적이기 때문에 맞추기 불가능하다. 예를 들면 오이디푸스 콤플렉스의 잔향으로 많은 남자들은 초자아로부터 생긴 상충된 요구들과 씨름한다: 성공한 남성으로서 아버지의 이미지처럼 살라는 요구와 동시에 아버지와 너무 닮으면 처벌받을 것 같은 위협적인 명령. 즉, 초자아는 우리가 무엇을 하든지 간에 스스로에 대해 100% 만족하기 어렵게 하는 성질이 있다.

우리는 이러한 초자아의 원시적이고 원초적인 측면을 인식하고 있기 때문에 종종 양심을 동물인 것 같다고 하거나, 동물에 비유하기도 한다. *피노키오* 동화에 나온 "Jiminy Cricket(귀뚜라미)!"으로 조각된 인형의 양심을 생각해보자. 이와 같이 사람은 양심이 마음 속에서 "모기가 윙윙거리는 것" 같다고 불평하거나, "괴롭"히거나 "신랄"하다고 경험한다. 우리는 프로이트가 이드를 말로 묘사하며 이드와 자아의 관계를 말과 기수의 관계라고 말한 것을 기억한다. 그가 이드를 우리의 "동물적 본성"이라고 말한 점은 놀랍지 않지만 초자아를 동물로 표현한 것은 놀라운 일이다. 우리는 종종 이드와 초자아를 동물과 비교하며 프로이트가 이드와 초자아가 서로 밀접하게 연관되어 있다고 주장한 것이 무엇을 의미하는지 명확하게 알고 있다 (Freud 1923/1962). 그는 이 둘이 아동기에 원초적 기원을 공유하고 이드의 공격성이 초자아에 공급된다고 했다. 실제로 프로이트가 자신의 공격성을 (돌려서 자신에게 향하도록) 도덕성이란 형태로 스스로를 감시하거나 통제하는데 사용한다고 주장한 것은 그가 심리학이란 학문에 남긴 또 하나의 유용한 기여이다.

구조적 모델의 정신병리에 대한 이론에 기여한 초자아

정상 상황에서 초자아는 발달의 과정에 거치며 점점 차분해지고, 현실적이며, 개인적이지 않으며 일관되고 감당할 수 있는 이상의 집합이 된다. 이러한 이상은 합당한 수준의 자기 감시와 자기 제어에 충분히 부합한다. 병리적인 상황에서 초자아는 형편없게 구조화되고 취약해서 병리적이거나 범죄 행동으로 나타난다. 또한 초자아는 지나치게 가혹하고 가학적이어서 과도한 자기 처벌이나 도덕적 경직으로 나타난다. 자기 처벌은 자해나 자살 행동, 쾌락 억제, 우울증, 모든 종류의 피학증의 형태로 쉽게 관찰된다 (Brenner 1959). 초자아 병리는 "성공으로 망가지는 사람들(Those Wrecked by Success)"(성취하고 나서 발부리에 걸려 스스로 벌하는 강렬한 무의식적 죄책감을 갖고 있는 사람), "나는 예외라고 생각하는 사람들(The Exceptions)"(스스로 불공평한 인생을 살아왔고 이미 너무 많이 고통받았기 때문에 평범한 도덕적 기준을 따를 필요가 없다고 생각하는 사람), "죄책감에서 비롯된 범죄자들(Criminals Out of a Sense of Guilt)"(강렬한 무의식적 죄책감을 갖고 범죄를 저질러서 붙잡히고 처벌받게 되는 사람들)과 같이 프로이트가 기술한 여러 유명한 "유형(types)"을 비롯한 대부분의 성격 유형에서 나타난다 (Freud 1916/1962). 10장에서 우리는 갈등과 타협의 개념을 알아보며 초자아(와 이드)가 어떻게 정상 정신 세계와 정신병리에 기여했는지 더 알아볼 것이다.

그러나 여기서 인용한 대부분의 예시가 초자아의 가혹하고 처벌하는 측면들의 영향을 강조했다는 점을 또다시 주지할 필요가 있다. 실제로 프로이트는 이러한 양심의 부정적인 처벌하는 측면만 알고 있었고 긍정적인 측면에 대해서는 거의 기술하지 않았다 (Freud 1927/1962). 그는 마찬가지로 중요한 초자아의 많은 애정 어린 측면들에 대한 이론을 제시하는데 실패했다는 비평을 종종 받아왔다. 다수의 대상관계이론가를 비롯한 보다 최근의 이론가들은 애정 어린 초자아(Schafer 1960)나 (11장에서 보게 될) 단연코 대부분의 시간 우리가 올바른 일을 하면 스스로에 대해 좋게 느끼게끔 하는 내재화된 좋은 대상의 중요성에 대해 강조했다. 실제로 우리가 정신병리나 정신역동적 기법에 대한 이론에 미친 대상관계이론의 영향을 논의하면서, 부정적 감정과 마주하면서 좋은 내적 대상을 유지하는 능력이 얼마나 중요한지에 대해 더 배울 것이다. 자기심리학을 (12장에서) 논의할 때는 엄마와 아이 사이에 긍정적 감정들이 어떻게 건강한 자기에서 핵심적인 목표와 이상의 발달을 이끄는지 배우면서, 자아 이상의 개념이 어떻게 확대되는지 살펴볼 것이다.

구조적 모델의 치료 작용에 대한 이론에 기여한 초자아

정신역동적 정신치료자는 환자의 초자아가 어떻게 작동하는지 이해하기 위해 많은 시간을 들인다. 초자아는 모든 사람들의 거의 대부분 생각, 느낌, 행동에 많거나 적게나마 기여한다. 비이성적인 초자아는 불합리하고 모순적인 이상들이 거의 모든 종류의 정신병리에 기여하도록 한다. 때때로 초자아 병리는 피학증, 우울증, 그리고 여러 종류의 억제와 같은 정신병리에서 우세하다.

그러므로 모든 정신역동적 정신치료는 환자의 도덕성에 대한 태도, 환자의 이상, 환자가 죄책감이나 수치심을 느끼거나 스스로에 대해 좋다고 느끼는 상황을 탐색해야만 한다. 자기 처벌로 이르는 상황도 탐색해야 한다. 초자아는 너무도 명백하게 양육자들과의 관계에서 발달하기 때문에 치료자를 비롯한 권위적인 인물들에게 외재화되기 쉽다. 이는 환자가 치료자를 흔히 옳고 그름을 심판하거나, 쉽게 반대하거나 용서하거나, 아니면 환자를 평가하는 사람처럼 경험하기 때문에 임상적으로 전이를 이해하는 것은 특히 중요하다. 실제로 정신역동적 정신치료의 치료 작용에 대한 가장 영향력 있던 초기 관점 가운데 하나는 환자의 초자아가 시간이 지나며 환자의 소망에 대해 종종 덜 가혹하고 도덕주의적이라고 여기는 치료자와의 상호작용을 내재화하며 수정된다고 주장했다 (Strachey 1934). 우리는 10장으로 넘어가서 초자아가 임상 현장에서 어떻게 표현되고, 환자가 타협을 형성하는데 도덕성을 잘 조절할 수 있도록 정신역동적 정신치료가 도움을 어떻게 주는지 배울 것이다.

도덕적 발달 이해하기: 일반 심리학과 인지 뇌과학의 기여

현대 정신역동적 임상가들은 완벽한 도덕성 이론이 사회 심리학(Appiah 2008; Blasi 1980; Haidt 2008), 인류학(Gilmore 1991), 발달 심리학(Eisenberg 2000; Emde et al. 1991; Gilligan과 Wiggins 1988; Kohlberg 1963, 1976; Turiel 1998; Zahn-Waxler et al. 1992)을 비롯한 여러 학문들의 의견이 필요로 한다는 점을 인지하고 있다. 실제로 철학자 필리파 풋(Philippa Foot)이 소개한 "트롤리 문제"라고 불리는 다양한 상황에서 피험자들에게 달리는 전차에서 위험한 사람들을 어떻게 구할 것인지 묻는 유명한 사고 실험은 우리가 옳고 그름의 문제를 어떻게 다루는지 연구하는 실험적 방법에 흥미를 갖는 "트롤리학자"란 세대를 낳았다 (Grimes 2010). 초자아의 개념과 연관된 연구를 예로 들면 사회 심리학자들은 "마음 한 구석에서 당신을 바라보고 있는" 권위적인 인물들을 상상하는 사람들이 낮은 자존감을 갖는다고 발견했고 (Baldwin et al. 1989); 자아 이상의 개념과 연관된 연구에서 사회 심리학자들은 개인의 자기 가치(self-worth)가 사람에 따라 다르고 다양하며 (Crocker와 Wolfe 2001), 자기 이상이 자존감에 끼치는 영향에 따라 사람들이 행동하는지를 알아냈다 (Higgins 1987). 또 뇌과학자들은 뇌 기능 연구와 유전학적 연구에서 옳고 그름을 판단하는 감각의 유무에 대한 생물학적 기반의 강력한 증거를 제시하는 도덕성에 대한 연구에 관심이 있다. (Delgado et al. 2005; Greene et al. 2001; Grigsby와 Stevens 2000; Koenigs et al. 2007; Weston과 Gabbard 2002). (도덕성의 발달과 기능에 대한 일반 심리학과 뇌과학이 보여준 흥미로운 근거들은 폴 블룸(Paul Bloom)의 책 *선악의 진화 심리학(Just Babies: The Origins of Good and Evil)*[2013]을 참고).

이 장의 요약과 핵심 차원에 대한 표

표 9-1은 앞의 구조적 모델의 핵심 차원에 대한 표에 동기, 구조/과정, 발달에 대한 주요 개념들을 추가한 것이다.

- **지형적 관점:** 이드는 전적으로 무의식이라고 정의된다. 초자아는 의식/전의식, 무의식적 측면들을 모두 갖고 있다.
- **동기적 관점:** 이드는 *욕동–리비도*와 *공격성*–이 있는 곳이다. 욕동은 신체적 욕구나 충동의 정신적 표상이다; 욕동은 만족하기 위해 지속적으로 마음에 요구한다. 욕동의 목적은 위장된 형태로 나타나며 다른 목적으로 대체될 수 있다. 초자아의 목적은 도덕성과 관련된 모든 동기를 포함한다.
- **구조적 관점:** 이드는 인간이란 유기체의 생물학적 욕구와 가장 밀접하게 연관된 마음의 구조이다. 이드는 결과에 관계없이 만족과 쾌락을 추구하는 일차 과정의 기능 방식에 따라 작동한다. 초자아–흔히 양심으로 알려진 마음의 부분–는 우리의 행동을 안내하는 일련의 금지나 지시로 구성된다; 초자아는 또한 우리 스스로를 평가하는 *자아 이상(ego ideal)*이라고 부르는 일련의 가치관과 이상으로 구성된다.
- **발달적 관점:** 리비도는 내재된 일련의 정신성욕 시기인 (전오이디푸스 시기를 구성하는) 구강, 항문, 초기 생식기(남근) 시기; 생식기/오이디푸스 시기(즉, 오이디푸스 시기); 잠복기; 청소년기를 따라 발달한다. 발달의 전오이디푸스와 오이디푸스 시기를 합쳐서 종종 *유아 성욕*이라고 일컫는다. 유아 성욕은 특히 승화나 반동 형성과 같은 방어에 의해 변환되어 때때로 증상이나 성격적 특성으로 나타날 수 있다. 증상과 성격적 특성 모두 *고착*(특정 시기의 압도적 영향)되거나 *퇴행*(나중 시기의 쾌락 대신에 이전 시기의 쾌락을 추구하는 것으로 대체)한 증거를 보여주기도 한다. 공격성 또한 발달의 단계를 거친다.

  초자아는 본래 오이디푸스 시기의 끝에 나타난다고 생각되었으나, 현대 이론가들은 오이디푸스 시기가 초자아가 처음 등장하는 시기라기보다 도덕성에 대한 생각이 발달하는데 역할을 하는 초기의 경험들과 감정들의 중요한 공고화가 되는 시기로 흔히 초자아의 발달은 좀 더 일찍 시작한다고 생각한다. 다른 이론가들은 초자아의 발달과 변화가 생애 주기에 걸쳐 이루어진다고 강조한다.

- **정신병리에 대한 이론:** 이드의 원초적 충동—신체적 쾌락을 찾고 공격성을 표현—은 모든 종류의 정신병리에 기여한다. 병리적인 상황에서 초자아는 형편없게 구조화되고 취약해서 병리적이거나 범죄 행동들로 나타나거나, 지나치게 가혹하고 가학적이어서 과도한 자기 처벌이나 도덕적 경직으로 나타난다.
- **치료 작용에 대한 이론:** 모든 정신역동적 정신치료는 이드의 탐색(예, 리비도적 소망을 충족시키거나 공격적 충동을 표현하려는 전이적 소망)과 초자아의 탐색(예, 도덕성에 대한 태도, 이상, 그리고 죄책감이나 수치심을 일으키는 상황)을 포함한다.

[표 9-1] 구조적 모델 부분 2: 이드와 초자아

지형	동기	구조/과정	발달	정신병리	치료법
자아와 초자아는 의식/전의식과 무의식적 측면을 모두 갖고 있다 이드는 전적으로 무의식에 있다	자아, 초자아, 이드는 각각 분리된 목적을 갖고 있다: 자아–항상성과 적응 초자아–도덕적 의무 이드–욕동 **리비도** **공격성** 상충되는 목적들 때문에 갈등은 항상 존재한다	마음은 자아, 초자아, 이드 세 개의 구조로 구분된다 자아 자아 기능 방어 내재화 동일시 자아 정체성 **초자아** **자아 이상** **이드**	자아 발달 에릭슨의 시기 **초자아 발달** **욕동의 발달 (이드)** **정신성욕 시기** **(구강, 항문, 초기 생식기[남근], 생식기/오이디푸스, 잠복, 청소년)** **고착** **퇴행**	자아의 강도/자아의 나약함은 정신건강/질병의 지표이다	자아를 강화 "이드가 있던 곳엔 반드시 자아가 있게 된다"

인용문헌

Abraham K: Contributions to the theory of the anal character (1921), in Selected Papers of Karl Abraham, MD. Edited by Jones E. London, Hogarth Press, 1948, pp 370-392

Abraham K: The influence of oral eroticism on character-formation (1924), in Selected Papers of Karl Abraham, MD. Edited by Jones E. London, Hogarth Press, 1948, pp 393-406

Abraham K: Character-formation on the genital level of the libido (1925), in Selected Papers of Karl Abraham, MD. Edited by Jones E. London, Hogarth Press, 1948, pp 401-417

Appiah KA: Experiments in Ethics: The Flexner Lectures. Cambridge, MA, Harvard University Press, 2008

Auchincloss EL, Samberg E: Psychoanalytic Terms and Concepts. New Haven, CT, Yale University Press, 2012

Baldwin MW, Carrell SE, Lopez DF: Priming relationship schemas: my advisor and the pope are watching me from the back of my mind. J Exp Soc Psychol 26:435-454, 1989

Blasi A: Bridging moral cognition and moral action: a critical review of the literature. Psychological Bulletin 88:1-45, 1980

Bloom P: Just Babies: The Origins of Good and Evil. New York, Crown, 2013

Blos P: The Adolescent Passage. New York, International Universities Press, 1979

Blum E, Blum H: The development of autonomy and superego precursors. Int J Psychoanal 71:585-595, 1990

Bornstein B: On latency. Psychoanal Study Child 6:279-285, 1951

Bornstein B: Masturbation in the latency period. Psychoanal Study Child 8:65-78, 1953

Brenner C: The masochistic character: genesis and treatment. J Am Psychoanal Assoc 7:197-226, 1959

Brenner C: The Mind in Conflict. Madison CT, International Universities Press, 1982

Crocker J, Wolfe CT: Contingencies of self-worth. Psychol Rev 108:593-623, 2001

Decety J, Ickes W (eds): The Social Neuroscience of Empathy. Cambridge, MA, MIT Press, 2009

Delgado MR, Frank RH, Phelps EA: Perceptions of moral character modulate the neural systems of reward during the trust game. Nature Neuroscience 8:1611-1618, 2005

Eisenberg N: Emotion, regulation, and moral development. Annual Review of Psychology 51:665-697, 2000

Emde R, Buchsbaum H: "Didn't you hear my mommy?" Autonomy with connectedness in moral self-emergence, in The Self in Transition: Infancy to Childhood. Edited by Cicchetti D, Beeghly M. Chicago, IL, University of Chicago Press, 1990, pp 35-60

Emde R, Biringen Z, Clyman R, et al: The moral self of infancy: affective core and procedural knowledge. Dev Rev 11:251-270, 1991

Freud A: The ego and the mechanisms of defense (1936), in The Writings of Anna Freud. Vol 2. New York, International Universities Press, 1974, pp 3-176

Freud S: The interpretation of dreams (1900), in The Standard Edition of the Complete Psychological Works of Sigmund Freud, Vol 4/5. Translated and edited by Strachey J.

London, Hogarth Press, 1962, pp 1–626

Freud S: Three essays on the theory of sexuality (1905), in The Standard Edition of the Complete Psychological Works of Sigmund Freud, Vol 7. Translated and edited by Strachey J. London, Hogarth Press, 1962, pp 123–246

Freud S: Character and anal erotism (1908), in The Standard Edition of the Complete Psychological Works of Sigmund Freud, Vol 9. Translated and edited by Strachey J. London, Hogarth Press, 1962, pp 167–176

Freud S: Instincts and their vicissitudes (1915), in The Standard Edition of the Complete Psychological Works of Sigmund Freud, Vol 14. Translated and edited by Strachey J. London, Hogarth Press, 1962, pp 109–140

Freud S: Some character–types met with in psycho–analytic work (1916), in The Standard Edition of the Complete Psychological Works of Sigmund Freud, Vol 14. Translated and edited by Strachey J. London, Hogarth Press, 1962, pp 309–333

Freud S: Beyond the pleasure principle (1920), in The Standard Edition of the Complete Psychological Works of Sigmund Freud, Vol 18. Translated and edited by Strachey J. London, Hogarth Press, 1962, pp 1–64

Freud S: The ego and the id (1923), in The Standard Edition of the Complete Psychological Works of Sigmund Freud, Vol 19. Translated and edited by Strachey J. London, Hogarth Press, 1962, pp 1–66

Freud S: Humour (1927), in The Standard Edition of the Complete Psychological Works of Sigmund Freud, Vol 21. Translated and edited by Strachey J. London, Hogarth Press, 1962, pp 159–166

Freud S: Civilization and its discontents (1930), in The Standard Edition of the Complete Psychological Works of Sigmund Freud, Vol 21. Translated and edited by Strachey J. London, Hogarth Press, 1962, pp 57–146

Furst S: A psychoanalytic study of aggression. Psychoanal Study Child 53:159–178, 1998

Gilligan C, Wiggins G: The origins of morality in early childhood relationships, in Mapping the Moral Domain: A Contribution of Women's Thinking to Psychological Theory and Education. Edited by Gilligan C, Ward JV, McLean Taylor J. Cambridge, MA, Harvard University Press, 1988, pp 111–137

Gilmore DD: Manhood in the Making: Cultural Concepts of Masculinity. New Haven, CT, Yale University Press, 1991

Gilmore KJ, Meersand P: Normal Child and Adolescent Development: A Psychodynamic Primer. Arlington, VA, American Psychiatric Publishing, 2013

Greene JD, Sommerville RB, Nystrom LE, et al: An fMRI investigation of emotional engagement in moral judgment. Science 293:2105–2108, 2001

Grigsby J, Stevens D: The Neurodynamics of Personality. New York, Guilford, 2000

Grimes W: Philippa Foot, renowned philosopher, dies at 90. New York Times, October 9, 2010

Groddeck G: The Book of the It (1923). New York, Knopf, 1949

Haidt J: Morality. Perspectives in Psychological Science 3:65–72, 2008

Higgins ET: Self–discrepancy theory: a theory relating self and affect. Psychol Rev 94:319–340,

1987
Holt R: Drive or wish? A reconsideration of the psychoanalytic theory of motivation, in Psychology vs. Metapsychology: Psychoanalytic Essays in Memory of George S. Klein. Edited by Gill M, Holzman P. New York, International Universities Press, 1976, pp 158-197
Klein GS: Psychoanalytic Theory: An Exploration of Essentials. New York: International Universities Press, 1976
Koenigs M, Young L, Adophs R, et al: Damage to the prefrontal cortex increases utilitarian moral judgments. Nature 446:908-917, 2007
Kohlberg L: Moral development and identification. National Society for the Study of Education Yearbook 62(I):277-332, 1963
Kohlberg L: Moral stages and moralization: the cognitive-developmental perspective, in Moral Development and Behavior: Theory, Research, and Social Issues. Edited by Lickona T. New York, Holt, Rinehart, & Winston, 1976, pp 31-55
Lakoff G, Johnson M: Metaphors We Live By. Chicago, IL, University of Chicago Press, 1980
Lakoff G, Johnson M: Philosophy of the Flesh: The Embodied Mind and Its Challenge to Western Thought. New York, Basic Books, 1999
Lansky M: Shame: contemporary psychoanalytic perspectives. J Am Acad Psychoanal 22:433-441, 1994
LeDoux J: The Emotional Brain: The Mysterious Underpinnings of Emotional Life. New York, Simon & Schuster, 1996
Lorenz K: The concept of instinctive action. Folia Biotheoretica 2:17-50, 1937
Lorenz K: King Solomon's Ring (1949). New York, Harper-Collins, 1979
Melnick B: Metaphor and the theory of libidinal development. Int J Psychoanal 78:997-1015, 1997
Olds ME, Forbes JL: The central basis of motivation: intracranial self-stimulation studies. Annu Rev Psychol 32:523-574, 1981
Panksepp J: Affective Neuroscience: The Foundations of Human and Animal Emotions. Oxford, UK, Oxford University Press, 1998
Parens H: The Development of Aggression in Early Childhood. New York, Jason Aronson, 1979
Reich W: Character Analysis (1933). New York, Simon & Schuster, 1945
Rosenblatt A, Thickstun J: A study of the concept of psychic energy. Int J Psychoanal 51:265-278, 1970
Sarnoff C: On Latency. New York, Jason Aronson, 1976
Schafer R: The loving and beloved superego in Freud's structural theory. Psychoanal Study Child 15:163-188, 1960
Schafer R: A New Language for Psychoanalysis. New Haven, CT, Yale University Press, 1976
Strachey J: The nature of the therapeutic action of psycho-analysis. Int J Psychoanal 15:127-159, 1934
Tinbergen N: The Study of Instinct. Oxford, UK, Clarendon Press, 1951
Turiel E: The development of morality, in Handbook of Child Psychology, Vol 3: Social, Emotional, and Personality Development. New York, Wiley, 1998, pp 863-932
Westen D, Gabbard G: Developments in cognitive neuroscience, I: conflict, compromise, and

connectionism. J Am Psychoanal Assoc 50:53-98, 2002

Zahn-Waxler C, Radke-Yarrow M, Wagner E, et al: Development of concern for others. Dev Psychol 28:126-136, 1992

제10장

갈등과 타협

이 장에서는 갈등과 타협의 개념에 대해 독자들에게 소개한다. 방어의 개념도 알아본다. 또 주변 마음을 다루는 과학들에서 평가(appraisal), 방어(defense)와 관련된 중요한 개념들도 살펴본다. 이 장에서 소개할 단어들은 다음과 같다: *정동(affect), 성격(character), 성격 장애(character disorder), 타협/타협 형성(compromise/compromise formation), 갈등(conflict), 위험 상황(danger situations), 방어(defense), 방어 기제(defense mechanism), 방어 유형(defensive style), 결함(deficit), 자아 이질적(ego dystonic), 자아 동질적(ego syntonic), 체계 간의 갈등(intersystemic conflict), 체계 내부의 갈등(intrasystemic conflict), 정신화(mentalization), 메타인지(metacognition), 관찰하는 자아(observing ego), 성찰 기능(reflective function), 신호 정동/신호 불안(signal affect/signal anxiety), 신체 표지자 가설(somatic marker hypothesis).*

8장 ("새로운 배열과 새로운 개념: 자아")과 9장 ("이드와 초자아")에서 마음의 구조적 모델의 세 가지 요소인 자아, 이드, 초자아에 대해 소개했다. 우리는 지형적 관점에서 각각의 요소들에 무의식적 측면이 있다는 점을 알았다. 우리는 세 가지 요소들이 동기와 구조의 면에서 서로 어떻게 다른지 살펴보았다. 마지막으로 이들의 발달에 대해서 알아보았다. 구조적 모델은 마음의 지형학적 모델에서 유래했기 때문에 세 가지 요소 모두 이전 모델로부터 물려받은 측면이 있다. 이드는 개념적으로 지형학적 모델의 무의식에 가깝다. 자아와 초자아는 특히 검열과 방어의 개념을 비롯한 의식/전의식의 모습을 갖고 있다.

이 장에서 우리는 이드, 초자아, 자아가 어떻게 함께 작용하는지 살펴본다. 비록 이 구조들은 서로 경쟁적인 목적을 지니고 있지만, 자아가 만든 타협을 통해 경쟁을 해결해간다. 타협은 증상, 억제, 매우 다양한 병리적이거나 적응적인 성격적 특성을 비롯한 여러 형태를 취한다. 이 장에서는 갈등과 타협의 개념과 구조적 모델이 정신역동적 정신치료가 어떻게 작용한다고 설명하는지를 살펴볼 것이다.

갈등을 겪는 마음

앞서 살펴보았듯이 초창기부터 정신분석적 마음의 모델은 모든 사람들이 경쟁적인 생각과 감정들 간의 갈등을 겪는다고 주장했다. 마음의 지형학적 모델에서 우리는 갈등을 증상의 형성에서 발견할 수 있다. 드러나는 정신병리가 없더라도 착오행위, 말 실수, 꿈, 성격적 특성에서 갈등을 발견할 수 있다. 지형학적 모델이 무의식과 의식/전의식의 마음 사이에 갈등을 기술한 반면, 마음의 구조적 모델은 외부 현실이 부여한 제한 속에서 작동하는 이드와 초자아 둘 사이에 갈등을 기술한다. 구조적 모델에서 자아는 갈등을 조정하는 책임이 있다. 8장 ("새로운 배열과 새로운 개념: 자아")에서 우리는 자아를 마음에서 항상성과 적응을 책임지는 부분으로 정의했다. 두 책임은 내적 긴장을 조정하는 능력(항상성)과 외부 현실을 평가하고 다루는 능력(적응)을 비롯한 갈등을 조절하는 과정에서 행해진다.

자아는 여러 다른 갈등들을 조정해야 한다. 이드와 초자아의 갈등(*계체 간의 갈등 [intersystemic conflict]*)–예를 들면, 한 남성이 아버지처럼 성적으로 강력해지고 싶은 소망을 갖고 있지만(이드), 이 소망은 죄책감(초자아)과 경쟁할 수 있다–이 있다. 이드나 초자아 내부의 갈등(*계체 내부의 갈등[intrasystemic conflict]*)–예를 들면, 아버지를 대체하고 싶은 한 남성의 소망(이드)은 아버지를 사랑하거나 아버지로부터 사랑 받고 싶은 소망(이드)과 경쟁할 수 있다–도 있다. 혹은 일에서 크게 성공해야만 하는 감정(초자아/자아 이상)과 자녀들에게 완벽해야 한다는 감정(초자아/자아 이상)은 경쟁할 수 있다. 마지막으로 이드나 초자아 또는 둘 다 외부 현실의 요구들과 갈등–예를 들면, 아버지를 대체하고 싶은 소망(이드)은 아버지가 성공하기 위해 필요한 지식의 원천(외부 현실)이라는 인식과 경쟁할 수 있다–을 겪기도 한다. 비록 구조적 모델은 마음을 단 세 가지 부분으로 구분하였지만, 우리는 동기적 힘들이 많이 어쩌면 무한하게 존재하고, 갈등은 매우 복잡하다는 것을 알 수 있다. 설상가상으로 동기적 힘들은 항상 마음 속에서 작용하고 있고, 외부 현실은 절대 사라지지 않는다. 그런 까닭에 마음은 항상 갈등을 겪고 있다.

갈등 조정과 타협 형성

8장 ("새로운 배열과 새로운 개념: 자아")에서 우리는 자아가 사용할 수 있는 다양한 기능들을 알아보았다. 이 장에서는 그 기능들이 갈등을 조정하는데 어떻게 사용되는지 살펴볼 것이다. 구조적 모델은 다음과 같이 사건의 순서를 제시한다: 1) 소망과 도덕적 금지가 생긴다; 2) 자아는 상황을 평가하고 그 정보를 파악한다; 3) 방어가 동원된다; 4) 타협이 형성된다. 이 과정은 무의식적이며 연속적으로 일어난다.

위에서 기술한 갈등 조정의 과정에서 우리는 적어도 두 가지 중요한 자아의 능력을 찾을 수 있다: 평가와 방어.

평가: 신호 정동/신호 불안

만약 자아가 경쟁적인 요구들을 조정하려면, 상황을 평가하거나 무엇이 일어났는지 알아야 한다. 즉, 자아는 다양한 시나리오들 가운데 어떤 것이 일어날지, 다양한 동기들의 결과들을 생각해내야 한다. 예를 들어, 앞에서 언급한 소년/남성이 아버지를 대체하고 싶은 소망을 표현한다면 그에게 어떤 일이 일어날까? 아니면 아버지로부터 사랑받고 싶다는 욕구를 표현한다면 그에게 어떤 일이 일어날까?

마음의 평가 체계는 복잡하고, 일반 심리학은 우리 내부와 외부 세계에서 일어나는 일을 어떻게 알 수 있는지 이해하려고 한다. 정신역동적 접근에서 우리는 외부 현실을 이해하는 개인의 능력을 의미하는 *현실 검증력(reality testing)* 같은 용어들을 사용한다. 내부의 심리적 과정을 이해하는 능력은 *심리적 성찰력(psychological mindedness), 관찰하는 자아(observing ego), 정신화(mentalization)* (Fonagy et al. 2002), *성찰 기능(reflective function)* (Levy et al. 2006)과 같은 용어들을 사용한다. 우리는 이러한 용어들을 사용하며 갈등의 조정에 중요한 자아 기능, 평가 과정에 대해 이야기한다. 3장 ("역동적 무의식의 진화")에서 우리는 일반 심리학에서 인지심리학자들이 일컫는 *무의식적 스캐닝 절차(unconscious scanning operations), 메타인지(metacognition)*라는 스스로의 마음을 관찰하고 그에 따라 우선 순위를 평가하는 과정을 어떻게 연구하고 있는지 언급했다 (Metcalfe와

Shimamura 1994; Roseman과 Smith 2001; Scherer 2001; Uleman 2005).

그러나, 자아는 마음의 내부 상황과 마음과 외부 세계 간의 상황을 평가하고 조절하는데 인지 능력 뿐만 아니라 감정적 능력도 사용한다. 이 과정에서 *정동(affects)* 또는 감정–우리가 다양한 쾌락과 고통을 경험하는 근본적, 선천적인 능력–을 사용한다 (Auchincloss와 Samberg 2012, 8–10쪽). 평가 체계의 정동적, 또는 감정적 측면이 어떻게 작동하는지 살펴보자.

발달의 과정에서 아이는 때때로 소망을 표현함으로써 만족과 쾌락을 얻는다는 점을 배운다. 예를 들면 빨거나 먹고 싶은 소망을 갖고 있는 배고픈 아이는 만족과 쾌락의 경험이 동반된 음식을 받아먹어본 경험이 대부분 있다. 다른 때 이 아이는 소망을 표현하면 실망과 괴로움의 형태로서 고통을 겪는다는 것을 배운다. 예를 들면 빨거나 먹고 싶은 소망을 갖고 있는 배고픈 아이는 다양한 이유에서 좌절이나 고통을 겪을 수 있다. 생애 주기에 걸쳐 쾌락이나 고통의 정동적 경험은 점차 복잡하고 미묘한 형태로 모든 소망이나 목적에 동반한다.

시간이 지나며 아이는 소망과 동반되는 쾌락이나 고통의 경험을 기억하고, 소망들을 어떻게 조절할지 결정하는데 그 기억들을 사용하는 방법을 배운다. 아동기부터 자아는 모든 소망들을 추구함으로써 생길 쾌락의 양과 고통의 양을 비교하는 평가의 과정을 거치도록 한다. 이 평가의 과정에서 자아는 *신호 정동(signal affect)*–과거로부터 기억한 정동(쾌락 또는 고통)을 약화된 형태로 경험–을 사용한다 (Auchincloss와 Samberg 2012, 9쪽). 자아는 소망을 추구하면 따라올 쾌락을 알 수 있도록 모든 종류의 기분 좋은 정동(예, 행복, 만족, 자부심)을 사용한다. 또한 소망을 추구하면 따라올 고통을 알 수 있도록 모든 종류의 부정적인 정동(예, 불안, 수치심, 죄책감)을 사용한다. 만약 자아가 소망을 표현하면 쾌락이 올 거라는 신호를 받는다면 자아는 소망에 초록불을 켤 것이다. 만약 고통이 올 거라는 신호를 받는다면, 자아는 빨간불을 켤 것이다. 경쟁적인 소망들은 대부분 변치 않는 갈등이 있기 때문에 자아는 타협을 찾을 필요가 있다. 타협은 자아가 시시각각 상황에 대해 순식간에 결정할 수 있도록 빨리 형성된다. 뿐만 아니라 동기가 다양하고 마음의 여러 부분에서 나온다는 것을 기억하면, 우리는 평가의 과정이 얼마나 복잡한지 깨달을 수 있다. 정동은 많은 정보를 빠르고 효과적으로 전달하기 때문에 평가 체계의 구성 요소로서 잘 작동한다. 또한 정동은 방어를 동원할 수 있기 때문에 잘 작동한다.

처음 프로이트가 평가 체계를 기술했을 때에는 불안의 형태로 겪는 고통스러운 경험에 초점을 두고, 자아가 다양한 결과를 예측하고 결정하기 위해 *신호 불안(signal anxiety)*을 활용한다고 제시했다. 프로이트는 모든 인간에서 불안을 유발시키는 *위험 상황(danger situations)*의 보편적인 발달 순서에 대해 기술했다. 이 위험 상황들은 중요한 대상의 상실, 대상의 사랑을 상실, 거세 불안(신체적 처벌에 대한 두려움에 붙여진 이름), 궁극적으로 초자아의 반감, 죄책감을 포함한다 (Freud 1926/1962). 정신분석적 마음의 모델이 발달하며 다른 이론가들도 전형적인 불안의 목록에 분리 불안(separation anxiety) (Bowlby 1960), 낯선 사람에 대한 불안(stranger anxiety) (Spitz 1950), 박해 불안(persecutory anxiety) (Klein 1940; 11장, "대상관계이론" 참고)을 추가했다. 프로이트는 틀림없이 어느 정도 염세적이었고, 이는 그가 불안과 불쾌함을 강조하는데 작용했을 것이다. 실제로 우리는 초자아에 대해 논의하며 프로이트가 긍정적인 면을 거의 강조하지 않은 것을 보았다. 그러나 우리가 즐거운 경험들보다 부정적인 경험을 더 강하게 기억한다고 제시하는 연구들이 있어 아마도 프로이트의 부정적 강조는 적절할 것이다 (Christianson과 Loftus 1987; Kahneman과 Tversky 1979; Ochsner 2000). 프로이트는 평가 체계에서 고통스러운 정동을 강조했지만, 다른 이론가들은 우리가 제대로 된 길에 있다고 신호를 보내는 자아가 활용하는 긍정적인 감정들도 강조했다. 예를 들면 자아는 우리가 "옳은 일을 하고 있다"거나 우리가 스스로의 소망을 추구해도 "안전"할 것이라는 감정을 인지하면서 느끼게 되는 좋은 감정을 활용한다 (Sandler 1960; Schafer 1960; Stern 2003). 발달 정신분석가들은 또한 어른들이 사용하는 평가 체계를 형성하는데 흥미, 호기심, 즐거움, 자부심과 같은 긍정적인 감정들의 중요한 역할을 강조했다 (Emde 1983, 1991).

많은 사람들은 정신분석적 모델의 *신호 불안* 개념과 일반 심리학에서 학습 이론의 *학습된 기대감(learned expectations)* (Bandura 1977) 개념과의 유사성에 주목한다. 게다가 우리 행동의 많은 부분을 결정하는 보상 체계의 형성에 인지 뇌과학에서 찾아낸 뇌의 여러 부분들이 중요하다고 뒷받침하는 여러 근거가 있다 (Olds와 Forbes 1981).[1] 또한 인지 뇌과학은 편도체가 두려움을 일으키는 것처럼 뇌구조의 역할이나 행동을 결정하는데 공포

1 국립정신건강연구소의 연구 영역 기준의 "긍정적 유의성 체계(Positive Valence Systems)," "부정적 유의성 체계(Negative Valence Systems)," "인지 체계(Cognitive Systems)"를 참고 (nimh.nih.gov/research-priorities/rdoc/index.shtml; 역자 수정 2015년 12월 접속).

신호가 중요하다는 여러 가지 근거들을 밝혔다 (Aggleton 1992; Armony와 LeDoux 2000; LeDoux 1996; Phelps 2006; Phelps와 LeDoux 2005). 긍정적 신호 정동과 부정적 신호 정동을 모두 활용하는 평가 체계를 이해하기 위해서 다마시오(Damasio)의 신체가 만들어낸 약화된 정동 경험이 정신 세계를 조절하는데 중요한 역할을 한다는 *신체 표지자 가설 (somatic marker hypothesis)*을 참고해보자. 신체 표지자 가설은 마음의 구조적 모델의 신호 정동 가설과 매우 비슷하다. 또한 신체 표지자 가설에서 마음이 중요한 방식으로 체화되어 있다고 인지 뇌과학(과 정신분석)이 어떻게 주장하는지 그 예를 찾아볼 수 있다 (1장 "개요: 마음을 설명하기" 참고) (Damasio 1984).

방어

거의 모든 상황에서 자아는 종종 불쾌한 감정에 대한 두려움을 비롯한 각기 다르게 상상되는 결과들을 초래하는 경쟁적인 동기들 사이에 갈등을 다루어야 한다. 바로 여기서 정신분석적 마음의 모델에서 가장 중요한 생각 중 하나인 방어가 나온다. *방어*라는 개념은 우리에게 새롭지 않다. 초창기부터 프로이트는 히스테리 증상을 병에 걸린 뇌(또는 신경퇴행성 질병)에서 비롯되었다기 보단 "방어의 동기"에서 비롯되었다고 주장하며 히스테리를 겪는 환자들에 대한 접근이 그의 선행자들과 달랐다 (Breuer와 Freud 1893/1895/1962, 285쪽). 히스테리에 대한 연구에서 나아가 모든 사람들에 대해 연구하기 시작하며 프로이트는 억압에 의해 각각 분리되어 있는 마음의 영역들 간 갈등에 새로운 지형학적 모델의 기반을 두었다. 지형학적 모델은 억압의 방어를 강조했다; 실제로 이 모델에서 방어와 억압은 종종 호환될 수 있다. 마음의 구조적 모델에서 우리는 *방어*란 개념이 점점 복잡해지고 마음이 작동하는데 점점 중요해지는 것을 알 수 있다. 그럼 한 발짝 뒤로 물러나서 방어가 무엇을 의미하는지 설명해보자.

*방어*란 고통스러운 감정의 경험을 피하기 위해 활용되는 무의식적인 심리적 책략으로 정의된다 (Auchincloss와 Samberg 2012, 51-52쪽). 마음은 무한의 다양한 책략을 사용하고 어떤 생각, 감정, 행동도 방어에 사용할 수 있다. 나아가 방어는 소망을 반대하는 것 뿐만 아니라 불쾌한 감정을 불러 일으키는 생각, 기억, 행동, 감정 그 자체를 비롯해서 어떤 정신 활동도 반대할 수 있다. 방어 작동은 항상 서로 섞여있다. 이들은 아동기 초반에 시작해서 생애 주기에 걸쳐 계속 작동한다. 발달 심리학자들은 방어의 연대기적 발달을 기

술하고자 노력했다 (Gilmore와 Meersand 2013). 모든 사람들은 방어를 사용하고 방어는 정상 기능과 정신병리 모두에서 중요한 역할을 한다 (부록 B, "방어" 참고).

짧은 상황이 고통을 유발할 때 몇몇 방어는 잠깐 사용된다. 예를 들면 본래는 현실적인 사람들이 최근에 치명적인 질병을 진단받고 나서 부정(denial)이라고 일컫는 방어를 흔히 사용한다. 다른 방어들은 오랜 시간에 걸쳐 작용하는 오래된 패턴의 형태로 나타나기도 한다. 예를 들면 *공격자와의 동일시(identification with the aggressor)*라고 부르는 방어는 본인을 괴롭히던 사람의 행동을 따라함으로써 *수동적에서 능동적으로 바뀌며(turn passive into active)* 약함, 고통, 무력감에서 비롯된 고통을 피한다. 오랜 기간에 걸쳐서 작용할 수 있는 다른 방어로 본인의 위험한 경쟁적인 감정을 의식하는 것을 피하고자 친한 친구의 연애 감정이 더 깊어지도록 자기 에너지를 전부 쏟는 수줍은 십대 소녀의 행동과 같은 *이타적 항복(altruistic surrender)*이 있다. 모든 사람은 시간이 지나며 상대적으로 안정적인 방어 패턴을 개발한다.

비록 어떠한 심리적 경험도 방어 기능을 수행할 수 있지만, 흔하게 많이 사용되는 특정 *방어 기제(defense mechanism)*가 있다. 독자들이 익숙할 법한 방어 기제에는 프로이트가 최초로 기술한 *억압(repression)*, *반동 형성(reaction formation)*, *승화(sublimation)*, *전환(conversion)*, *전치(displacement)*, *투사(projection)*, *고립(isolation)*, *취소(undoing)*, *부정/부인(denial/disavowal)*, *분열(splitting)*, *거부(negation)*, *자기에게로 향함(turning against self)*이 있다. 안나 프로이트가 추가한 방어를 좀 더 나열해보면 *함입(introjection)*, *이상화(idealization)*, *금욕주의(asceticism)*, *지식화(intellectualization)*, *이타적 항복(altruistic surrender)*, *공격자와의 동일시(identification with the aggressor)*가 있다 (A. Freud 1936/1974). 멜라니 클라인은 *원초적 이상화(primitive idealization)*, *투사적 동일시(projective identification)*, *보상(reparation)*을 추가했다 (Klein 1932, 1945, 1975a, 1975b). 또 잘 알려진 방어 기제로는 *자아를 위한 통제 하의 퇴행(regression in the service of the ego)* (Kris 1950)이 있다. 부록 B에 여기서 언급한 방어 기제들과 그 외 방어 기제들에 대한 정의와 예시들을 기술하였다.

일반 심리학은 방어란 정신분석적 개념과 비슷한 동기가 *부여된 망각(motivated forgetting)*, *대응 기제(coping mechanisms)*, *편향된 귀인(biased attribution)*, *방어적 비참석(defensive nonattending)*, *보상 기제/과정(compensatory mechanisms/processes)*, 보호

경향(*safeguarding tendencies*)과 같은 개념을 제시하며 서로 수렴한다 (Bornstein 1996; Park과 Auchincloss 2006). 정신분석과 인지, 사회 심리학의 많은 연구자들은 방어의 연구에 경험적 방법을 적용해나갔다. 예를 들어 몇몇 연구자들은 특정 방어의 사용을 객관적이고 신뢰있게 측정할 수 있는 연구 도구들을 개발했다 (Cooper 1992; Perry와 Lanni 2008). 다른 연구자들은 방어가 어떻게 다양한 맥락에서 작동하는지 연구했다 (Westen 1999). 예를 들면 연구들은 방어의 개념이 문화에 따라 적용될 수 있고 (Tori와 Bilmes 2002), 성별에 따라 다를 수 있고 (Bullitt과 Farber 2002), 치료로 변할 수 있다고 입증했다 (Roy et al. 2009). 크레머(Cramer)(2006)는 방어가 어떻게 발달하고, 기능하고, 변하는지 그리고 방어를 평가할 수 연구 방법에 대해 우리가 무엇을 알고 있는지 검토했다.

마지막으로 인지심리학자들은 방어를 연구하기 위해 경험적 방법들을 사용하고 있고 (Adams et al. 1996; Anderson et al. 2004; Newman과 Stone 1996; Newman et al. 1995; Rotton 1992; Simons와 Chabris 1999; Singer 1990; Stein과 Young 1997; Weinberger et al. 1979), 뇌과학자들은 방어의 생물학적 기반에 대해 이해하려고 노력하고 있다 (Anderson et al. 2004; Aybek et al. 2014; Moscarello와 LeDoux 2013; Northoff et al. 2007).

작동 중인 갈등과 타협: 예시

마음의 구조적 모델에 따르면 크거나 작거나 모든 경험은 이드, 초자아, 외부 현실의 상충된 요구들 간 타협을 대변한다. 자아는 상황을 평가하고 조정할 수 있는 방어를 동원하여 타협을 형성하는 업무가 있다. 갈등 조정과 타협 형성의 체계가 어떻게 작용하는지 이 정도 설명하고 이제 예시를 들어보자:

> 28세 미혼의 의사 A는 1주일에 2번씩 정신역동적 정신치료를 의사 B에게 받고 있다. 그는 여성에게 연애의 감정을 느낄 때마다 압도하는 강렬한 불안감을 주소로 치료에 찾아왔다. 덧붙여 A의 인격은 특히 "권위적인 인물"을 대할 때 두드러지는 아부에 가까울 정도로 주장이 없는 점이 특징이었다. 비록 그는 매우 똑똑하고 노력했지만, 직업적으로 발전하지 못하고 있었다.
>
> 치료를 시작한지 몇 년이 흐른 어느 날, A는 정신치료를 받으러 가며 길 건너편에서 집무실로 걸어가는 B를 염탐했다. A는 치료자 B가 사무실에 도착하기 전에 미리 도착했다. 그는 기다리

던 중 갑자기 혼자서 B가 지각한 것에 대해 욕을 퍼붓는 상상을 했다. 마음 속 이러한 욕에는 화와 조롱하는 생각이 함께 있었다. 문 앞에서 B를 만나면서 A는 재빠르게 조금 전에 화와 조롱하던 생각을 "잊었다." 그는 지나치게 굽신거리는 태도로 B에게 살짝 인사를 하고 그녀의 가방을 잠시 들어주겠다고 제안했다. 이 과정에서 그는 자신의 핸드폰을 놓치며 고장냈다.

구조적 모델은 이 시나리오를 이해하는데 우리를 어떻게 도와줄까? 자아는 이드, 초자아, 외부 현실의 경쟁적인 요구를 조정해서 그들 사이에 타협을 찾는 임무를 갖는다. 즉, A의 행동은 그의 소망을 만족시키고, 초자아의 의무를 충족시키고, 외부 현실의 요구를 맞춰야만 한다. A는 자신의 화가 B와의 관계를 잠재적으로 손상시킬 수 있다고 순식간에 무의식적으로 평가하고, 억압과 반동 형성을 통해 화를 방어했다. 게다가 그는 유화된 순종적인 제스처로 스스로에게 공격성을 돌렸다. 문 앞에서 보인 그의 태도에서 우리는 A의 스스로의 공격적 생각에 대한 두려움, 공격적 생각에 대한 방어, 자기 처벌에 대한 욕구를 볼 수 있다. 또한 그의 아부하는 행동이 공격적 소망을 만족시킨다. 게다가 우리는 A의 B에 대한 이성으로서의 친밀감이라는 금지된 소망-가방을 들어주면서 그녀와의 친밀함이 부분적으로 만족된 소망-을 엿볼 수 있다. 사실 A가 크게 불안해하며 B에게 "Fuck you"라고 욕하는 것을 상상했었다고 나중에 "고백"한 것에서 우리는 공격성과 성적 소망이 욕설에서 굉장히 애매모호하게 표현되고 공격성 그 자체가 성적 소망을 방어하기도 한다는 점을 알 수 있다. 밝혀졌듯이 A는 B에 대한 성적, 로맨틱한 생각을 드러내놓고 표현했다가는 고장난 핸드폰보다 더욱 심하게 처벌을 받을까봐 두려워했다.

A와 B는 여전히 A의 감정과 생각을 탐색하는데 해야 할 것들이 많다. 그들은 A의 생각과 감정, 이에 대한 A의 두려움, 이에 대한 방어, 이들의 상호작용, 이들의 기원을 이해할 필요가 있다. 그러나 이 짤막한 상황은 갈등이 어떻게 타협에 이르는지 엿볼 수 있게 한다. 이 장의 후반부에서 정신역동적 정신치료가 어떻게 작용하는지 이해하는데 구조적 모델이 기여한 바를 살펴보며 A의 사례를 다시 볼 것이다.

구조적 모델에서 정신병리에 대한 이론에 기여한 갈등과 타협

구조적 모델은 우리에게 모든 행동과 경험이 몇몇 정신병리를 포함해서 여러 형태로 나타나는 타협을 대변한다고 알려준다. 구조적 모델은 지형학적 모델을 넘어 정신병리의 연구가 발전하도록 크게 기여했다. 8장에서 자아에 대해 논의하면서 우리는 구조적 모델을 이용하여 자아의 나약함이 두드러지는 신경증적 증상을 살펴볼 수 있었다. 이 장에서 우리는 또한 그와 같은 증상이 개인이 형성한 타협의 적응과 부적응을 어떻게 보여주는지 살펴볼 것이다. 나아가 우리는 구조적 모델이 어떻게 신경증의 개념을 명백한 증상이 없는 정신병리–즉, *성격(character)*이란 정신병리–까지 확장시켰는지 살펴볼 것이다.

성격의 개념

*성격*은 사람의 안정적이며 지속적인 행동, 태도, 인지 유형, 기분으로 정의된다. 또한 사람의 전형적인 자기 조절, 적응, 타인과의 관계의 방식도 포함한다. 대중적으로 많이 사용되는 용어와 달리, 정신분석적 모델에서의 *성격*은 (비록 옳고 그름에 대한 생각은 모든 사람들의 성격적 특성이지만) 도덕적 가치관을 특별히 강조하진 않는다. 요약하면 모든 사람은 성격 또는 성격 스타일이 있다 (Auchincloss와 Samberg 2012, 32쪽). 실제로 A는 가끔이 아니라 대부분 순종적이기 때문에 우리는 그가 수동적일 정도로 극도의 수줍어하는 특징적인 성격이라고 기술한다.

성격이란 개념은 대략적으로 심리학자나 정신과 의사들이 (특히 DSM 체계에서 사용하는) 흔히 *인격(personality)*이라고 부르는 개념과 유사하다. 정신분석적 개념으로서 인격과 성격의 큰 차이점은 성격은 정신분석적 마음의 모델에서 외적으로 드러나는 개인의 기능과 연관된다는 점이다 (Baudry 1984). 우리는 성격이란 개념을 정의하면서, 구조적 모델과 밀접하게 연관된 용어인 자기 조절, 적응, 자아와 같은 용어들을 사용하는 것을 재빨리 알아차릴 수 있다. 실제로 성격의 가장 좋은 정의는 이드, 초자아, 외부 현실 간 갈등에서 자아가 안정되고 선호하는 해결책이라고 본다 (Fenichel 1954; Reich 1933/1945).

9장 ("이드와 초자아")에서 우리는 성감대–구강, 항문, 초기 생식기(남근)–가운데 우세한 한 곳을 반영한 (프로이트와 칼 아브라함이 개발했던) 성격의 초기 개념에 대해서 간략히 살펴보았다. 그러나 성격을 자아와 연관지어 정의하면 훨씬 더 성공적이다. 실제로 정신분석가들은 성격 기능, 분류, 발달에 대해서 여러 이론들을 만들며 1950년대 자아심리학에서 성격에 대해 활발하게 연구했다. 현대 이론들은 양육자들과의 상호작용, 부모의 성격적 특성과 이상, 가족 유형, 문화, 사회, 생물학적 자질, 기질, 인지 유형, 기분, 조기 상실이나 외상을 비롯한 성격 형성에 관련된 다양한 요소들을 강조한다. 그러나 개념 자체는 여전히 자아의 기능에 초점을 맞추고 있다.

안정적인 *방어 유형(defensive style)*은 사람의 성격을 나타내는 중요한 특성이다. 경직된 방어 유형은 특정 성격 타입과 연관된 특정 방어 책략을 갖고 있는 성격 정신병리에 기여한다. 예를 들면 전형적으로 히스테리 성격은 *억압*과 *신체화(somatization)*란 방어를 활용하는게 특징으로 여겨진다. 강박적 성격은 *반동형성, 고립, 지식화, 취소(undoing)*를 활용한다고 여겨진다. 편집성 성격은 *투사*를 활용하는 특징이 있다고 여겨진다 (Shapiro 1965, 1984). 11장에서 대상관계이론에 대해 이야기하면서 우리는 이론가들이 신경증적, 경계성, 정신병적 정신병리를 비롯해서 정신병리와 특정 방어를 어떻게 연결시켰는지 살펴볼 것이다 (Kernberg 1970; 부록 B, "방어" 참고). 12장 자기심리학에서는 자기(self)라는 개념이 성격 형성에 어떠한 영향을 끼쳤는지 살펴볼 것이다 (Kohut과 Wolf 1978).

성격 장애

*성격*이란 용어 자체는 개인의 성격이 정상적인지 융통성이 없고 부적응적인 정도까지 병리적인지를 의미하지 않지만, 사람은 *성격 장애(character disorder)*로 진단되기도 한다. 전통적으로 우리는 증상을 자아와 이질적이라고 경험*(자아 이질적)(ego-dystonic)*하는 반면에 병리적인 성격적 특성은 자아의 일부로서 경험*(자아 동질적)(ego-syntonic)*한다는 면에서 증상과 구별된다.

성격은 현실 검증력, 사회적 판단, 추상적 사고, 정동 인내(Kernberg 1970; Krystal 1975; Zetzel 1949), 충동 조절(Kernberg 1970)의 영역에 나약함이 있을 때 병리적이라고 본다. 행복을 누릴 수 있는 능력에 너무 많은 문제가 있을 때도 병리적이라고 본다. 특정 방어 전략은 다른 것들에 비해서 자아 기능을 적게 "지불"하기 때문에 건강하거나 좀 더 적응적이라고 본다. 예를 들면 이타주의와 유머는 현실 검증력이 좁아지지 않기 때문에 높은 수준의 방어라고 여겨지는 반면 투사와 부정은 현실의 경험을 왜곡시키기 때문에 낮은 수준의 방어라고 여겨진다 (부록 B, "방어" 참고).

자아의 나약함에 대한 이론: 방어 대 결함(Defense Versus Deficit)

자아의 나약함을 설명하는 주요 이론은 두 가지가 있다. 첫 번째 이론은 자아의 나약함이

*방어*의 부적응적 활용의 결과라고 설명한다. 예를 들면 오이디푸스적 추구를 표현하면 보복이나 처벌을 받을까봐 두려워하는 사람은 모든 형태의 주도성을 제한하고 많은 자아 기능의 영역에서 심하게 억제하며 방어할 것이다. 두 번째 이론은 자아의 나약함이 타고난 생물학적 요소나 박탈과 같은 환경적 요소가 유발한 *결함*의 결과라고 설명한다. 예를 들면 개인이 수동적인 기질을 갖고 있기 때문에 주도성이 낮을 수 있다는 것이다. 다른 환자는 어려서 너무 심한 박탈로 단순히 긍정적인 감정들을 인지할 수 없었기 때문에 행복을 누리는데 어려움이 있을 수 있다는 것이다. 실제로 종종 임상가들은 서로 방어나 결함 중 어떤 것이 특정 자아의 나약함을 유발하는지에 대해 논쟁한다. 예를 들어 환자는 고통스러운 인식을 방어하기 위해 마음 속을 혼란하게 만들었기 때문에 혼란스럽다고 느끼는 것일까? 아니면 경험이 없기 때문에 뭐가 일어나고 있는지 단순히 이해하지 못하는 것일까? 다른 환자는 고통스러운 인식을 방어하고자 부주의한 것일까, 아니면 주의력 결핍 장애의 한 형태로서 부주의한 것일까?

11장에서 우리는 경계성 정신병리의 원인에 대한 토론에서 방어/결함 논쟁의 유명한 예를 살펴볼 것이다. 12장에서는 컨버그와 코헛이 자기애적 문제를 개념화시키는데 어떤 차이가 있었는지 살펴볼 것이다. 그러나 대부분 현대 정신역동적 임상가들은 자아의 나약함을 방어 대 결함의 논쟁 가운데 한 쪽 관점에서만 바라보기 보다는 정신병리를 다양한 견해에서 이해해야 한다고 인식하고 있으며 결합된 치료 방법이 종종 필요하다고 생각한다.

구조적 모델의 치료 작용에 대한 이론에 기여한 갈등과 타협

우리가 정신병리를 이해하는데 구조적 모델이 어떤 도움을 주는지 살펴보면 새로운 모델이 정신분석적 정신치료에도 중요하게 기여한 바를 알 수 있다. 구조적 모델은 우리의 치료 목표를 복잡하게 만들었다. 지형학적 모델에서 성공적인 정신치료는 무의식을 의식화하며 우리의 소망에 대해 이성적인 판단을 할 수 있는 능력을 키우기 위해 자기 인식을 높이는 것이 목표였다. 구조적 모델에서 성공적인 정신치료 목표는 무의식적 정신 세계를 의식화하는 것 뿐만 아니라 자아의 강도를 높이는 것이다. 이 목표를 좀 더 이해할수록 우리는 프로이트의 유명한 어구, "이드가 있던 곳엔 반드시 자아가 있게 된다 (Where id was, there ego shall be)."를 좀 더 이해할 수 있다 (Freud 1923/1962, 56쪽; Freud 1933/1962, 80

쪽).

정신역동적 정신치료 중에 치료자와 환자는 갈등을 조정하는 과정에서 자아가 형성한 타협을 탐색하는 치료적 세팅을 사용한다. 자아가 타협을 형성하는 방식을 탐색하는 것을 *방어 분석(defense analysis)*라고 한다. 타협은 증상과 성격적 특성으로 표현되는 것 뿐만 아니라 환자가 정신치료적 상황에서 행동하는 방식으로도 표현된다. 환자가 치료적 세팅에서 소망, 충동, 감정, 두려움, 공상이 나타나는 것을 방어하는 저항의 습관적 방식을 탐색하는 것은 일상 생활에서 자아가 방어와 갈등 해결을 하는 습관적 방식을 찾는데 중요한 단서이다. 실제로 구조적 모델을 활용한 치료의 특징 중 하나는 단순히 무엇을 피했느냐 보다는 저항의 방법과 이유를 치료자가 더 신경쓴다는 점이다. 예를 들면 치료자에 대한 성적 공상들이 떠올라서 위협할 때마다 정신치료 세션에서 아이 같아지거나, 무력하고, 잘 잊어버리는 여성은 히스테리 성격 스타일(hysterical histrionic character style)의 전형적인 억압과 퇴행을 사용한다고 설명할 수 있다. 앞에서 보았던 A가 치료자에게 공격적이거나 성적인 공상이 생겨 위협받을 때 보이는 지나치게 공손하고 공경하는 태도는 강박적 성격 스타일의 전형적인 반동 형성과 고립을 나타낸다.

방어의 이러한 습관적 방식의 많은 부분은 어른에서 더 이상 적응적이지 않은 아동기에 자아가 갈등 해결을 위해 사용했던 전략들이 성인기까지 지속되는 면을 보여준다. 정신역동적 정신치료에서 환자와 치료자는 이러한 한물간 전략들을 살펴본다. 이와 같은 탐색을 통한 정동 인내와 현실 검증을 하는 새로운 자아의 능력 함양은 환자가 보다 적응적인 방어를 사용해서 갈등을 새롭게 해결할 수 있게 한다. 예를 들어 만성적으로 자기 실패를 하는 여성은 고압적인 어머니에 대해 숨겨진 공격적 공상에 대한 무의식적 죄책감과 부모 같은 "권위적 인물"의 보복에 대한 두려움 때문에 스스로 성공을 파괴한다는 것을 치료에서 배울 수 있다. 두려움, 죄책감, 화 같은 감정을 좀 더 견디고 상상 속의 "범죄"와 마주칠 위험에 대한 실질적 본질을 보다 현실적인 관점에서 바라본다면 이 여성은 인생에서 더 크게 성공할 수 있다. 비록 갈등과 방어를 완전히 없앨 수는 없지만, 정신치료는 환자가 경쟁적인 소망, 두려움, 환경적 제약에서 보다 덜 자기 처벌적인 새로운 타협을 찾고, 더 많은 행복을 누리고, 오늘날의 현실에 좀 더 적응하도록 도와준다. 예를 들어보면:

정신치료를 통해 치료를 받고 A는 여성에 대한 적대적인 감정과 적극적 성욕에 대한 두려움을

받아들이는 것을 배웠다. 이러한 커다란 수용의 결과로 그는 아내와 상호 간의 만족스러운 관계를 즐길 수 있었다. 또 일에서 더 성공할 수 있었다. 남아있는 공격성과 무의식적 가학증은 대다수의 환자가 여성인 성형외과에서 성공적인 의사가 되는 것으로 표현됐다.

이 장의 요약과 핵심 차원에 대한 표

표 10-1은 앞의 구조적 모델의 핵심 차원에 대한 표에 동기, 구조/과정, 정신병리, 치료법에 대한 주요 개념들을 추가한 것이다.

- **지형적 관점:** 갈등과 타협은 대개 무의식적이다.
- **동기적 관점:** 모든 동기는 갈등을 겪는다. 갈등의 기원은 자아, 이드, 초자아의 서로 다른 목적을 비롯해 다양하다. 또한 갈등은 *위험 상황(danger situations)*–모든 인간에게 불안을 일으키는 특정 시나리오들–을 피하려는 노력도 포함한다.
- **구조적 관점:** *타협 형성(compromise formation)*은 이드, 초자아, 외부 현실 간의 갈등을 자아가 중재한 결과이다. 타협을 형성하기 위해 자아는 평가와 방어할 수 있는 여러 능력들을 사용한다(*방어*란 고통스러운 감정의 경험을 피하기 위해 활용되는 무의식적인 심리적 책략으로 정의된다). 정보 체계로서 *신호 정동(signal affect)* (*신호 불안[signal anxiety]*이라고도 불린다)–과거로부터 기억한 정동(쾌락 또는 고통)의 약화된 형태의 경험–을 활용한 *평가*는 타협 형성에서 중요한 부분이다. *성격(character)*은 사람의 안정적이며 지속적인 행동, 태도, 인지 유형, 기분으로 정의된다. 중요한 건 성격이란 개념에 사람이 갈등을 조정하는 전형적 방식도 포함된다는 것이다.
- **발달적 관점:** 마음의 여러 모습에서처럼 타협도 발달력이 있다. 인생의 한 시기에 적응적이었던 것이 이후 시기에는 더 이상 적응적이지 않을 수 있다. 위험 상황도 성격과 마찬가지로 발달력이 있다.
- **정신병리에 대한 이론:** 특정 방어 전략은 다른 전략보다 자아 기능을 덜 "쓰기" 때문에 더 건강하거나 적응적이라고 본다. *부적응적 타협(maladaptive compromise)*은 증상이나 성격 장애로 이어질 수 있다. 자아의 나약함이 *방어*의 부적응적 사용 또는 타고난 생물학적 요소 또는 환경적 요소에서 비롯된 *결함(deficit)*에서부터 생겼는지 개

념화시키는 데는 이견이 있다. 그러나 대부분 현대 정신역동적 임상가들은 자아의 나약함을 *방어 대 결함*의 논쟁 가운데 한 쪽 관점에서 바라보기보다는 정신병리를 다양한 견해에서 이해해야 한다고 인식하고 있다.

- **치료 작용에 대한 이론:** 타협(갈등과 방어의 본질을 포함하여)을 탐색하는 것은 모든 정신역동적 정신치료에서 중요한 부분이다.

[표 10-1] 구조적 모델 부분 3: 갈등과 타협

지형	동기	구조/과정	발달	정신병리	치료법
자아와 초자아는 의식/전의식과 무의식적 측면을 모두 갖고 있다 이드는 전적으로 무의식에 있다	자아, 초자아, 이드는 각각 분리된 목적을 갖고 있다: 자아–항상성과 적응 초자아–도덕적 의무 이드–욕동 리비도 공격성 **위험 상황 회피** 상충되는 목적들 때문에 갈등은 항상 존재한다	마음은 자아, 초자아, 이드 세 개의 구조로 구분된다 자아 자아 기능 방어 내재화 동일시 **신호 정동** **타협형성** 자아 정체성 **성격** 초자아 자아 이상 이드	자아 발달 에릭슨의 시기 초자아 발달 욕동의 발달 (이드) 정신성욕 시기 (구강, 항문, 초기 생식기 [남근], 생식기/오이디푸스, 잠복, 청소년) 고착 퇴행	자아의 강도/자아의 나약함은 정신 건강/질병의 지표이다 **부적응적 타협은 성격 장애로 이어질 수 있다** **방어 대 결함** **정신병리에 대한 이론**	자아를 강화 **갈등, 방어, 타협 탐색하기** "이드가 있던 곳엔 반드시 자아가 있게 된다"

인용문헌

Adams HE, Wright LW, Lohr BA: Is homophobia associated with homosexual arousal? J Abnorm Psychol 105:440–445, 1996

Aggleton E (ed): The Amygdala: Neurobiological Aspects of Emotion, Memory, and Mental Dysfunction. New York, Wiley–Liss, 1992

Anderson MC, Ochsner KN, Kuhl B, et al: Neural systems underlying the suppression of unwanted memories. Science 303:232–235, 2004

Armony JL, LeDoux JE: How danger is encoded: toward a systems, cellular, and computational understanding of cognitive emotive interactions in fear, in The New Cognitive Neurosciences, 2nd Edition. Edited by Gazzaniga MS. Cambridge, MA, MIT Press, 2000, pp 1067–1080

Auchincloss EL, Samberg E: Psychoanalytic Terms and Concepts. New Haven, CT, Yale University Press, 2012

Aybek A, Nicholson TR, Zelaya F, et al: Neural correlates of recall of life events in conversion disorder. JAMA Psychiatry 71:52–60, 2014

Bandura A: Social Learning Theory. Englewood Cliffs, NJ, Prentice Hall, 1977

Baudry F: Character: a concept in search of an identity. J Am Psychoanal Assoc 32:455–477, 1984

Bornstein RF: Psychoanalytic research in the 1990s: reclaiming what is ours. Bulletin of the Psychoanalytic Research Society 5:1–3, 1996

Bowlby J: Separation anxiety. Int J Psychoanal 41:89–113, 1960

Breuer J, Freud S: Studies on hysteria (1893/1895), in The Standard Edition of the Complete Psychological Works of Sigmund Freud, Vol 2. Translated and edited by Strachey J. London, Hogarth Press, 1962, pp 1–335

Bullitt C, Farber B: Gender differences in defensive style. J Am Psychoanal Assoc 30:35–51, 2002

Christianson SA, Loftus EE: Memory for traumatic events. Applied Cognitive Psychology 1:225–239, 1987

Cooper SH: The empirical study of defensive processes: a review, in The Interface of Psychoanalysis and Psychology. Edited by Barron W, Eagle MN, Wolitzky DL. Washington, DC, American Psychological Association, 1992, pp 327–346

Cramer P: Protecting the Self: Defense Mechanisms in Action. New York, Guilford, 2006

Damasio A: Descartes' Error: Emotion, Reason, and the Human Brain. New York, Putnam, 1984

Emde R: The prerepresentational self and its affective core. Psychoanal Study Child 38:165–192, 1983

Emde R: Positive emotions for psychoanalytic theory: surprises from infancy research and new directions. J Am Psychoanal Assoc 39 (suppl):5–44, 1991

Fenichel O: Psychoanalysis of character, in The Collected Papers of Otto Fenichel (2nd series). Edited by Fenichel H, Rapaport D. New York, WW Norton, 1954, pp 198–214

Fonagy P, Gergely G, Jurist E, et al: Affect Regulation, Mentalization, and the Development of

the Self. New York, Other Press, 2002
Freud A: The ego and the mechanisms of defense (1936), in The Writings of Anna Freud. Vol 2. New York, International Universities Press, 1974, pp 3-176
Freud S: The ego and the id (1923), in The Standard Edition of the Complete Psychological Works of Sigmund Freud, Vol 19. Translated and edited by Strachey J. London, Hogarth Press, 1962, pp 1-66
Freud S: Inhibitions, symptoms and anxiety (1926), in The Standard Edition of the Complete Psychological Works of Sigmund Freud, Vol 20. Translated and edited by Strachey J. London, Hogarth Press, 1962, pp 75-176
Freud S: New introductory lectures on psycho-analysis (1933), in The Standard Edition of the Complete Psychological Works of Sigmund Freud, Vol 22. Translated and edited by Strachey J. London, Hogarth Press, 1962, pp 1-182
Gilmore KJ, Meersand P: Normal Child and Adolescent Development: A Psychodynamic Primer. Arlington, VA, American Psychiatric Publishing, 2013
Kahneman D, Tversky A: Prospect theory: an analysis of decision under risk. Econometrica 47:263-291, 1979
Kernberg O: A psychoanalytic classification of character pathology. J Am Psychoanal Assoc 18:800-822, 1970
Klein M: The Psycho-Analysis of Children. London, Hogarth Press, 1932
Klein M: Mourning and its relation to manic-depressive states. Int J Psychoanal 21:125-153, 1940
Klein M: The Oedipus complex in the light of early anxieties. Int J Psychoanal 26:11-33, 1945
Klein M: Love, Guilt and Reparation, and Other Works, 1921-1945. London, Hogarth Press, 1975a
Klein M: Envy and Gratitude, and Other Works, 1946-1963. London, Hogarth Press, 1975b
Kohut H, Wolf ES: The disorders of the self and their treatment: an outline. Int J Psychoanal 59:413-426, 1978
Kris E: On preconscious mental processes. Psychoanalytic Quarterly 19:540-560, 1950
Krystal H: Affect tolerance. Annual of Psychoanalysis 3:179-219, 1975
LeDoux J: The Emotional Brain: The Mysterious Underpinnings of Emotional Life. New York, Simon & Schuster, 1996
Levy KN, Meehan KB, Kelly KM, et al: Change in attachment patterns and reflective function in a randomized control trial of transference-focused psychotherapy for borderline personality disorder. J Consult Clin Psychol 74:1027-1040, 2006
Metcalfe J, Shimamura AP (eds): Metacognition: Knowing About Knowing. Cambridge, MA, MIT Press, 1994
Moscarello JM, LeDoux JE: Active avoidance learning requires prefrontal suppression of amygdala-mediated defensive reactions. J Neurosci 33:3815-3823, 2013
Newman LS, Baumeister RF, Duff KJ: A new look at defensive projection: thought suppression, accessibility and biased person perception. J Pers Soc Psychol 72:980-1001, 1995
Newman MG, Stone AA: Does humor moderate the effects of experimentally induced stress?

Ann Behav Med 18:101-109, 1996

Northoff G, Bermpohl F, Schoeneich F, et al: How does our brain constitute defense mechanisms? First-person neuroscience and psychoanalysis. Psychother Psychosom 76:141-153, 2007

Ochsner KN: Are affective events richly collected or simply familiar? The experience and process of recognizing feelings past. J Exp Psychol Gen 129:242-261, 2000

Olds ME, Forbes JL: The central basis of motivation: intracranial self-stimulation studies. Annu Rev Psychol 32:523-574, 1981

Park S, Auchincloss EL: Psychoanalysis in introductory textbooks of psychology: a review. J Am Psychoanal Assoc 54:1361-1380, 2006

Perry J, Lanni F: Observer-rated measures of defense mechanisms. J Pers 66:993-1024, 2008

Phelps EA: Emotion and cognition: insights from studies of the human amygdala. Annu Rev Psychol 24:27-53, 2006

Phelps EA, LeDoux: Contributions of the amygdala to emotional processing: from animal models to human behavior. Neuron 48:175-187, 2005

Reich W: Character Analysis (1933). New York, Simon & Schuster, 1945

Roseman IJ, Smith CA: Appraisal theory: overview, assumptions, varieties, and controversies, in Appraisal Process in Emotion: Theory, Methods, Research. Edited by Scherer KR, Schorr A, Johnstone T. New York, Oxford University Press, 2001, pp 3-19

Rotton L: Trait humor and longevity: do comics have the last laugh? Health Psychol 11:262-266, 1992

Roy C, Perry J, Luborsky L, et al: Changes in defensive functioning in completed psychoanalyses: the Penn psychoanalytic treatment collection. J Am Psychoanal Assoc 57:399-415, 2009

Sandler J: The background of safety. Int J Psychoanal 41:352-356, 1960

Schafer R: The loving and beloved superego in Freud's structural theory. Psychoanal Study Child 15:163-188, 1960

Scherer KR: The nature and study of appraisal: a review of the issues, in Appraisal Process in Emotion: Theory, Methods, Research. Edited by Scherer KR, Schorr A, Johnstone T. New York, Oxford University Press, 2001, pp 369-391

Shapiro D: Neurotic Styles. New York, Basic Books, 1965

Shapiro D: Autonomy and Rigid Character. New York, Basic Books, 1984

Simons DJ, Chabris CF: Gorillas in our midst: sustained inattentional blindness for dynamic events. Perception 28:1059-1074, 1999

Singer JL (ed): Repression and Dissociation: Implications for Personality, Psychopathology, and Health. Chicago, IL, University of Chicago Press, 1990

Spitz R: Anxiety in infancy: a study of its manifestations in the first year of life. Int J Psychoanal 3:138-143, 1950

Stein DJ, Young JE: Rethinking repression, in Cognitive Science and the Unconscious. Edited by Stein DJ. Washington, DC, American Psychiatric Press, 1997, pp 147-176

Stern DN: The Present Moment in Psychotherapy and Everyday Life. New York, WW Norton,

2003

Tori C, Bilmes M: Multiculturalism and psychoanalytic psychology: the validation of a defense mechanisms measure in an Asian population. Psychoanal Psychol 19:701-721, 2002

Uleman JS: Introduction: becoming aware of the new unconscious, in The New Unconscious. Edited by Hassin RR, Uleman JS, Bargh JA. New York, Oxford University Press, 2005, pp 3-18

Weinberger D, Schwartz G, Davidson R: Low-anxious, high-anxious, and repressive coping styles: psychometric patterns and behavioral and physiological responses to stress. J Am Psychoanal Assoc 88:369-380, 1979

Westen D: The scientific status of unconscious processes: is Freud really dead? J Am Psychoanal Assoc 47:1061-1106, 1999

Zetzel E: Anxiety and the capacity to bear it. Int J Psychoanal 30:1-12, 1949

제IV부

대상관계이론과 자기심리학

제11장
대상관계이론

이 장에서는 독자들에게 대상관계이론을 소개한다. 이 마음의 모델에서 기술하는 기본적 주장들을 이전의 모델들과 비교하며 살펴본다. 몇몇 유명한 대상관계이론들을 주변 학문과 연구 분야의 유사점과 겹치는 영역을 짚어보며 논의할 것이다. 마지막으로 우리가 정신병리와 치료법을 이해하는데 대상관계이론이 기여한 바를 알아본다. 이 장에서 소개할 단어들은 다음과 같다: *성인 애착 면담(Adult Attachment Interview), 애착(attachment), 애착 행동 체계(attachment behavioral system), 애착 이론(attachment theory), 경계성 인격 구조(borderline personality organization), 함께 만든 경험(co-created experience), 안아주기/안기기(container/contained), 교정적 감정 경험(corrective emotional experience), 역전이(countertransference), 우울 불안(depressive anxiety), 우울 자리(depressive position), 분화(differentiation), 선망(envy), 충분히 좋은 엄마(good-enough mother), 감싸주는 환경(holding environment), 정체성 혼미(identity diffusion), 개별화(individuation), 애착의 내적 작동 모델(internal working models of attachment), 대인관계의(interpersonal), 정신화 중심 치료법(Mentalization-Based Treatment), 중년기 위기(midlife crisis), 욕구-충족 대상(need-satisfying object), 대상(object), 대상 영구성(object permanence), 대상 관계(object relations), 대상 항상성을 향한 과정(on the way to object constancy), 편집 자리(paranoid position), 부분대상(part object), 박해 불안(persecutory anxiety), 자리(position), 연습(practicing), 접근(rapprochement), 화해 위기(rapprochement crisis), 표상(representation), 스키마(schema), 조현병을 일으키는 보살핌(schizophrenogenic mothering), 자기 항상*

성(self constancy), *분리*(separation), *분리-개별화*(separation-individuation), *낯선 상황*(Strange Situation), *치료적 동맹*(therapeutic alliance), *전이 중점 정신치료*(Transference-Focused Psychotherapy), *전체대상*(whole object).

1920년대 초에 자아심리학과 함께 소개된 구조적 모델은 이후 거의 반 세기 동안 미국에서 정신 건강에 대한 정신역동적 사고를 지배했다. 그러나 1960년대 1970년대에 들어 몇몇 행동과 다양한 마음의 상태가 자아, 이드, 초자아 간의 갈등으로는 잘 기술되지 않고 본인과 타인에 대한 내적 표상으로 잘 기술된다는 것이 많은 이론가들 사이에서 점차 명확해졌다. 또한 이전에 자아에서 기인한다고 생각하던 여러 정신적 능력들이 아기와 양육자의 관계에서 생겨난다고 이해하는 것이 좀 더 낫다는 점이 발달 심리학자들에게 점차 명확해졌다. 두 부분의 발전에서부터 대상관계이론이 만들어졌다.

대상관계이론: 용어와 개념

대상관계이론은 마음을 본인과 타인에 대한 내적 표상들로 구성한다. *대상*(object)은 정신분석 이론가들이 주로 다른 사람을 기술하는데 사용하는 단어다. *대상 관계*(object relation)는 세 가지 부분인 자기 표상, 대상 표상, 이 둘 사이에 정동(affectively)으로 차있는 상호작용에 대한 표상으로 구성된 심리적 배열로 정의된다. 정신분석에서 사용하는 *표상*(representation)이란 인지심리학에서 사용하는 *스키마*(schema)란 단어와 비슷한 단어로 둘 다 "체계화된 지속적인 생각의 패턴"을 의미한다 (Weinberger와 Weiss 1997). 우리는 *대상 관계*란 용어를 사용할 때 심리적 표상을 일컫는다. 즉, 대상 관계는 외부 세계에서 개인과 타인 사이에 상호작용을 지칭하는 용어인 대인 관계(interpersonal relationships)와는 구분해야 한다. *대상 관계*는 종종 대인 관계와 동일한 것으로 잘못 여겨지기도 한다.

대상관계이론은 자기 표상과 대상 표상이 아동기에 어떻게 발달하는지, 인생에 걸쳐 어떻게 유지되는지, 다른 구조와 동기들에게 어떻게 영향을 주고 받는지, 정신적 활동과 행동에 어떻게 영향을 끼치는지 설명하고자 한다. 대상관계이론의 기본적 신조는 다음과 같이 요약할 수 있다:

- 대상 관계는 주로 무의식적이다.

- 인간은 태어나면서부터 대상을 추구하고, 대상 추구는 다른 동기들로 환원될 수 없다.
- 가장 짧은 경험부터 가장 안정적인 구조에 이르기까지 모든 심리적 현상은 대상 관계로서 체계화된다.
- 대상 관계는 아기가 대상 세계와의 상호작용을 내재화하며 시작되어 타고난 요소(정동 성향(affect dispositions)과 인지 능력을 비롯한)와 양육자들과의 상호작용의 혼합으로 발달한다.
- 대인 관계는 내재화된 대상 관계들을 반영한다; 정신병리, 특히 심한 정신병리는 대상 관계의 어려움으로 가장 잘 개념화된다.

대상관계이론은 대상 관계를 심리적 세계의 중심에 두며 심리적 세계가 사회적 또는 대인관계적 환경 속에서 발달하고 그런 환경에 적응한다는 사실을 강조한다.

지형학적 모델, 구조적 모델과 대상관계이론의 비교

지그문드 프로이트는 *대상*이란 용어를 저술 활동 내내 사용했다. 실은 지형학적 모델이나 구조적 모델에서-동기, 구조, 발달, 정신병리/치료법을 비롯해서-대상의 역할을 감안하지 않은 부분이 없다. 예를 들면 우리는 오이디푸스 갈등에 대해 논의하며 (7장, "오이디푸스 콤플렉스" 참고) 아버지와 어머니를 비롯한 초기 대상들이 아이의 마음 발달에 얼마나 중요한지 살펴보았다. 욕동 이론을 소개하며 (9장, "이드와 초자아" 참고), 우리는 거의 모든 형태의 리비도와 공격성이 만족을 얻기 위해 어떻게 대상을 필요로 하는지도 살펴보았다. 우리는 구조적 모델을 논의하면서 양육자와의 상호작용에서 자아와 초자아가 어떻게 발달하는지 살펴보았다. 게다가 갈등의 조정에 중요한 위험 상황들의 발달 과정에서 대상의 상실-또는 대상의 사랑을 상실-은 중요한 두려움이다 (10장, "갈등과 타협" 참고). 마지막으로 모든 마음의 모델에서 치료 작용에 대한 이론은 마음의 중요한 측면들을 밝히는데 전이의 역할을 강조한다. 초기 마음의 모델들과 대상관계이론이 많은 부분 겹치는 것은 전혀 놀라운 일이 아니다. 사실 안정적이고 현실적인 자기 표상과 대상 표상들을 유지하는 것이 자아의 기능으로 정의된다는 점은 기억해둘 필요가 있다. 즉, 대상관계이론을 개념화시키는 한 가지 방법으로, 대상관계이론이 대상 관계를 발달시키고 유지하는 책임이 있는 자아의 기능에 특히 초점을 맞춘 마음의 모델이라고 생각하면 된다.

대상관계이론과 마음의 구조적 모델의 몇몇 기본적 신조를 간략히 비교해보는 것은 마음의 대상관계 모델이 이전의 모델과 어떻게 다른지 명료화하는데 유용할 것이다:

- **지형적 관점:** 대상관계이론에서 대상 관계는 대개 무의식적이라고 개념화된다. 반면 구조적 모델에서 이드는 무의식적이며, 자아와 초자아는 무의식과 의식/전의식적 측면을 모두 갖는다고 개념화된다.
- **동기적 관점:** 대상관계이론에 따르면 대상을 추구하는 것은 신체적 또는 공격적 쾌락을 추구하는 것(구조적 모델에서 주장하는)으로 환원될 수 없다. 즉, 우리는 우리의 어머니가 쾌락의 근원이기 때문에 애착을 추구한다기보다는, 애착이라는 것 그 자체를 추구한다. 소망과 욕동은 정신 세계에서 중요한 동기 부여가 되지만 항상 자기 표상과 대상 표상에 박혀 있다.
- **구조적 관점:** 대상관계이론에서 경험의 기본 구성 단위는 (구조적 이론처럼) 소망과 금지 사이에 갈등으로 구성되어 있기보다는 자기 표상, 대상 표상, 이 둘 사이에 상호작용–*대상 관계*–으로 이루어져있다. 초자아 뿐만 아니라 모든 정신적 구조는 대상 관계들로 이루어져 있다.
- **발달적 관점:** 대상관계이론에서 아기와 양육자의 상호작용은 (구조적 모델에서 제시한) 초자아 뿐만 아니라 발달하는 마음의 모든 부분에서 핵심이다; 아기와 엄마 관계의 전오이디푸스 상호작용은 마음의 발달에서 오이디푸스 상호작용만큼 중요하다; 전오이디푸스 발달 시기에 안정적인 대상 관계들을 확립하는 것은 오이디푸스 시기의 발달에 필요한 부분이다. 즉, 대상관계이론은 구조적 모델보다 전오이디푸스 시기를 훨씬 강조한다.
- **정신병리에 대한 이론과 치료 작용에 대한 이론:** 대상관계이론에서 정신병리는 (구조적 모델에서의) 오이디푸스 갈등(신경증)보다 주로 대상 관계의 장애로 개념화된다. 대상관계이론은 치료 작용의 기제와 관련해서 (구조적 이론에서 주장한) 해석을

통한 통찰과는 달리 환자-치료자 관계 그 자체가 변화를 일으키는 것이라고 주장한다. 대상관계 모델이 정신병리와 치료 작용에 대한 정신분석이론에 기여한 바는 이 장의 뒤에서 좀 더 자세하게 논의할 것이다 ("대상관계이론과 성인 정신병리"와 "대상관계이론과 정신역동적 치료" 부분 참고).

대상관계이론의 탄생

가장 중요한 대상관계이론가들은 클라인(Klein), 말러(Mahler), 볼비(Bowlby), 컨버그(Kernberg), 비온(Bion), 위니코트(Winnicott)로 이 장에서 간략하게 논의하고 12장에서 자기심리학에 대해 이야기하며 다시 언급할 것이다. 각각의 이론가들은 대상관계이론의 다른 측면들을 강조했다.

안나 프로이트: 욕구-충족 대상

1939년 지그문드 프로이트의 사망 이후 정신분석적 마음의 모델은 크게 프로이트 학파의 모델부터 심리적 세계에서 대상과 대상 관계의 역할에 중점을 두며 꽤 구별된 모델까지 여러 방향으로 발달해갔다. 프로이트의 막내 딸인 안나 프로이트(1895-1982)는 아버지의 마음의 구조적 모델에 충실하게 아이들을 진료하고 방어를 연구하며 모델을 확장시켰다(후에 자아심리학이라고 불렸다). 그러나 발달에 대한 관심은 비록 대상 관계라는 용어를 사용하진 않았지만 그녀가 아동기의 대상 관계에 대해 연구하게 했다. 안나 프로이트는 대상 의존성에서 자립(self-reliance)으로의 자연적 발달에 대해 저서에 기술했다. 그녀는 정상 아이들이 겪는 예측가능한 일련의 시기들을 제시했다; 자기 표상과 대상 표상이 분화되지 않은 초기 단계; 대상을 *욕구 충족(need-satisfying)*으로 경험하는 단계; 화나는 감정을 마주해도 안정적인 대상 표상들을 유지하는 *대상 항상성(object constancy)*의 획득이 두드러진 단계; 경쟁, 소유와 관련된 갈등이 두드러진 단계; 근친상간이 아닌 새로운 대상들을 찾으려는 청소년기 노력이 두드러진 단계 (A.Freud 1963). 우리는 뒤에서 *욕구-충족 대상*과 *대상 항상성*이란 중요한 개념에 대해 좀 더 깊이있게 논의할 것이다.

멜라니 클라인: 편집 자리와 우울 자리(Melanie Klein: The Paranoid and Depressive Positions)

안나 프로이트가 연구하던 거의 비슷한 시기에 멜라니 클라인(1882-1960)은 정신분석적 마음의 모델에 지속적으로 영향을 끼친 매우 다른 이론을 제시했다. 클라인의 이론은 사실상 첫 번째 대상관계이론으로 여겨진다.[1] 초자아의 발달이 아이와 양육자의 상호작용을 내재화하며 비롯되었다고 생각하며 클라인은 마음 전체가 유사하게 내재화를 통해 자기와 대상에 대한 표상들을 형성한다고 제안했다. 클라인의 이론이 이를 어떻게 설명하는지 좀 더 살펴보자.

클라인은 자신의 이론에서 대상 관계의 발달에 영향을 미치는 어린 아이의 감정과 생각에 대해 기술했다. 예를 들면 어린 아이가 대상을 "나쁘다"고 경험하면 이 "나쁨(badness)"의 경험에는 실제로 대상의 나쁜 점과 비슷한 정도로 대상 표상에 아이의 화가 난 생각과 감정들이 투사된다. 마찬가지로 아이가 대상을 "좋다"고 경험하면 이 "좋음(goodness)"은 대상의 본래 좋은 정도와 아이가 행복하고 만족스러운 경험을 대상에 투사한 것이 혼합되어 나타난 결과이다. 클라인의 대상관계이론에 따르면 아이가 경험의 좋고 나쁜 측면을 조절하려는 노력들이 내적 세계를 발달하게 한다. 알다시피, 클라인은 지그문드 프로이트의 욕동 개념(리비도와 공격성)을 고수했다; 그러나 클라인의 이론에서 욕동은 항상 타인과의 관계의 맥락에서 경험된다.

이러한 좋고 나쁜 경험들을 처리하는 과정에서 모든 아이들은 지그문드 프로이트와 안나 프로이트의 발달 단계와 비슷한 클라인이 명명한 *자리(positions)*를 거치며 발달한다. 이 자리들-*편집 자리*(paranoid position)(*편집-분열 자리*[paranoid-schizoid position]로도 알려진)와 *우울 자리*(depressive position)-은 소망, 생각, 감정과 양육자와의 상호작용의 복합적 영향으로 만들어진 자기 표상과 대상 표상의 안정적인 배열로 정의된다. 클라인의 관점에서 성공적인 발달이란 편집 자리에서 우울 자리로 옮겨가는 것으로 동일한 대상에 대한 사랑과 증오의 상반된 감정을 견디는 능력으로 정의된다.

편집 자리는 가장 초기 정신의 조직(organization of the psyche)이다. 대상에게 경험의 나쁜 측면들을 투사와 투사적 동일시를 사용하여 나쁜(좌절스럽고 공격적인) 측면과 좋은(만족스럽고 사랑스러운) 측면을 분열시키는 특징이 있다. *분열(splitting)*과 *투사/투사적 동일시(projection/projective identification)*는 화나고 적대적인 감정으로부터 좋은 자기(self)와 좋은 대상(object)을 보호하는 역할을 한다.(우리는 곧 경계성 정신병리를 가진 환

1 *대상관계이론*이란 용어 자체는 클라인의 제자였던 로날드 페어베언(Ronald Fairbairn)(1954)이 만들었다.

자들에 대해 이야기하며 투사와 투사적 동일시에 대해 더 이야기할 것이다.) 편집 자리에서 아이는 자신의 공격성을 모두 투사시킨 저장소가 되어버린 나쁜 대상에게 파괴당할 위험에 처할까봐 두려워한다. 아이는 또한 대상에게 투사한 스스로의 선망의 경험에 마찬가지로 위협을 느낀다. 다시 말해 편집 자리는 *박해 불안(persecutory anxiety)*이 특징적이다.

정상 발달 과정에서 어머니로부터 지지적인 보살핌을 받고 과도한 좌절이 없다면 아이는 우울 자리로 옮겨가기 시작한다. 이 이동은 아이가 동일한 대상을 향해 느끼는 사랑과 증오의 상반된 감정을 견디는 능력이 발달하면서 진행하기 때문에 아이는 나쁜 경험을 처리하고자 분열과 투사적 동일시에 의지하지 않아도 된다. 우울 자리에서 아이는 이제 자신의 화난 감정이 사랑스럽고 필요하다고 느끼는 대상을 위협할까 두려워한다. 다시 말해 우울 자리는 *우울 불안(depressive anxiety)*이 특징적이다. 그러나 대상에게 감사하는 아이의 새로운 능력은 선망을 극복하고 관계의 손상을 회복할 수 있다는 성장한 자신감과 함께 사랑이 증오를 압도하며 사랑하는 관계가 지속될 수 있다고 아이를 안심시킨다 (Klein 1932, 1975a, 1975b; Segal 1946).

아동기의 주요 발달 과제에 대한 두 가지 관점: 안나 프로이트 대 멜라니 클라인

여기서 잠깐 멜라니 클라인과 안나 프로이트의 관점을 비교하자면, 클라인은 아이들이 맞닥뜨리는 주요한 발달 과제를 대상에 대한 모순된 감정을 통합하는 것이라고 생각한 반면 안나 프로이트는 대상으로부터 이뤄낸 상대적인 독립을 강한 자아의 형태로 조절하며 내재화하는 것이라고 생각했다. 두 이론가는 다른 의견 충돌도 있었다. 실제로 안나 프로이트와 멜라니 클라인의 충돌과 지그문드 프로이트 사후에 이들의 추종자들이 정신분석학계에서 권력과 영향력을 두고 벌였던 다툼은 이들이 거주하고 일했던 영국의 정신분석 역사의 전설이다 (King과 Steiner 1991). 그러나 오늘날에 우리는 이들의 충돌에 사로잡힐 필요 없이 두 이론에서 좋은 부분들만 취하면 된다.

윌프레드 비온과 D. W. 위니코트: 안아주기/안기기, 충분히 좋은 엄마, 감싸주는 환경

멜라니 클라인의 제자들 중에는 영국 정신분석가 윌프레드 비온(Wilfred Bion)(1897-1979)과 D. W. 위니코트(D. W. Winnicott)(1896-1971)가 있다. 비온은 안아주기(container)와 안기기(contained)란 개념으로 유명하다. 이 관점에서 엄마는 아이가 참을 수 없는 고통스러운 경험을 조절하도록 도와줘야만 한다. 엄마는 달래고 말로 표현하는 것(또는 비온이 말한 *몽상[reverie]*)을 비롯한 양육 행동들로 아이가 혼돈 상태인 견딜 수 없는 경험을 보다 견딜 수 있도록 바꾸면서 아이는 성공적으로 편집 자리에서 우울 자리로 이동할 수 있다. 비온의 용어로 엄마는 *안겨야만* 하는 아이의 혼돈 상태 경험을 *안아준다*. 비온의 이론은 우리가 이 장의 후반부에 살펴 볼 치료 작용에 대한 이론 (Bion 1962, 1963, 1967, 1970)에 분명하게 영향을 끼쳤다 ("대상관계이론과 정신역동적 치료" 부분 참고). 12장 ("자기심리학")에서 우리는 아이가 정동 인내와 다른 주요 능력들을 발달시키도록 돕는 안아주는 엄마의 역할에 대한 비온의 이론을 다시 살펴볼 것이다.

위니코트는 아이가 엄마와의 상호작용을 통해 다른 사람들과 관계를 갖는 능력이 발달한다는 대상 관계에 대한 이론을 제시했다. 위니코트는 *충분히 좋은 엄마(good-enough mother)*(아이에게 최적의 편안과 좌절을 주는 엄마)와 *감싸주는 환경(holding environment)*("충분히 좋은" 양육자가 만든 환경)이란 개념으로 유명하다. 이런 감싸주는 환경은 아이가 단지 나쁜 경험을 투사하는 저장소로만 대상을 이용하는 것이 아니라 *대상을 걱정(concern for the object)*하는 능력을 발달시키는데도 필요하다 (Winnicott 1954/1958, 1958, 1965, 1971). 클라인처럼 위니코트도 대상에 대한 사랑과 증오의 감정을 통합하는 능력이 성공적인 발달을 대변한다고 생각했다. 반면, 클라인과 달리 위니코트는 (비온처럼) 이런 일들이 일어날 수 있는 환경을 제공하는 엄마의 역할을 강조했다.

이 장의 후반부에 우리는 감싸주는 환경이란 개념이 정신역동적 정신치료의 치료 작용에 대한 이론에 기여한 바를 살펴볼 것이다 ("대상관계이론과 정신역동적 치료" 부분 참고). 또한 12장 ("자기심리학")에서 아기와 엄마의 상호작용이 아이의 진정한 자기감(authentic sense of self)과 놀이, 공상, 풍부한 내적 세계를 갖을 수 있는 능력이 발달하는 데 어떻게 중요한지 위니코트의 이론들을 살펴보며 좀 더 깊이 논의할 것이다.[2]

마가렛 말러: 분리-개별화

그 동안 미국에서는 정신분석가 마가렛 말러(1897-1985)가 어린 아이들과 엄마들의 관찰을 기반으로 중요한 연구를 했다. 비록 말러는 스스로 자아심리학과 구조적 모델의 전통

2 위니코트는 클라인과 함께 했던 연구에 크게 영향받았다. 프로이트-클라인 논쟁의 시기에 위니코트는 영국에서 일하며 나중에 독립 그룹(Independent Group)으로 알려진 영국 중립 학파(British Middle School)를 세웠다 (King과 Steiner 1991).

안에서 저술했다지만, 그녀의 생각은 안나 프로이트와 멜라니 클라인 양쪽에서 나왔으며 아이와 양육자들의 상호작용을 이해하는데 크게 기여했다. 말러는 그녀의 이론 중 가장 중요한 *분리-개별화(separation-individuation)*의 과정이라는 중요한 생각으로 잘 알려져 있다.

말러의 이론에서 *분리(separation)*란 아이가 대상에 대한 표상과 구별되거나 분리된 자기에 대한 표상을 형성하는 심리적 과정을 일컫는다. *개별화(individuation)*란 아이가 구체적인 특징이 생기며 자기와 대상을 구별할 뿐 아니라 독특하고 자율적인 자아가 되어가는 심리적 과정을 일컫는다 (Mahler et al. 1975). 말러는 분리-개별화 과정이 만 9개월에서 4세 사이에 일어나는 과정이라고 보았다. 말러는 분리-개별화 과정을 네 개의 하위 단계, *분화(differentiation), 연습(practicing), 화해(rapprochement), 대상 항상성을 향한 과정(on the way to object constancy)*이라고 기술했다. 그녀는 다른 두 초기 단계로서 아기가 외부 자극에 반응이 없는 자폐기(autistic phase)(출생부터 2개월)와 아기가 엄마에게 애착되어 있으나 엄마와 합쳐져 있다고 상상하는 공생기(symbiotic phase)(2–9개월)를 제시했다. 매우 어린 아기들조차 외부 세계와 접촉하고 자기와 대상을 구분할 수 있는 능력을 갖고 있다고 제시한 연구들로 자폐기와 공생기는 신뢰를 많이 잃기는 했다 (Stern 1985).[3] 그러나 말러의 분리-개별화에 대한 관점은 오랜 세월에도 여전히 건재하다.

말러에 따르면 분리-개별화 과정은 *분화* 하위 단계(6–9개월)에서 시작한다. 이 하위 단계에서 아기는 자신의 주변에 대해 더욱 관심을 갖기 시작하며 주변 환경과 더 많이 상호작용한다. 엄마와의 관계는 사회적 미소를 자주 사용하고 낯선 사람에 대한 불안이 나타나는 점에서 알 수 있듯이 공고해진다 (Mahler 1972; Mahler et al. 1975).

연습 하위 단계(10–15개월)에서 아이는 엄마로부터 거리를 두고 떨어져서 실험하며 새로 발달한 기거나 걷는 능력을 즐긴다. 이 하위 단계에서 아이는 훨씬 더 먼 거리의 확장

3 오늘날 발달에서 더 이상 사용하지 않는 말러의 자폐기와 공생기는 성인 정신병리가 발달의 초기 어려움을 반영한다고 보았던 몇몇 정신역동적 이론 만들기의 흔하고 중대한 문제점을 나타낸다. 여기서 말러는 "자폐적 조현병"은 발달의 자폐기 어려움에서 비롯되고 "공생 조현병"은 발달의 공생기 어려움에서 비롯된다고 주장했다. 이 분야에서 말러의 연구는 정신병적 환자들의 어려움이 문제있거나 "조현병을 일으키는" 보살핌에서 비롯된다고 보았던 정신역동적 이론 만들기의 가장 치명적인 오류와도 연관되어 있다 (Fromm-Reichmann 1950). 오늘날엔 더 이상 조현병이 엄마-아기 상호작용의 어려움을 반영한 것이라고 개념화시키지 않는다 (Willick 2001). (추가로 우리도 알다시피 더 이상 아기들이 생애 초기 몇 개월에 "자폐적"이거나 "공생적"이라고 생각하지 않는다.) 이러한 오류와 그 외 오류들의 검토는 이론가들이 현재 기능이 종종 부모-아이의 상호작용으로 대변되는 발달에서의 어려움을 반영한다고 개념화시키는 "발생적 오류(genetic fallacy)"를 피해야 할 필요가 있다고 강조한다 (Willick 1983) (또한 여성의 발달과 동성애에 대한 생각의 오류에 대한 토론은 7장["오이디푸스 콤플렉스"]을 참고).

된 자신의 세계를 탐험하지만, 특히 지치거나 속상할 때 여전히 엄마로부터 *감정적 보급(emotional refueling)*을 필요로 한다. 연습 하위 단계는 아이가 "세상과 연애"를 하고 있는 것처럼 전지전능감과 의기양양함이 특징이다 (Mahler 1972; Mahler et al. 1975).

연습 하위 단계 다음은 *화해(rapprochement)*(15-24개월) 하위 단계이다. 화해 동안에 아이는 스스로가 분리된 사람이라는 새로운 인식과 함께 상충된 감정들을 경험한다. 이 하위 단계에서 아이는 급격히 취약하다고 느끼기 시작하며 종종 강렬한 분리 불안을 보이기도 한다. 보다 취약하고 불안한 감정들을 마주하며 아이는 엄마에게 돌아가서 종종 요구하거나 통제하려고 한다. 동시에 아이의 떼쓰는 행동은 새로 발견한 분리와 독립이 사라질지도 모른다는 두려움을 일으킨다. 엄마에게 의존하고 싶은 소망과 엄마로부터 자율적이고 싶은 소망 사이에 갈등은 *화해 위기(rapprochement crisis)*를 만든다. 이 위기는 화와 적대감을 동반한다; 또한 전지전능감과 취약함이 반복되는 폭넓은 기분 변동을 동반한다 (Mahler 1972; Mahler et al. 1975). 실제로 화해기의 어린 아이와 시간을 보낸 사람들은 왜 이 시기를 "미운 두 살"이라고 부르는지 안다.

대상 항상성의 중요성

말러는 분리-개별화의 마지막 하위 단계를 *대상 항상성을 향한 과정(on the way to object constancy)*이란 용어로 불렀다. *대상 항상성*은 정신분석적 마음의 모델에서 중요한 개념 가운데 하나이다. 이는 좌절, 화, 실망의 감정을 마주해도 엄마(또는 그 외)에 대한 긍정적인 감정을 유지할 수 있는 능력으로 정의된다. 관련된 개념으로 실패를 겪거나 자존감에 위협을 느껴도 긍정적인 자기 표상을 유지할 수 있는 능력으로 정의되는 *자기 항상성(self constancy)*이 있다. 대상 항상성은 지각적 인식이 없을 때에도 대상(생물 또는 무생물)의 표상을 유지할 수 있는 능력인 *대상 영구성(object permanence)*(보통 6개월 정도)의 성취에 달려 있다 (Piaget 1954/1990; Schacter et al. 2011, 477쪽). 감정적 능력인 대상 항상성과 전적으로 인지적 능력인 대상 영구성을 종종 혼동한다. 말러는 *대상 항상성*이란 용어를 동료 자아심리학자인 안나 프로이트와 하인즈 하트만에게 빌려왔다. 하트만은 "욕구의 상태와 독립된" 안정적이며 영구적인 대상 표상들을 기술하기 위해 이 용어를 만들었다 (Hartmann 1953, 180쪽). 즉 우리가 살펴보았듯이, 대상 항상성을 성취하기 전에 대상은 *욕구 충족* 또는 아기의 욕구를 충족시키기 위해서만 존재하는 것처럼 느껴진다

(Hartmann 1952, 1953). 클라인의 용어로 욕구-충족 대상은 아이가 경험하는(그리고 마주하는) 관계의 한 가지 측면만을 의미하는 *부분대상(part object)*이다. 이와 반대로 완전한 또는 좋음과 나쁨이란 본질이 모두 통합된 *전체대상(whole object)*이 있다. 클라인과 같이 말러도 대상 항상성의 능력은 아이가 엄마의 좋은 표상을 엄마의 나쁜 표상과 통합할 수 있을 때 획득되는 것으로 엄마가 아이를 좌절시키더라도 대상은 "좋은 사람"으로 그 정체성을 유지할 수 있다. 즉, 말러의 분리-개별화의 마지막 단계는 클라인이 기술한 우울자리와 대략적으로 동일하다.

비록 말러는 정상적인 3세 아이가 대상 항상성을 공고하게 확립한다고 주장했지만, 대상 항상성 도달은 일생 동안 이루어지는 과정이라고 느끼고 마지막 분리-개별화 단계를 *대상 항상성을 향한 과정*이라고 불렀다. 또한 클라인은 대상 항상성 도달이 일생 동안 기복이 있다고 이해했다. 비록 그녀는 성숙함이란 편집 자리에서 우울자리로 옮겨가는 것이라고 보았지만, 모든 사람은 두 자리를 왔다갔다 한다. 실제로 클라인의 관점에서 편집 자리로 후퇴하는 것은 종종 견딜 수 없는 우울 불안이나 자신의 공격성이 대상을 파괴할지 모른다는 두려움에 대한 방어이다.

실제로 생애 주기에 걸쳐 우리는 사랑하는 사람들과의 이별이나 화나 취약한 감정을 유발하는 사건들로 대상 항상성에 대한 위협을 지속적으로 마주한다. 대상 항상성은 정말 강한 감정에 의해서도 위협받을 수 있다. 이 같은 위협들의 분명한 예시로 우리가 집을 떠나거나 동일시할 새로운 사람을 찾으려 하는 청소년기가 있다(종종 "이차 분리-개별화"라고 부른다) (Blos 1967); 아기를 갖게 되면 생기는 여러 감정들을 마주하는 부모가 될 때 (Anthony와 Benedek 1970); 인생이 영원하지 않다는 사실을 마주하는 *중년기 위기(midlife crisis)* (Jacques 1965); 그 외에도 많은 것들 (Akhtar 1994). 대상관계 모델이 정신병리와 치료 작용에 대한 정신분석적 이론에 미친 기여를 논의하면서(이 장의 후반부에 "대상관계이론과 성인 정신병리" 부분과 "대상관계이론과 정신역동적 치료" 부분 참고), 대상 항상성의 개념-대상 항상성(그리고 자기 항상성)의 실패를 비롯한-이 모든 종류의 심한 인격장애들의 근원에 있는 것을 살펴볼 예정이다.

존 볼비: 애착 이론

안나 프로이트와 멜라니 클라인이 지그문트 프로이트의 유산을 두고 다툼을 벌이고 마가렛 말러가 뉴욕에서 아기들과 엄마들을 연구하고 있을 때, 영국의 정신분석가 존 볼비(1907−1990)는 *애착 이론(attachment theory)*이란 대상 관계에 기반한 다른 종류의 이론을 개발하고 있었다 (Bowlby 1969/1982, 1973, 1980). 애착 이론은 아기와 양육자의 상호작용에 대한 연구에 기반을 둔 또다른 초기 발달에 대한 이론이다. 볼비는 *애착*을 "사람들 사이에 지속되는 심리적 유대감(lasting psychological connectedness between human beings)"이라고 정의했다 (Bowlby 1969/1982, 194쪽). 애착 이론의 중심 전제는 양육자와 애착을 발달시키고자 하는 아기의 동기가 진화적 압박이나 종의 생존 욕구에 따른 사람의 마음이 갖고 있는 선천적 특징이라는 것이다. 애착 추구는 리비도적 만족 추구로 환원시킬 수 없고 그보다 선행한다 (Auchincloss와 Samberg 2012, 20−22쪽).

볼비는 애착을 향한 동기는 아기와 엄마 사이에 작동하는 타고난 *애착 행동 체계(attachment behavioral system)*를 따라 실현된다고 주장했다. 그는 아기와 엄마의 거리를 조절하는 애착 행동 체계의 다섯 가지 요소가 빨기(sucking), 웃기(smiling), 매달리기(clinging), 울기(crying), 따라다니기(following)라고 밝혔다. 아기가 괴로워하기 시작하면(배고프다고 느끼는 것과 같은 내부 자극이나 엄마가 산만한 것과 같은 외부 자극 때문에) 애착 체계는 활성화되고 아기는 엄마와 신체를 접촉하려고 한다. 이에 엄마는 아이의 신호에 반응해서 더 친밀해지고 보살피려 한다. 반대로 아이가 안전하다고 느낄 때는 애착 체계가 비활성화된다; 아기와 엄마의 애착 행동들은 중단된다.

볼비는 엄마에 대한 아이의 초기 유대의 본질이 다른 사람이나 아이의 자아감에 대한 기본적 태도를 확립시킨다고 생각했다. 엄마와의 유대는 만 1세 정도에 형성되는 볼비가 이름 붙인 *애착의 내적 작동 모델(internal working models of attachment)*로 나타난다. 애착의 내적 작동 모델은 우리가 클라인과 말러의 이론에서 보았던 자기 표상, 대상 표상, 이 둘 사이에 상호작용에 대한 표상을 포함하는 대상 관계와 유사하다. 대상 관계처럼 내적 모델은 미래의 모든 다른 사람들과의 상호작용에 본보기(template)로서 작용한다. 또한 애착의 내적 작동 모델은 인지 능력과 정동 조절, 충동 조절, 그 외 우리가 구조적 모델에서 살펴본 자아 기능들의 발달에 기여한다. 그러나 애착의 내적 작동 모델은 발달에서 아이의 감정 상태를 덜 강조하고 아이와 양육자 간의 상호작용을 더 강조한다는 점에서 대상 관계와 다르다. 앞서 살펴보았듯이 클라인과 말러는 둘 다 어린 아이의 대상 관계 발달에서 사랑과 증오에 대한 내적 경험의 영향을 강조했다. 반면, 볼비는 실제 엄마와 상호작용의 본질을 더욱 강조했다 (Fonagy 2001; Johnson et al. 2007).

볼비는 자신의 이론을 발전시키며 생물학, 진화학, 동물행동학을 비롯한 주변의 다양한 학문들의 연구에 많이 영향받았다. 의존적인 아기와 양육하는 엄마를 연결짓는 애착행동이 생존을 향상시킨다고 이해한 점에서 다윈의 진화 이론에 영향받았다. 또한 볼비는 콘라트 로렌츠(Konrad Lorenz)(1903-1989)가 거위에서 *각인(imprinting)*을 연구한 것(Lorenz 1949/1979)과 할로(Harlow)가 영장류에서 엄마를 박탈시키며 연구한 것(Harlow와 Zimmermann 1958)에 영감을 얻었다. 두 연구자들은 관계에서 선천적 욕구의 측면을 연구했다. 사실 볼비의 이론은 선천적 행동 패턴과 실제 관계의 중요성을 강조했기 때문에 볼비는 그 당시에 외적인 행동보다는 마음의 내적 작용을 강조하던 경향이 있던 다른 정신분석가들과 종종 뜻이 맞지 않았다 (Coates 2004).

메리 에인스워드(Mary Ainsworth)와 메리 메인(Mary Main): 낯선 상황과 성인 애착 면담

메리 에인스워드(1913-1999)와 메리 메인(1943-)의 중요한 연구와 애착 이론은 1970년대와 1980년대까지 정신분석학계의 주류에 편입되지 못했다 (Fonagy 2001). 에인스워드는 개인의 애착 체계 차이점을 평가하는 낯선 상황(Strange Situstion)이라 불리는 연구 방법을 개발했다. 낯선 상황에서 양육자와 낯선 사람이 방을 들어오고 나가는 동안 노는 아이를 관찰한다. 독립적인 관찰자는 다음과 같은 여러 요소로 아이의 행동을 평가한다: 아이가 참여한 탐색의 양, 양육자가 떠나는 것에 대한 아이의 반응, 낯선 사람과 둘만 있을 때 아이가 보인 낯선 사람에 대한 불안의 양, 아이가 양육자와 재회할 때 행동. 에인스워드는 각각의 애착 패턴을 *안정 애착(secure attachment), 불안-회피 애착(anxious-avoidant attachment), 불안-저항 애착(anxious-resistant attachment)*이라고 불렀다 (Ainsworth et al. 1978). 네 번째 패턴인 *혼란 애착(disorganized/disoriented attachment)*은 메리 메인이 추가했다 (Main과 Solomon 1986). 메인은 애착과 관련있는 성인들이 초기 아동기 경험을 회상하는 패턴을 연구하는데 사용하는 성인 애착 면담(Adult Attachment Interview)을 개발했다. 그녀는 다음과 같은 비슷한 패턴들을 기술했다: 안정-자율적인(secure-autonomous), 무시하는(dismissing), 몰입된(preoccupied), 미해결/무질서한(unresolved/disorganized) (Main et al. 1985). 많은 연구자들은 애착 패턴의 다양한 복잡한 효과들을 연구하는데 성인 애착 면담을 사용하고 있다.

대상관계이론과 성인 정신병리

모든 정신역동적 임상가들은 정신 건강을 평가하는데 애착의 안정된 내적 작동 모델을 비롯한 대상 관계의 질이 중요한 매개 변수라는 의견에 동의한다. 일반적으로 사람이 사랑하는 애착을 유지할 수 있을 때 대상 관계가 성숙했다고 평가된다. 이 능력은 대상이 자기와 구별되고 때때로 대상의 욕구가 스스로의 욕구와 갈등이 있을 수 있다는 점을 인식하는 것을 필요로 한다. 또한 대상과 어느 정도 분리되어 있다는 것을 받아들이는 것과 함께 어느 정도 대상에게 의존하는 것을 받아들이는 능력도 필요로 한다. 추가로 성숙한 대상 관계는 대상에 대한 *양가감정(ambivalence)*을 인정, 수용, 인내하는 것을 필요로 한다. 마지막으로 성숙한 대상 관계는 자기와 대상이 "충분히 좋다"는 감정을 허용하는 자기 항상성과 대상 항상성이 특징이다.

경험적 연구 기법들을 사용하여 연구자들은 아기-양육자 관계의 분열(disruption)이 생애 초기와 이후 정신병리와 연관되어 있다고 밝혔다 (Beebe와 Lachmannn 2003; Beebe와 Stern 1977; Beebe et al. 1992, 2008; Bowlby 1944; Cassidy 2008; Deklyen과 Greenberg 2008; Lyons-Ruth와 Jacobvitz 2008; Spitz 1945; Spitz와 Wolf 1946; Tronick 1989). 추가로 연구자들은 아이-양육자 복합체가 이러한 분열의 여러 마음/뇌 체계와 연관되어 있음을 밝혔다. 예를 들면 알렌 쇼어(Allan Schore)(1994)는 아이-양육자 관계에서의 정동 조절 발달을 연구한 결과와 신경생물학의 연구 결과를 통합하여 요약했다 (Eisenberg 1995; Hofer 1984, 1995). 쇼어(1994)는 부모와의 상호작용으로 발달하는 감정 조절의 기능이 결국 정신 표상-아이가 정동 상태를 독립적으로 조절할 수 있게 하는 양육 환경의 내재된 측면-으로 넘어간다고 주장했다. 드류 웨스턴(Drew Westen)과 다른 학자들은 대상관계 이론과 애착 이론, 사회 심리학, 인지 뇌과학적 측면을 통합하고자 시도했다 (Bandura 1986; Blatt과 Lerner 1983; Calabreses et al. 2005; Smith et al. 2013; Wegner와 Vallacher 1977; Westen 1990, 1991). 보다 최근에는 우리의 정신 건강에 대한 이해를 바꿔놓을 법한 압살롬 캐스피(Avshalom Caspi)와 동료들의 연구는 조기 박탈과 상실의 경험이 후기 정신병리를 일으키는 유전적 취약성과 상호작용할 수 있다고 보고했다 (Uher et al. 2011;

Zimmerman et al. 2011). 마지막으로 바바라 밀로드(Barbara Milrod)와 동료들은 "분리 불안과 그 치료가 사회적 지지와 연관된 신경 회로와 다른 생물학적 과정들에 중요한 기회를 제공할 수 있다"고 제안했다 (Milrod et al. 2014, 40쪽). 대상관계이론은 국립정신건강연구소의 연구 영역 기준 "사회적 과정(Social Processes)"과 "친화와 애착(Affiliation and Attachment)" 구성에 맞닿아 있다 (Cuthbert와 Insel 2013).[4] (신경생물학과 대상관계이론과의 연관에 관심있는 독자들은 최근 컨버그의 글(2014)을 참고.)

임상 현장에서 우리는 대상 관계에서 여러 종류의 성인 정신병리 이상을 보게 된다 (Nigg et al. 1992). 보다 건강한 환자들에선 오이디푸스 시기의 성공적인 탐색을 위해 전오이디푸스 발달 시기에 성숙한 대상 관계의 성립이 필요하다 (Klein 1945). 예를 들어 6장 ("꿈의 세계")과 7장 ("오이디푸스 콤플렉스")에서 논의했던 "선반에 남겨질까 봐 두려워하는" 젊은 여성은 엄마가 죽은 시점에 오이디푸스 시기에 생기는 보통의 강한 경쟁심보다 훨씬 더 두려운 버림받을 수도 있겠다는 끔찍한 상실을 겪었다. 앞서 살펴보았듯이 여성은 대부분의 연애 기회에서 "누구보다도 우월하고 싶다"는 감정을 갖고 대했다. 10장 ("갈등과 타협")에서 논의한 권위에 아부하는 젊은 의사 또한 부모 스스로 질병과 싸우느라 아들이 공격성을 드러내지 않는 "착한 아이"일 것을 요구했던 어려운 환경에서 자랐다. 그 결과 그는 이미 대립과 경쟁을 두려워하며 오이디푸스 시기에 들어섰다.

보다 심각하게 아픈 환자들에선 대상으로부터 자기를 성공적으로 분리하는데 실패하며 심각한 정신 질환들(예, 조현병, 정동 장애)이나 기질적 조건, 독성 상태, 외상 등에서 비롯된 모든 종류의 정신병적 경험들이 나타난다. 비록 정신병적 경험들을 자아의 나약함으로 기술하는 것도 가능하지만(현실 검증력의 이상이나 부정[denial]이란 방어기제의 사용과 같은), 자기와 대상 표상들이 정신병의 많은 측면들을 가장 잘 기술한다. 예를 들어 환각이나 망상의 경우, 환자는 생각이나 목소리가 자신의 마음에서 나온 것인지 다른 사람의 마음에서 비롯된 것인지 말하기 불가능할 것이다.

양가감정을 견딜 수 없거나 대상 항상성을 유지할 수 없는 능력은 경계성, 편집성, 몇몇 자기애적 상태의 심한 인격장애에서 드러난다. 다시 말하면 심각한 인격장애를 자아의 나약함으로 기술하는 것도 가능하지만(충동을 조절할 수 없거나 정동을 참을 수 없다고 기

4 nimh.nih.gov/research-priorities/rdoc/index.shtml 참고 (역자 수정 2016년 1월 접속).

술하는 것처럼), 이러한 장애들을 가장 잘 이해하는 방식은 아마도 좌절을 겪을 때 사랑하는 관계들을 유지할 수 없는 능력으로 나타난다고 개념화시키는 것이다. 심한 인격 정신병리를 갖는 많은 환자들은 친밀한 애착에서 일어나는 강렬한 감정들을 두려워하기 때문에 애착을 전혀 형성하지 않는다; 그 외 다른 환자들은 분리와 상실을 견디지 못한다. 많은 환자들이 애착과 분리 둘 모두에서 문제를 겪는다.

오토 컨버그: 대상관계이론과 구조적 모델의 통합

미국 정신분석가 오토 컨버그는 대상관계이론의 여러 주요 부분들과 구조적 모델의 주요 부분들을 통합시키는 중요한 업적을 해냈다. 예로 컨버그는 사람들이 모든 행동을 이끄는 쾌락을 절대적, 우선적으로 추구한다고 설명하며 *욕동*이란 개념을 사용하고 고수했지만, 그는 구조적 모델을 완전히 지지했던 학자들과 다소 다르게 욕동을 개념화했다. 컨버그의 관점에서 욕동의 경험은 쾌락을 추구하는 신체의 내적 욕구보다 관계의 맥락에서 쾌락을 경험하는 내적 성향에서 비롯된다. 이는 사람들이 지속적으로 비슷한 즐거운 관계들을 추구하게 한다. 즉, 관계에서 즐거운(또는 좋은) 경험들이 욕동으로 구조화된다.

컨버그는 인격 구조를 분류하는 중요한 체계(Kernberg 1970)와 경계성 인격장애를 설명하는 이론(Kernberg 1975)을 개발했다. 이러한 이론들은 자아심리학과 대상관계이론을 통합(Kernberg 1976)시키고자 했던 그의 노력을 반영하며 정신 건강 분야에 지대한 영향을 끼쳤다.

컨버그의 인격장애 분류

컨버그에 따르면 모든 인간은 건강한 대상 관계의 발달에서 두 가지 기본 과제를 통과해야 한다. 첫 번째 과제는 대상으로부터 자기를 구별하거나 자기 표상과 대상 표상 사이에 뚜렷한 경계를 구축할 수 있는 능력이다. 두 번째 과제는 자기 표상과 대상 표상의 좋은(즐거운) 측면과 나쁜 (좌절감을 주는) 측면을 통합할 수 있는 능력이다. 컨버그는 대상 관계의 성공적 발달이 대상 항상성의 획득 또는 좌절이나 화에도 불구하고 대상에 대한 긍정적 애착을 유지할 수 있는 능력이라고 보았다. 컨버그의 *대상 항상성*이란 개념은 *자기 항상성* 개념도 포함한다.

대상으로부터 자기를 분리시키고, 자기와 대상의 좋은 면과 나쁜 면을 통합시키는 두

가지 과제는 서로 밀접하게 연관되어 있다. 심리적 스트레스의 여러 가지 예에서 그 관계가 나타난다. 예를 들면 흔하게 사랑하는 사람들로부터 분리되는 것을 비롯한 경험에서 우리는 종종 좌절과 화를 포함한 감정들을 조절하기 어렵다. 우리는 자기와 대상을 분화하는 능력(과제 1)이나 대상 항상성을 유지하는 능력(과제 2)을 잃지 않고 이러한 감정들을 견딜 수 있어야 한다. 컨버그의 인격 장애 분류에 따르면 대상으로부터 자기를 분화하는 과제(과제 1)에 자주 실패하는 환자들은 정신병적 정신병리를 갖기 쉽다; 좋은 경험과 나쁜 경험을 통합하는 과제(과제 2)에는 자주 실패하지만 주로 대상으로부터 자기를 분화하는 과제(과제 1)에는 성공한 환자들은 경계성 정신병리를 갖기 쉽다; 그리고 보통 과제 1, 2를 모두 성공한 환자들은 신경증적 정신병리를 갖기 쉽다 (Kernberg 1970). 컨버그는 두 번째 집단, 경계성 인격 구조를 지닌 환자들에 대한 설명으로 매우 유명하다.

컨버그의 경계성 인격 구조

컨버그의 경계성 인격 구조(borderline personality organization)(BPO)는 비특이적 자아의 나약함(충동 조절을 잘 하지 못하고 정동을 견디지 못하는 것과 같은)과 대상 관계의 문제가 특징적인 정신분석적 진단이다. 컨버그의 관점에서 BPO는 좋은 자기 표상, 대상 표상들과 나쁜 자기 표상, 대상 표상들이 제대로 통합되지 못한 대상 관계가 특징이다. BPO는 또한 *투사적 동일시(projective identification)*, *전능한 통제(omnipotent control)*와 같이 *분열(splitting)*에 기반을 둔 방어기제들의 사용이 특징적이다. 이러한 방어들은 부정적 경험으로부터 긍정적 경험을 분리하려는 욕구에 기반을 두고, 부정적 경험을 대상으로 투사하여 제거하고, 현재 나쁘거나 잠정적으로 위험하다고 여겨지는 대상을 조종한다. 즉, BPO의 특징적 방어들은 대상 관계의 근본적인 문제들을 반영한다. 컨버그가 기술했듯이 BPO는 클라인의 편집 자리 개념에 부합한다. 편집자리는 (우리가 상기시켜보면) 사랑과 증오가 통합된 클라인의 우울 자리와 달리 모든 나쁜 경험들을 분열시켜 대상으로 투사하는 것이 특징이다.

BPO에서 경험의 좋은 측면과 나쁜 측면을 통합하는데 실패한 것은 본인 스스로나 타인에 대해 일관된 모습을 경험할 수 없는 능력에 기저를 이룬다. BPO 환자들은 종종 기분에 큰 기복이 있는데 이는 자기 표상과 대상 표상이 따로 분열되거나 전부 좋거나 전부 나쁘다는 경험이 활성화된 것을 나타낸다. 환자의 기분은 제대로 통합되지 못한 표상의 어느 부분이 활성화되는지에 따라 동요한다. 컨버그가(에릭슨(1956)에서 빌려온) *정체성 혼미(identity diffusion)*라고 부른 자기에 대한 일관되지 못한 모습은 BPO 환자들을 자기-경험(self-experience)과 자존감(self-esteem)의 극심한 변동의 위험에 놓이게 한다. 타인에 대한 일관되지 못한 모습은 BPO 환자들을 타인의 행동을 오해하거나 대인관계 혼돈의 위험에 놓이게 한다. BPO는 DSM-5(American Psychiatry Association 2013)에서 정의한 경계성 인격장애 뿐만 아니라 편집성 인격장애, 분열성 인격장애, 몇몇 자기애적 인격장애와 같은 심한 인격장애에서도 발견된다.

경계성 정신병리의 원인에 대한 다른 견해

10장 ("자아의 나약함에 대한 이론: 방어 대 결함" 부분 참고)에서 자아의 나약함을 이해하는 다양한 방식을 논의하면서 보았듯이, 정신분석이론가들 사이에 주요 논쟁은 정신병리가 정신내적 갈등에 대한 방어에서 비롯됐는지 (즉, 방어/갈등 모델), 초기 환경이 최적의 심리적 발달에 필요한 요소들을 제공하는데 실패하며 결핍에서 비롯됐는지 (즉, 결함/발달 실패 모델)에 주목한다. BPO에 대한 컨버그의 관점은 "전부 좋은" 그리고 "전부 나쁜" 자기 표상과 대상 표상들이 분열에 기반을 둔 방어들로 적극적으로 분리되는 것처럼 내재화된 대상 관계를 왜곡시키는 공격성의 역할을 강조한다. 즉, 컨버그의 BPO에 대한 이론은 *방어/갈등 모델*이다. BPO의 원인으로 방어를 강조한 컨버그와 달리 다른 이론가들은 아동기에 아기-양육자 상호작용에서의 실패들이 경계성 인격장애 환자들의 정신 구조 결함의 주요 원인이라고 주장한다. 즉, 이들은 정신병리의 *결함/발달 실패 모델*을 지지한다. 예를 들면 몇몇은 부모로부터 버림받은 경험들이 경계성 환자가 외로움을 견디지 못하거나(Adler와 Buie 1979; Masterson 1981) 대상 항상성을 성취하는데 실패(Akhtar 1992, 1994)하게 만들었다고 주장한다. 보다 최근에는 피터 포나기(Peter Fonagy)와 메리 타켓(Mary Target)(1996)은 경계성 정신병리가 결국 아기-양육자 상호작용의 문제에서 비롯된 자기 성찰이나 *정신화(mentalization)* 능력의 결함에서 생긴다고 제안했다 (Auchincloss와 Samberg 2012, 28쪽; Fonagy와 Target 1996; Fonage et al. 1993b, 2002). 우리는 12장에서 컨버그와 코헛이 자기애적 문제들을 개념화시키는데 보인 차이점을 살펴보면서 방어/갈등 대 결함/발달 실패 논쟁의 다른 예시를 살펴볼 것이다.

현대적으로 경계성 정신병리를 이해하는 데에는 사회인지심리학과 인지 뇌과학을 포함한 여러 분야들의 연구들도 도움이 된다 (Depue와 Lenzenweger 2001/2005; Donegan et al. 2003; Fertuck et al. 2006; Graham과 Clark 2006; Lenzenweger et al. 2004; Minzenberg et al. 2006; Posner et al. 2002). 이러한 연구는 경계성 정신병리가 기질과 학대나 무시를 비롯한 환경적 위험 요소들의 상호작용으로 자기와 타인에 대한 일관성 없는 개념, 애착의 불안정한 작동 모델, 정신화의 결함, 자기 조절의 미숙한 체계들이 나타난다는 관점을 지지한다.

대상관계이론과 정신역동적 치료

대상관계이론은 우리가 정신역동적 정신치료가 어떻게 작용하는지 이해하는데 중요한 기여를 했다. 이는 경계성 인격장애를 치료하려고 개발한 정신역동적 정신치료에서 확연하게 드러난다. 예를 들면 경계성 인격장애의 치료를 위해 컨버그가 개발한 전이 중점 정신치료(Transference-Focused Psychotherapy)(TFP)(Clarkin et al. 2006)는 그의 경계성 인격장애에 대한 대상관계이론에 기반을 두고 있다. TFP는 환자-치료자 상호작용에 기저의 대상 관계들이 활성화된다는 전제를 기반에 둔다. 따라서 이 치료는 이러한 기저의 대상 관계를 다룰 수 있는 가장 효과적인 방법으로서 전이에 대한 작업을 강조한다. TFP치료자에게 가장 중요한 과제는 환자-치료자 관계에서 활성화되는 병리적인 대상 관계들을 관찰하고 해석하는 것이다 (Clarkin et al. 2006). 컨버그의 TFP와 달리 안토니 베이트만(Anthony Bateman)과 피터 포나기(Peter Fonagy)는 경계성 인격장애 환자들을 위한 정신치료로 환자들의 정신화 능력을 개발시키는데 중점을 둔 정신화 중심 치료법(Mentalization-Based Treatment)(MBT)을 개발했다 (Bateman과 Fonagy 2004, 2006).

그러나 우리는 심한 인격장애 환자들을 위한 정신치료 뿐만 아니라 모든 정신역동적 정신치료에 끼친 대상관계이론의 영향도 알 수 있다 (Caligor et al. 2007). 가장 명확하게 끼친 영향은 치료의 목표가 소망, 금지, 이상, 그리고 갈등을 조절하는 습관적 방식을 이해하는 것(구조적 모델) 뿐만 아니라 다른 사람들과 튼튼한 관계를 맺는 것도 포함하는 것으로 변화한 것이다. 대상관계이론을 활용하는 치료자들은 환자들이 애착과 지속될 수 있는 친밀한 관계를 어떻게 찾고 분리된 느낌을 어떻게 유지하는지에 관심이 많다. 또한 환자들이 자기 항상성과 대상 항상성이 특징적인 "충분히 좋다"는 느낌을 지지하는 내적 구조를 어떻게 가지고 있는지에(또는 가지고 있지 않은지에) 관심이 있다.

추가로, 대상관계이론이 정신치료를 시행하는데 어떤 영향을 끼쳤는지도 살펴보자. 그 예로 환자의 내부 세계에 대한 중요한 정보원으로 *역전이(countertransference)*(환자에 대한 치료자의 감정으로 정의함)의 사용을 매우 강조하는데 끼친 영향이 있다 (Heimann 1950, 1956). 또한 치료 작용에 대한 이론들에 미친 대상관계이론의 영향도 있다 (Blatt et al. 1994; Fonagy et al. 1993a; Mayes와 Spence 1994). 그 예로 시간이 지나며 이론들은 환자-치료자 관계의 중요성을 정보를 얻기 위한 것 뿐만 아니라 변화를 일으키는 힘으로 강조하기 시작했다. 일반적으로 지난 수년 간 치료 작용에 대한 이론이 *해석*에서 비롯된 *통찰*로 생긴 변화를 강조한 초기 이론들에서 치료자와의 관계에서 비롯된 변화를 강조하는 보다 최근의 이론들로 이행한 점을 알 수 있다. 다양한 이론가들이 *교정적 감정 경험(corrective emotional experience)*(Alexander와 French 1946), *새로운 대상(new object)*(Loewald 1960), *실제 관계(real relationship)*(Greenson과 Wexler 1969), *치료적 동맹(therapeutic alliance)*(Zetzel 1956), *감싸주는 환경(holding environment)*(Modell 1976), *안아주기/안기기(container/contained)*(Bion 1963, 1970)를 비롯하여 서로 다른 용어들을 사용하며 치료 관계의 여러 측면들을 강조해왔다. 실제로 이 책의 서론에서 모든 정신분석적 치료에서 *치료적 동맹*이란 개념이 중요하다고 언급한 것은 대상관계이론을 통해 훨씬 더 이해할 수 있었기 때문이다 (Krupnick et al. 1996; Zetzel 1956).

상대적으로 근래의 정신분석학파인 관계정신분석학파(Relational Psychoanalysis)는 환자-치료자 상호작용의 의미는 "함께 만든 것(co-created)"이며 함께 만든 과정을 탐색하는 것이 작업에서 제일 중요하다고 주장한다 (Greenberg와 Mitchell 1985). 이 책은 주로 임상 상황과 환자, 치료자 사이에 무엇이 일어나는지 가장 잘 이해하는 방법에 대한 이론들로 구성된 관계정신분석을 논의하지 않을 것이다. 많은 관계 이론가들은 임상 상황에서 함께 만든 것이 아닌 환자에게 고유한 마음의 모델이란 개념으로 함께 만든 의미의 현상을 파악하는 것은 어렵다고 강조한다.

이 논쟁은 정신치료의 어떤 측면-치료자의 해석 또는 환자와 치료자 사이의 관계-이 치료적 변화에 더 중요한지까지 이어진다. 그러나 글렌 가바드(Glen Gabbard)와 드류 웨스턴(Drew Westen)(2003)에 따르면 이 논쟁은 과거에 비해 현재는 덜 중요하다. 오늘날 우리는 함께 작용하는 해석의 역할과 관계의 역할을 비롯한 치료 작용에 대한 많은 이론을 통합해야 한다. 그럼에도 불구하고 12장 ("자기심리학")으로 넘어가면서 독자들은 치료적 관계가 환자를 어떻게 돕는지 다른 관점을 갖고 있는 마음의 모델을 살펴보면서 이 논쟁을 기억하고 있어야 한다.

이 장의 요약과 핵심 차원에 대한 표

표 11-1은 대상관계이론의 핵심 차원으로 다음의 개념들을 소개하고 있다.

- **지형적 관점:** 대상 관계는 대체로 무의식적이다.
- **동기적 관점:** 사람은 출생 때부터 대상을 추구한다; 대상 추구는 다른 동기들에 이차적이지 않다. 대상으로부터 *분리(separation)*되고 자율성을 갖고자*(개별화[individuation])* 하는 소망 또한 타고난다. 친화(affiliation)되고 싶은 소망과 분리되고 싶은 소망 사이에는 대상에 대한 사랑과 증오란 양가감정이 동반된 불가피한 갈등이 있다. 만약 이러한 소망과 감정 사이에 성공적인 타협이 형성되면, 인간은 선망을 극복할 수 있고 관계의 훼손을 고칠 수 있다는 자신감을 키우고 더불어 대상에 대한 감사함을 경험할 수 있는 능력을 획득한다.
- **구조적 관점:** 경험의 기본 구성단위는 *대상 관계(object relation)*-자기 표상, 대상 표상, 그리고 자기와 대상 사이에 정동이 있는 상호작용에 대한 표상으로 이루어진 정신내적 구조-이다. 대상 관계는 잠깐 동안 혹은 오래 지속될 수 있다. 오래 지속되는 대상 관계들은 모든 정신적 구조(자아, 이드, 초자아와 같은)와 미래 관계들의 본보기가 된다. 연관된 개념들로는 욕구-충족 대상, 대상 항상성, 자기 항상성, 애착 행동 체계, 애착의 내적 작동 모델, 그리고 정신화가 있다.
- **발달적 관점:** 대상 관계는 대체로 아동기에 양육자들과의 상호작용에서 형성된다. 안나 프로이트, 클라인, 비온, 위니코트, 볼비, 말러, 포나기, 컨버그는 대상 관계에 대해서 서로 겹치는 발달적 모델들을 제시했다. 각각의 발달적 모델들은 *대상 항상성*의 능력이나 분리, 좌절, 화를 마주할 때조차 대상과 강하고 긍정적인 유대를 유지할 수 있는 능력을 획득함으로써 완료된다.
- **정신병리에 대한 이론:** 대상 관계의 질은 정신 건강/질병의 지표가 된다. 대상 항상

성이 돋보이는 강하고 현실적인 대상 관계는 정신 건강의 특징이다. 반면, 대상 항상성을 유지하지 못하는 것으로 표현되는 문제있는 대상 관계는 경계성, 편집성, 몇몇 자기애적 상태와 같은 심한 인격 장애나 경계성 인격 구조가 특징적인 장애들을 비롯한 여러 종류의 성인 정신병리에서 보인다.

- **치료 작용에 대한 이론:** 정신역동적 정신치료에서 대상 관계들은 치료자–환자 관계에서 활성화되고 이를 이해하는데 활용된다. 그 결과 대상관계이론은 치료자들이 전이와 특히 *역전이*를 강조하게 이끌었다. 또한 대상관계이론은 치료 작용에 대한 이론들이 *새로운 대상으로서의 치료자(the therapist as a new object)* 역할을 강조(통찰을 강조한 치료들과는 반대로)하도록 이끌었다. 특히 경계성 인격장애 치료를 위해 개발된 널리 알려진 두 가지 정신역동적 정신치료로 컨버그의 전이 중점 정신치료와 베이트만과 포나기의 정신화 중심 치료법이 있다.

[표 11-1] 대상관계이론

지형	동기	구조/과정	발달	정신병리	치료법
대상 관계는 대체로 무의식적이다	친화되고 싶은 소망과 분리되고 싶은 소망 사이에 갈등 사랑/증오/양가감정 (Love/hate/ambivalence) 선망/감사/수선 (Envy/gratitude/repair)	대상 관계 자기 표상 대상 표상 이 둘 사이에 상호 작용에 대한 표상 욕구-충족 대상 대상 항상성 자기 항상성 애착 행동 체계 애착의 내적 작동 모델 정신화	애착 타인으로부터 자기의 분리 편집 자리와 우울 자리 안아주기/안기기 충분히 좋은 엄마 감싸주는 환경 분리-개별화 분화 연습 화해 대상 항상성으로의 과정 부모되기 (parenthood) 중년기 위기 정신화의 발달	대상 관계의 질은 정신 건강/질병의 지표가 된다 경계성 인격 구조 (BPO)	치료자-환자 관계에서 대상 관계들의 활성화 역전이 새로운 대상으로서의 치료자 전이 중점 정신치료 정신화 중심 치료법

인용문헌

Adler G, Buie DH: Aloneness and borderline psychopathology: the possible relevance of Child Dev issues. Int J Psychoanal 60:83-96, 1979

Ainsworth MDS, Blehar MC, Waters E, et al: Patterns of Attachment: A Psychological Study of the Strange Situation. Hillsdale, NJ, Lawrence Erlbaum, 1978

Akhtar S: Broken Structures: Severe Personality Disorders and Their Treatment. Northvale, NJ, Jason Aronson, 1992

Akhtar S: Object constancy and adult psychopathology. Int J Psychoanal 75:441-455, 1994

Alexander F, French T: Psychoanalytic Therapy: Principles and Application. New York, Ronald Press, 1946

American Psychiatric Association: Diagnostic and Statistical Manual of Mental Disorders, 5th Edition. Arlington, VA, American Psychiatric Publishing, 2013

Anthony EJ, Benedek T (eds): Parenthood: Its Psychology and Psychopathology. Boston, MA, Little, Brown, 1970

Auchincloss EL, Samberg E: Psychoanalytic Terms and Concepts. New Haven, CT, Yale University Press, 2012

Bandura A: Social Foundations of Thought and Action: A Social Cognitive Theory. Englewood Cliffs, NJ, Prentice-Hall, 1986

Bateman A, Fonagy P: Psychotherapy for Borderline Personality Disorder: Mentalization-Based Treatment. Oxford, UK, Oxford University Press, 2004

Bateman A, Fonagy P: Mentalization-Based Treatment for Borderline Personality Disorder: A Practical Guide. Oxford, UK, Oxford University Press, 2006

Beebe B, Lachmann F: The relational turn in psychoanalysis: a dyadic systems view from infant research. Contemporary Psychoanalysis 39:379-409, 2003

Beebe B, Stern DN: Engagement-disengagement and early object experience, in Communicative Structure and Psychic Structures. Edited by Freedman M, Grenel S. New York, Plenum, 1977, pp 33-55

Beebe B, Jaffe J, Lachmann F: A dyadic systems view of communication, in Relational Perspectives in Psychoanalysis. Edited by Skolnick N, Warshaw S. Hillsdale, NJ, Analytic Press, 1992, pp 61-81

Beebe B, Jaffe J, Buck K, et al: Six-week postpartum depressive symptoms and 4-month mother-infant self- and interactive contingency. Infant Mental Health Journal 29:442-471, 2008

Bion W: Learning from Experience. London, Heinemann, 1962

Bion W: Elements of Psycho-analysis. London, Heinemann, 1963

Bion W: Second Thoughts: Selected Papers on Psycho-analysis. London, Heinemann, 1967

Bion W: Attention and Interpretation: A Scientific Approach to Insight in Psycho-analysis and Groups. London, Tavistock, 1970

Blatt S, Lerner H: Investigations in the psychoanalytic theory of object relations and object representations, in Empirical Studies of Psychoanalytic Theories. Edited by Masling F. Hillsdale, NJ, Lawrence Erlbaum, 1983, pp 189–249

Blatt S, Ford R, Berman W, et al: Therapeutic Change: An Object Relations Perspective. New York, Plenum, 1994

Blos P: The second individuation process of adolescence. Psychoanal Study Child 22:162–186, 1967

Bowlby J: Forty–four juvenile thieves: their characters and home life. Int J Psychoanal 25:107–128, 1944

Bowlby J: Attachment and Loss, Vol 1: Attachment (1969). New York, Basic Books, 1982

Bowlby J: Attachment and Loss, Vol 2: Separation: Anxiety and Anger. New York, Basic Books, 1973

Bowlby J: Attachment and Loss, Vol 3: Loss: Sadness and Depression. New York, Basic Books, 1980

Calabrese M, Farber B, Westen D: The relationship of adult attachment constructs to object relational patterns of representing self and others. J Am Psychoanal Assoc 33:513–530, 2005

Caligor E, Kernberg OF, Clarkin JF: Handbook for Dynamic Psychotherapy for Higher–Level Personality Pathology. Washington, DC, American Psychiatric Publishing, 2007

Cassidy J: The nature of the child's ties, in The Handbook of Attachment Theory and Research, 2nd Edition. Edited by Cassidy J, Shaver P. New York, Guilford, 2008, pp 3–22

Clarkin JF, Yeomans FE, Kernberg OF: Psychotherapy for Borderline Personality: Focusing on Object Relations. Arlington, VA, American Psychiatric Publishing, 2006

Coates SW: John Bowlby and Margaret S. Mahler. J Am Psychoanal Assoc 52:571–601, 2004

Cuthbert BN, Insel TR: Toward precision medicine in psychiatry: the NIMH research domain criteria project, in The Neurobiology of Mental Illness, 4th Edition. Edited by Charney DS, Sklar P, Buxbaum JD, et al. New York, Oxford University Press, 2013, pp 1076–1088

Deklyen M, Greenberg M: Attachment and psychopathology in childhood, in Handbook of Attachment Theory, Research and Clinical Applications, 2nd Edition. Edited by Cassidy J, Shaver P. New York, Guilford, 2008, pp 637–665

Depue R, Lenzenweger M: A neurobehavioral dimensional model of personality disturbance (2001), in Handbook of Personality Disorders. Edited by Livesley W. New York, Guilford, 2005, pp 136–176

Donegan N, Sanislow C, Blumberg H, et al: Amygdala hyperreactivity in borderline personality disorder: implications for emotional dysregulation. Biol Psychiatry 54:1284–93, 2003

Eisenberg L: The social construction of the human brain. Am J Psychiatry 152:1563–1575, 1995

Erikson E: The problem of ego identity. J Am Psychoanal Assoc 4:56–121, 1956

Fairbairn W: An Object–Relations Theory of the Personality. New York, Basic Books, 1954

Fertuck E, Lenzenweger M, Clarkin J, et al: Executive neurocognition, memory systems, and borderline personality disorder. Clinical Psychology Review 26:346–375, 2006

Fonagy P: Attachment Theory and Psychoanalysis. New York, Other Press, 2001

Fonagy P, Target M: Playing with reality, I: theory of mind and the normal development of psychic reality. Int J Psychoanal 77:217–233, 1996

Fonagy P, Moran G, Edgcumbe R, et al: The roles of mental representations and mental processes in therapeutic action. Psychoanal Study Child 48:9–48, 1993a

Fonagy P, Steele M, Moran G, et al: Measuring the ghost in the nursery: an empirical study of the relation between parents' mental representations of childhood experiences and their infants' security of attachment. J Am Psychoanal Assoc 41:929–989, 1993b

Fonagy P, Gergely G, Jurist E, et al: Affect Regulation, Mentalization, and the Development of the Self. New York, Other Press, 2002

Freud A: The concept of developmental lines. Psychoanal Study Child 18:245–265, 1963

Fromm–Reichmann F: Principles of Intensive Psychotherapy. Chicago, IL, University of Chicago Press, 1950

Gabbard G, Westen D: Rethinking therapeutic action. Int J Psychoanal 84:823–841, 2003

Graham S, Clark M: Self–esteem and organization of valenced information about others: The "Jekyll and Hyde"–ing of relationship partners. J Pers Soc Psychol 90:652–665, 2006

Greenberg J, Mitchell S: Object Relations in Psychoanalytic Theory. Boston, MA, Harvard University Press, 1983

Greenson R, Wexler M: The nontransference relationship in the psychoanalytic situation. Int J Psychoanal 50:27–39, 1969

Harlow HF, Zimmermann RR: The development of affective responsiveness in infant monkeys. Proc Am Philos Soc 102:501–509, 1958

Hartmann H: The mutual influences in the development of ego and id. Psychoanal Study Child 7:9–30, 1952

Hartmann H: Contribution to the metapsychology of schizophrenia. Psychoanal Study Child 8:177–198, 1953

Heimann P: On counter–transference. Int J Psychoanal 31:81–84, 1950

Heimann P: Dynamics of transference interpretations. Int J Psychoanal 37:303–310, 1956

Hofer MS: Relationships as regulators: a psychobiologic perspective on bereavement. Psychosom Med 46:183–197, 1984

Hofer M: Hidden regulators: implications for a new understanding of attachment, separation and loss, in Attachment Theory: Social, Developmental, and Clinical Perspectives. Edited by Goldberg S, Muir R, Kerr J. Hillsdale, NJ, Analytic Press, 1995, pp 203–230

Jacques E: Death and the mid–life crises. Int J Psychoanal 46:502–514, 1965

Johnson SC, Dweck CS, Chen FS: Evidence for infants' internal working models of attachment. Psychol Sci 18:501–502, 2007

Kernberg O: A psychoanalytic classification of character pathology. J Am Psychoanal Assoc 18:800–822, 1970

Kernberg O: Borderline Conditions and Pathological Narcissism. New York, Jason Aronson, 1975

Kernberg O: Object Relations Theory and Clinical Psychoanalysis. New York, Jason Aronson, 1976

Kernberg O: Neurobiological correlates of object relations theory: the relationship between neurobiological and psychodynamic development. International Forum of Psychoanalysis

2014. Available at: http://www.tandfonline.com/doi/abs/10.1080/0803706X.2014.912352#.VJsSAv8OS80. Accessed December 24, 2014.
King P, Steiner R (eds): The Freud-Klein Controversies 1941-45. London, Tavistock/Routledge, 1991
Klein M: The Psycho-Analysis of Children. London, Hogarth Press, 1932
Klein M: The Oedipus complex in the light of early anxieties. Int J Psychoanal 26:11-33, 1945
Klein M: Love, Guilt and Reparation, and Other Works, 1921-1945. London, Hogarth Press, 1975a
Klein M: Envy and Gratitude, and Other Works, 1946-1963. London, Hogarth Press, 1975b
Krupnick JL, Sotsky SM, Elkin I, et al: Therapeutic alliance in psychotherapy and pharmacotherapy outcome: findings in the National Institute of Mental Health treatment of depression collaborative research program. J Consult Clin Psychol 64:532-539, 1996
Lenzenweger M, Clarkin J, Fertuck E, et al: Executive neurocognitive functioning and neurobehavioral systems indicators in borderline personality disorder: a preliminary study. J Pers Disord 18:421-438, 2004
Loewald H: On the therapeutic action of psychoanalysis. Int J Psychoanal 41:16-33, 1960
Lorenz K: King Solomon's Ring (1949). New York, Harper-Collins, 1979
Lyons-Ruth K, Jacobvitz D: Attachment disorganization: genetic factors, parenting contexts, and developmental transformation from infancy to adulthood, in The Handbook of Attachment Theory and Research, 2nd Edition. Edited by Cassidy J, Shaver P. New York, Guilford, 2008, pp 666-697
Mahler M, Pine F, Bergman A: The Psychological Birth of the Human Infant. New York, Basic Books, 1975
Main M, Solomon J: Discovery of an insecure disorganized/disoriented attachment pattern: procedures, findings and implications for the classification of behavior, in Affective Development in Infancy. Edited by Brazelton TB, Yogman MW. Norwood, NJ, Ablex, 1986, pp 95-124
Main M, Kaplan N, Cassidy J: Security in infancy, childhood and adulthood: a move to the level of representation, in Growing Points of Attachment Theory and Research. Edited by Bretherton I, Waters E. Monographs of the Society for Research in Child Development 50(1-2):66-104, 1985
Masterson J: The Narcissistic and Borderline Disorders. New York, Brunner/Mazel, 1981
Mayes LC, Spence DP: Understanding therapeutic action in the analytic situation: a second look at the developmental metaphor. J Am Psychoanal Assoc 42:789-816, 1994
Milrod B, Markowitz JC, Gerber AJ, et al: Childhood separation anxiety and the pathogenesis and treatment of adult anxiety. Am J Psychiatry 171:34-43, 2014
Minzenberg M, Poole J, Vinogradov S: Adult social attachment disturbance is related to childhood maltreatment and current symptoms in borderline personality disorder. J Nerv Ment Dis 194:341-348, 2006
Modell AH: "The holding environment" and the therapeutic action of psychoanalysis. J Am Psychoanal Assoc 24:285-307, 1976

Nigg J, Lohr N, Westen D, et al: Malevolent object representation in borderline personality disorder and major depression. J Abnorm Psychol 101:61–67, 1992
Piaget J: Construction of Reality in the Child (1954). London, Psychology Press, 1990
Posner M, Rothbart M, Vizueta N, et al: Attentional mechanisms of borderline personality disorder. Proc Natl Acad Sci U S A 99:16366–16370, 2002
Schacter DL, Gilbert DT, Wegner DM (eds): Psychology, 2nd Edition. New York, Worth, 2011
Schore A: Affect Regulation and the Origin of the Self: The Neurobiology of Emotional Development. Hillsdale, NJ, Lawrence Erlbaum, 1994
Segal H: An Introduction to the Work of Melanie Klein. London, Karnac, 1946
Smith AS, Kelly L, Wang Z: The neurobiology of social attachment, in The Neurobiology of Mental Illness, 4th Edition. Edited by Charney DS, Sklar P, Buxbaum JD, et al. New York, Oxford University Press, 2013, pp 1112–1126
Spitz R: Hospitalism—an inquiry into the genesis of psychiatric conditions in early childhood. Psychoanal Study Child 1:53–74, 1945
Spitz R, Wolf K: Anaclitic depression—an inquiry into the genesis of psychiatric conditions in early childhood. Psychoanal Study Child 2:313–342, 1946
Stern DN: The Interpersonal World of the Infant: A View from Psychoanalysis and Developmental Psychology. New York, Basic Books, 1985
Tronick E: Emotions and emotional communication in infants. Am Psychol 44:112–119, 1989
Uher R, Caspi A, Houts R, et al: Serotonin transporter gene moderates childhood maltreatment's effect on persistent but not single–episode depression: replications and implications for resolving inconsistent results. J Affect Disord 135:56–65, 2011
Wegner DM, Vallacher RR: Implicit Psychology: An Introduction to Social Cognition. New York, Oxford University Press, 1977
Weinberger J, Weiss J: Psychoanalytic and cognitive conceptions of the unconscious, in Cognitive Science and the Unconscious. Edited by Stein DJ. Washington, DC, American Psychiatry Publishing, 1997, pp 23–54
Westen D: Towards a revised theory of borderline object relations: contributions of empirical research. Int J Psychoanal 71:661–693, 1990
Westen D: Social cognition and object relations. Psychol Bull 109:429–455, 1991
Willick M: On the concept of primitive defenses. J Am Psychoanal Assoc 31 (suppl):175–200, 1983
Willick M: Psychoanalysis and schizophrenia: a cautionary tale. J Am Psychoanal Assoc 49:27–56, 2001
Winnicott DW: The depressive position in normal emotional development (1954), in Through Paediatrics to Psycho–Analysis: Collected Papers. New York, Basic Books, 1958, pp 262–277
Winnicott DW: The Maturational Processes and the Facilitating Environment. New York, International Universities Press, 1965
Winnicott DW: Playing and Reality. New York, Basic Books, 1971
Winnicott DW: Through Paediatrics to Psycho–Analysis: Collected Papers. New York, Basic Books, 1958
Zetzel E: Current concepts of transference. Int J Psychoanal 37:69–375, 1956

Zimmermann P, Brückl T, Nocon A, et al: Interaction of FKBP5 gene variants and adverse life events in predicting depression onset: results from a tenyear prospective community study. Am J Psychiatry 168:1107-1116, 2011

제12장 자기심리학

이 장에서는 자기심리학을 소개한다. 이 마음의 모델이 어떻게 작동하고 우리가 정신병리와 치료법을 이해하는데 무엇을 기여했는지 설명한다. 이 장에서 소개할 단어들은 다음과 같다: *정동 미러링(affect mirroring), 이질적 자기(alien self), 핵심적 자기감(core sense of self), 자기의 장애(disorder of the self), 창발적 자기감(emergent sense of self), 공감(empathy), 거짓 자기(false self), 과대 자기(grandiose self), 이상화된 부모 이마고(idealized parental imago), 이상화된 자기대상(idealized selfobject), 이상화 전이(idealizing transference), 정체성 혼미(identity diffusion), 거울 전이(mirror transference), 미러링 자기대상(mirroring selfobject), 자기애(narcissism), 자기애적 분노(narcissistic rage), 서사적 자기감(narrative sense of self), 병리적 과대 자기(pathological grandiose self), 병리적 자기애(pathological narcissism), 자기(self), 자기대상(selfobject), 자기대상 전이(selfobject transference), 자기-자기대상 메트릭스(self-selfobject matrix), 주관적 자기감(subjective sense of self), 이행 대상(transitional object), 이행 현상(transitional phenomena), 참 자기(true self), 쌍둥이 전이(twinship transference), 언어적 혹은 단정적 자기감(verbal or categorical sense of self).*

지형학적 모델과 초기 구조적 모델과 같이 자기심리학은 거의 한 사람-하인즈 코헛(1913-1981)은 1960년대, 1970년대, 1980년대에 이 모델을 개발했다-이 세운 업적이다. 멜라니 클라인과 대상관계이론을 개발한 다른 학자들과 마찬가지로 코헛은 처음에는 구조적 모델(또는 자아심리학)로 교육을 받았지만 그 모델로써 그가 보는 환자들과 문제들을 기술하거나 치료하는데 부족하다고 느꼈다. 코헛은 대상 관계 이론가들과 함께 일하지 않고 대신 자신만의 마음의 모델을 제안했다.

자기와 자기의 발달

자기심리학은 인격의 중심에 있는 구조-*자기(self)*-에 기반을 둔 마음에 대한 이론이다. 이 이론에서 *자기*는 주도성의 중심이며 동일함에 대한 일관된 경험의 원천으로 정의된 주로 무의식적인 구조이다. 자기는 인간의 야망, 이상, 재능으로 구성된다. 자기가 만약 응집되고 연속적인 느낌, 에너지와 주도적인 느낌, 성숙한 자기 주장, 자존감, 자부심, 안정적인 이상과 목표에 투자하는 것으로 특징지어진다면 건강한 것이다. 또한 자기가 정동을 조절하고 자기대상들과의 상호작용을 활용할 수 있는 능력이 있다면 건강하다고 여긴다. 인간이 정신병리 또는 *자기의 장애(a disorder of the self)*를 갖고 있을 때, 자기는 약하고 비일관적, 비효율적이며 나쁘다고 느끼며 목표나 이상에서 의미를 찾을 수 없다 (Auchincloss와 Samberg 2012, 234-238쪽).

발달 이론은 자기의 성장을 자세하게 기술하며, 자기심리학에서 매우 중요하다. 자기심리학은 인격에서 동기를 위한 주된 힘으로 작용하는 *자기애적 추구(narcissistic strivings)*의 집합을 인간이 선천적으로 갖고 태어난다고 주장한다. *자기애(narcissism)*는 자기에 대한 투자로 정의된다. 이러한 타고난 자기애적 추구에는 살아있음(aliveness), 진실성(authenticity), 일관성(coherence), 통달(mastery), 안전(safety), 자율성(autonomy), 고유함(uniqueness), 창의력(creativity), 관리와 목적의식(a sense of agency and purpose), 그리고 자존감(self-esteem)들이 있다. 자기는 선천적 요소들과 양육자들과의 상호작용의 혼합으로 발달한다. 아기의 선천적 욕구 중에는 아기의 성장하는 자기에 *공감*하며 반응해주는 양육자들에게 인정받고 싶은 욕구가 있다. *공감*은 다른 사람의 주관적 경험을 느끼고 이해할 수 있는 능력으로 정의된다. 보통 어머니와 아버지인 양육자들의 공감적 반응은 자기의 발달에 필수적이다. 이러한 공감적인 양육자들은 아이의 첫 번째 *자기대상들(selfobjects)*이다. *자기대상*은 자기의 일부로 경험하며 자기의 욕구를 만족시켜주는 다른 사람으로 정의된다. 실제로 자기심리학에서 자기는 *자기-자기대상 메트릭스(self-selfobject matrix)* 밖에서 개념화될 수 없다.

자기심리학에 따르면 양육자와 상호작용하는 아이에서 발달하는 두 가지 주요 자기애적 노선 또는 자기의 구성요소가 있다. 한 가지 요소는 선천적으로 힘과 인정을 추구하려는 *과대 자기(grandiose self)*이다. 과대 자기는 아이의 과시와 성취를 인정하고 즐거워하는 *미러링 자기대상(mirroring selfobject)*과의 상호작용으로 발달한다. 자기의 다른 구성요소는 아이가 양육자들에게 전능함과 완벽함을 귀속하며 생기는 *이상화된 부모 이마고(idealized parental imago)*이다. 이상화된 부모 이마고는 아이가 안전하다고 느끼고 정동 조절을 발달시키는데 필요한 힘과 차분함을 주는 *이상화된 자기대상(idealized selfobject)*과의 상호작용에서 발달한다.

발달 과정에서 자기의 두 요소 모두 공감적인 자기대상 경험을 점차 내재화하며 강해진다. 즉, 내재화는 아이의 자기대상 추구에 대한 양육자의 공감적 반응 속에서 일어난다. 시간이 지나며 과대 자기는 안정적인 자존감, 주장, 현실적인 야망으로 성숙해간다. 이상화된 부모 이마고는 오래가는 이상으로 성숙해진다. 그리고 나면 성숙하고 건강한 자기는 에너지와 주장을 통해 이상을 추구할 수 있다.

자기심리학에서 코헛과 그 추종자들이 *자기 상태 꿈(self-state dreams)*이라고 불렀던 꿈들은 종종 자기의 상태를 반영한다 (Kohut 1971, 1977, 1984)(6장, "꿈의 세계" 참고). 또한 우리는 여기서 코헛이 자기의 발달, 이상, 목표에 대한 이론에서 프로이트의 *자기 이상(ego ideal)*이란 개념(9장, "이드와 초자아" 참고)을 정교하게 발전시켰음을 알 수 있다.

성인 정신병리에 대한 코헛의 이론: 자기의 장애

코헛의 이론에 따르면 자기의 장애는 양육자가 아이의 과대(grandiosity)를 비춰주지 않았을 때–또는 아이에게 필요한 과대를 인식, 인정, 기쁘게 수용하며 돌려주지 않았을 때–생긴다. 또한 자기의 장애는 아이가 스스로의 과대를 조정하는 것을 양육자가 돕지 않을 때 생긴다. 두 경우 모두 *과대 자기*는 억압되거나 부인되고, 성인의 인격에 제대로 통합되지 못한다. 과대 자기는 어린 아이 같은 성질을 갖고 건강한 자존감, 자기 주장으로 성숙하는데 실패한다. 심한 경우나 심한 스트레스를 받으면 자기의 장애가 있는 사람은 경계성 상태나 중독에서와 같이 현실적 측면을 다루는데 어려움을 겪을 수 있다. 또한 자기의 장애는 아이가 *이상화된 부모 이마고*를 발달시키거나 조정하도록 양육자가 허용하지 않을 때 생긴다. 이와 같은 실패는 양육자가 아이를 매우 실망시키거나 아이의 기대에 일관되게 부응하지 못하고 실패할 때 발생한다. 이같은 경우에 이상화된 부모에 대한 소망은 유아와 같은 형태로 머무르거나 아이가 그와 같은 소망을 포기하게 된다. 양쪽 모두 아이는 지속적인 이상과 목표를 발달시킬 수 없다.

즉, 임상가는 자기의 장애에서 과대 자기나 이상화된 부모 이마고가 약해진 것을 본다. 또한 임상가는 약한 자기를 보충하기 위해 발달한 냉담함, 중독, 성도착과 같은 보상 구조들을 보게 된다. 자기의 장애는 정신질환의 진단 및 통계편람(DSM-5)(American Psychiatry Association 2013)의 자기애적 인격 장애를 포함한다. 또한 자기의 장애는 *자기애적 분노(narcissistic rage)*를 동반하기도 한다 (Kohut 1972/1978). 자기애적 분노는 자기에 대한 위협의 결과로 나타나며 수치심, 모욕감, 실망의 경험에서 유발되거나 동반된다. 자기애적 분노는 사소한 짜증부터 광적인 분노에 이를 수 있으며 복수나 정의의 욕구를 보이는 특징이 있다. 자기애적 분노에 대한 쉬운 취약성은 다른 사람과의 관계를 변덕스럽고 불안정하게 만든다 (Kohut과 Wolf 1978).

치료 작용에 대한 코헛의 이론: 자기대상 전이의 동원

자기심리학에서 치료는 자기의 장애가 있는 환자들이 다양한 형태의 자기대상 전이들로 재활성화된 자기의 본래 욕구를 경험하며 이루어진다. 사실 처음에 코헛은 *자기애적 전이(narcissistic transferences)*라고 불렀던 환자들의 전이를 이해하는데 마음의 구조적 모델이 도움되지 않는다고 느꼈기 때문에 자기심리학이란 모델을 구상하기 시작했다. *거울 전이(mirror transference)*를 동원하며 환자의 원시(archaic) 과대 자기는 되살아난다. 환자는 거울 전이들에서 치료자가 자기를 인식하거나 인정해주는 방식으로 행동하길 원한다. *이상화 전이(idealizing transference)*를 동원하며 환자의 이상화된 부모 이마고는 되살아난다. 이상화 전이들에서 환자는 치료자가 완벽하다고 여겨지는 방식으로 행동하기를 원한다. 또한 환자는 자신과 치료자가 완전 동일하다고 생각하거나 필요로 하는 *쌍둥이 전이(twinship transference)*를 발달시킨다. 쌍둥이 전이는 약한 자기를 강하게 만든다.

이와 같은 자기대상 전이들의 동원은 새로이 자기의 발달이 일어날 수 있는 기회를 제공한다. 실제로 자기심리학은 정신역동적 치료를 발달적 관점으로 접근한다. 치료자는 전이와 환자가 아동기에 경험하지 못했던 자기대상 기능과 연결지으며 전이의 자기대상 기능에 중점을 둔다. 이처럼 전이는 치료자가 전이의 자기대상 기능을 수행하도록 표현되고, 약해진 자아는 회복된다. 즉, 치료자는 환자가 받아들일 수 없는 소망에 대해 느끼는 감정보다 환자가 느끼는 욕구를 강조한다.

자아심리학에서 환자와 치료자 사이에 분열의 순간을 검토하는 것은 치료 작용에 중요하다. 치료자가 환자의 욕구를 이해하는데 실패하는 순간들은 불가피하다. 이러한 순간들은 환자와 치료자가 현재와 과거에 무엇을 놓쳤고 회복을 위해 무엇이 필요한지 이해할 수 있는 기회를 제공한다.

코헛은 치료자의 공감 그 자체가 치료 작용의 일부는 아니라고 주장했지만, 그는 공감적 의사소통과 해석을 심리적 변화를 위해 필요한 요소라고 생각했다 (Kohut 1984). 게다가 치료자의 공감하려는 지속적인 노력은 환자가 방어하려는 욕구를 줄이고 피하려는 감정과 기억들을 탐색할 수 있도록 촉구하는 자기 성찰을 할 수 있는 능력을 길러 치료에 중요한 역할을 한다.

구조적 모델, 대상관계이론과 자기심리학의 비교

자기심리학의 여러 기조와 구조적 모델, 대상관계이론의 기조를 간략히 비교해보는 것은 자기심리학이 이전 모델들과 어떻게 다른지 명료화하는데 유용하다:

- **지형적 관점:** 자기심리학은 자기가 의식적 측면과 무의식적 측면을 모두 갖고 있다는 점에서 구조적 모델이나 대상관계이론과 유의하게 다르지 않다.
- **동기적 관점:** 자기심리학에서 자기의 추구 또는 *자기애적 욕구(narcissistic needs)*는 받아들일 수 없는 신체적 쾌락에 대한 소망이나(구조적 모델) (Ornstein 1993)이나 애착/분리에 대한 욕구(대상관계이론)에 대립되는 인격의 원동력이다. 실제로 자기심리학은 지나치게 드러나는 다른 소망들을 자기에 대한 위협의 결과라고 개념화시킨다. 자기애적 추구는 독립적인 발달 노선을 갖고 있으며 다른 욕구들로 환원될 수 없다(구조적 모델); 자기심리학에서 공격성이나 *자기애적 분노*는 타고난 추구(구조적 모델과 몇몇 종류의 대상관계이론)보다 자기에 대한 위협의 결과이다.

- **구조적 관점:** 자기심리학에서 자기는 자아, 이드, 초자아(구조적 모델)나 대상 관계(대상관계이론)와 달리 마음의 구조보다 상위개념(superordinate)이다. 다른 구조들(이드나 초자아와 같은)이 드러날 때에는 자기에 대한 위협의 결과로 개념화시킨다.
- **발달적 관점:** 모든 모델들은 양육자들의 공감적 반응이 발달에 매우 중요한 자기대상 기능을 한다고 단언하지만, 자기심리학에서는 양육자의 실제 행동, 특히 *공감적 행동(empathic behavior)*이 아이의 마음 속 생각, 감정, 공상에 대립하여(구조적 모델과 대상관계이론) 아이가 자기를 경험하는데 있어 가장 중요하게 기여한다고 주목한다. 자기대상 욕구는 생애 주기에 걸쳐 지속된다; 자기애적 추구는 계속 커지기보다 창조성, 유머, 지혜와 같은 성숙한 형태로 발달한다.
- **정신병리에 대한 이론과 치료 작용에 대한 이론:** 자기심리학에서 정신병리는 갈등의 결과(구조적 모델과 대부분의 대상관계이론)라기보다 발달이 멈추거나 일부 양육자들이 자기대상 역할에 실패한 결과이다. 자기심리학에서 오이디푸스 콤플렉스는 정신병리에서 눈에 띄는 갈등(구조적 모델)이 아니다 (Terman 1984/1985); 대신 *자기의 장애*가 *신경증*(구조적 모델)이나 *경계성 인격 구조*(대상관계이론)를 대체하는 가장 중요한 진단적 개념이다. 자기심리학은 전이에서 자기대상 욕구들이 재활성화되는 것을 갈등, 방어, 타협을 나타내는 것(구조적 모델과 대부분의 대상관계이론)에 대립하여 아동기에 좌절되었던 욕구들이 표현된 것이라고 개념화한다. 마지막으로 치료자가 공감적으로 이해하는 것은 해석을 통해 통찰을 얻는 것(구조적 모델과 몇몇 대상관계이론)에 대립하여 치료작용에 결정적이다.

자기애적 인격 장애: 코헛 대 컨버그

자기심리학에 대해 더 깊이 이해하는 좋은 방법은 자기애적 인격장애를 어떻게 개념화할지에 대한 하인즈 코헛과 오토 컨버그 간의 논쟁을 생각해보는 것이다. 두 사상가들은 성공과 권력에 대한 공상에 몰두해있고, 특별하고 뛰어나기를 원하고, 지속적인 관심을 요구하고, 자신보다 더 많이 갖고 있는 다른 사람들을 선망하고, 영향력 있고 완벽하게 보이고자 의도하고, 다른 사람에 대한 공감이 부족한 특정 종류의 사람들을 기술하는데 동의

했다. 이와 같은 사람들을 자기애적 인격장애(narcissistic personality disorder)(NPD)가 있다고 기술한다 (American Psychiatric Association 2013).

코헛의 관점

코헛의 관점에서 자기애적 인격장애 환자들은 아동기 양육자들이 자기대상 욕구를 맞추는데 실패했던 상황에서 남겨진 과대 자기가 지속된다. 이와 같은 경우, 아이의 과대 자기는 성숙하는데 실패하고 여전히 다른 사람들로부터 강렬한 형태의 자기대상 인식을 찾는다. 자기대상 인식을 찾을 수 없을 때, 자기는 위협받기 때문에 자기애적 분노가 뒤따른다.

코헛의 치료 모델에 따르면 치료자는 반드시 환자의 좌절된 자기대상 욕구가 전이에서 생기도록 해야 한다. 그리고 나서 치료자는 공감적 이해와 함께 자기대상 전이를 다루어야 한다. 마지막으로 치료에서 불가피한 공감적 실패를 탐색해야만 성장해나갈 수 있다. 궁극적으로 재동원된 과대 자기는 다시 성숙해질 수 있고 환자의 인격에 통합될 수 있다.

컨버그의 관점

컨버그의 관점(11장, "대상관계이론" 참고)에서 자기애적 인격장애 환자에서는 아동기에 남겨진 정상적인 과대 자기가 지속되지 않는다; 대신에 환자는 컨버그가 *병리적 과대 자기(pathological grandiose self)*라고 부른 새로운 병리적 구조를 드러낸다. 이는 컨버그가 이름붙인 *병리적 자기애(pathological narcissism)*의 중심을 이루고 있다. 병리적 과대 자기는 칭찬을 받을 때만 자신이 중요하다고 여겨지는 다른 사람에 대한 의존성을 줄인다. 자기애적 인격장애 환자는 어떤 다른 욕구를 갖기보다 스스로 충분하다고 생각한다. 즉 컨버그에게 병리적 과대 자기는 의존성에 대한 방어이다. 자기애적 인격장애 환자가 진정한 의존성을 경험한다면 환자는 그 즉시 스스로 *편집 자리*(11장 참고)에 있다고 경험하거나 *박해 불안(persecutory anxiety)*(11장 참고)을 느낀다. 왜냐하면 자기애적 인격장애 환자는 기저에 대상에 대해 너무 강렬하게 화나는 감정을 느껴서 대상에 대한 좋은 경험과 나쁜 경험을 통합시킬 수 없기 때문이다.

컨버그의 치료 모델에 따르면 치료자는 반드시 전이에서 환자의 병리적 과대 자기가 나타나게 해야 한다. 그리고 나서 치료자는 의존성에(그리고 편집 자리에) 대한 환자의 방어들을 해석한다. 마지막으로 치료자는 환자가 자신의 편집 공포가 대상(그리고 치료자)에 대한 본인의 공격성을 반영하고 있는 것을 이해하도록 도와주어야 한다. 이러한 공격성을 보다 더 다룰 수 있을 때, 환자는 치료자에 대한 좋은 경험과 나쁜 경험을 통합시킬 수 있는 능력을 개발하며 편집 자리를 극복하게 된다 (Kernberg 1975, 1976).

논의

이 비교는 과도하게 단순화되었지만 자기애적 인격장애에 대한 자기심리학(코헛)과 구조적 모델/대상관계이론(컨버그) 간의 몇몇 차이점들을 강조하고 있다. 차이점들은 1) 과대 자기를 아동기의 정상적인 흔적(코헛)으로 볼 것인지 병리적인 구조(컨버그)로 볼 것인지; 2) 과대 자기를 아동기에 양육자들이 공감에 실패하며 생긴 *결함*으로 개념화(코헛)할 것인지 의존성에 대한 *방어*라고 개념화(컨버그)할 것인지; 3) 공격성을 자기에 대한 위협의 결과(코헛)로 볼 것인지 경험을 통합시키는 것을 불가능하게 만든 모든 문제들의 기저에 있는 원인(컨버그)으로 볼 것인가이다. 많은 임상가들은 몇몇 종류의 환자들에게 자기심리학을, 다른 종류의 환자들에게는 컨버그의 모델을 강조하며 두 모델을 모두 사용한다(13장, "통합된 정신분석적 마음의 모델을 향하여" 참고). 또한 많은 이들이 동일한 환자에게 시기에 따라 어느 시점에는 좀 더 공감적인 자세를 취하고 어느 시점에는 환자의 공격적 감정을 직면하는 자세를 취하며 두 모델을 활용한다. 많은 임상가들은 환자가 비판에 좀 더 취약하고 치료자를 덜 신뢰하는 치료 초기에 공감적 자세를 취한다.

정신분석적 정신치료에 미친 자기심리학의 영향

자기심리학은 임상가들이 모든 상황에서 자기심리학 전체를 지지하지는 않더라도 여러 중요한 방식으로 정신역동적 치료법에 영향을 끼쳤다. 먼저 자기심리학은 모든 정신역동적 치료법에서 치료자가 환자의 경험에 공감적 몰입을 하는 것이 중요하다고 강조한다. 덧붙여 자기심리학은 왜 공감적 몰입이 환자에게 결정적인지 발달적인 이유를 제공하고, 치료자가 공감을 실패했을 때의 결과를 주목하도록 한다. 또한 자기심리학은 모든 환자들에서 특정 자기대상 전이를 관찰하고 전이들을 적절하게 다루도록 한다. 또한 자기심리학은 치료자가 일부 양육자들과 중요한 대상들이 공감에 실패했던 과거를 찾고 환자가 지속적인 자기대상 욕구를 조절하는 방법을 찾도록 한다. 마지막으로 자기심리학은 자기애적 추구가 선천적이고 자연스러우며 스스로의 발달적 노선을 따르고, 환자들이 굉장히 자기 비판적이거나 자기애적 추구를 부끄러워할 수 있다고 치료자에게 상기시킨다. 우리는 환자들이 의미있는 본인의 인생사에서 중심이 되고, 관심을 투자하고 힘과 창조성을 발휘하는 목표를 개발하도록 임상가들이 환자들을 돕는데 끼친 자기심리학의 영향을 살펴보았다.

자기의 다른 개념들: 자아심리학과 대상관계이론가들의 기여

비록 구조적 모델과 대상관계이론이 자기의 개념을 포함하고 있지만, 이 개념들과 자기심리학에서 자기의 개념은 매우 다르다고 알고 있다. 그 예로 8장 ("새로운 배열과 새로운 개념: 자아")에서 에릭슨의 *자아 정체성(ego identity)*(Erikson 1950, 1956)에 대한 이론들과 11장 ("대상관계이론")에서 말러의 *개별화(individuation)*에 대한 이론과 *연습(practicing)*이라는 개념을 살펴보았다. 물론 두 이론가 모두 다양한 방식으로 정의되는 일관성있고 강한 자기를 발달시키려는 인간의 욕구에 대해 알고 있었다. 또한 우리는 11장에서 컨버그의 이론이 경계성 인격 구조를 지닌 환자들이 스스로에 대해 일관되지 못한 경험을 하는 *정체성 혼미(identity diffusion)*란 개념(에릭슨에서 빌려온)을 포함하는 것을 살펴보았다(그러나 자기애적 인격장애 환자들은 그렇지 않다; 컨버그는 자기애적 인격장애 환자들에선 병리적인 과대 자기란 구조가 정체성 혼미가 일어나지 않도록 보호한다고 주장했다). 그러나 컨버그는 정체성 혼미가 본래 자기대상들의 공감적 실패가 아닌 개인이 자기의 좋은 경험과 나쁜 경험을 통합(즉, *자기 비항상성[self inconstancy]*)하는데 실패하면서 생긴다고 주장했다. 그럼에도 불구하고 자기심리학과 대상관계이론을 비롯한 다른 마음의 모델들은 양육자들과의 상호작용이 어떻게 자기의 성장이나 기능장애를 촉진시키는지 관심을 두고 있다는 점에서 서로 겹친다. 무슨 의미인지 좀 더 이해하기 위해 다른 모델들의 몇몇 중요한 이론가들을 살펴보자.

11장에서 조금 살펴보았던 위니코트도 아기의 자기가 성장하는데 있어 엄마의 역할에 대해 크게 관심있었다. 그 예로 그는 충분히 좋은 엄마, 감싸주는 환경, 엄마 얼굴의 미러링 기능에 대해 광범위하게 저술했다. 또한 곰인형, 담요나 아이가 "나"이면서 "내가 아닌 것"으로 동시에 경험하는 몇몇 다른 *이행기 대상(transitional object)*과 아이가 놀이, 공상을 할 수 있는 능력과 복잡한 내적 세계를 발달시키는데 전반적으로 중요한 *이행기 현상*

*(transitional phenomena)*에 대해서도 기술했다. 마지막으로 위니코트는 촉진시키는 모성 환경이 없는 아이들이 어떻게 양육자의 기대와 요구에 반응하여 *참 자기(true self)*를 깊숙이 숨기면서 *거짓 자기(false self)*를 발달시키는지에 대해서 기술했다 (Winnicott 1953, 1965, 1971).

위니코트의 생각들은 자기심리학의 발달에 큰 영향을 끼쳤고 다른 두 정신분석적 "아기 관찰자" 다니엘 스턴(Daniel Stern)과 피터 포나기(Peter Fonagy)의 연구에도 영향을 끼쳤다. 스턴은 첫 번째 엄마와의 관계에서의 상호작용으로 발달하는 자기에 대해 기술했다. 자기의 발달 단계를 *창발적 자기감(emergent sense of self)*(출생에서 2개월), *핵심적 자기감(core sense of self)*(2–6개월), *주관적 자기감(subjective sense of self)*(9개월 무렵 시작), *언어적 또는 단정적 자기감(verbal or categorical sense of self)*(18개월 무렵 시작), *서사적 자기감(narrative sense of self)*(3, 4세에 시작)으로 기술했다 (Stern 1985, 1989). 서사적 자기감을 발달의 마지막 단계에 배치하며 스턴은 자기에 대해 이야기할 수 있는 능력을 충분한 발달에 대한 개념의 중심에 놓았다. 이는 인지심리학자들이 연구에서 점점 많이 사용하는 스크립트(scripts)라고 부르는 것과도 일치한다 (Tomkins 1986). 또한 뇌과학 분야의 다마시오(Damasio)를 비롯한 학자들이 서사의 중요성을 강조하며 자기란 마음이 고도의 자기 관찰을 통해 스스로에 대해 말하는 것이라고 주장한 것과도 일치한다 (Damasio 1984, 1999). 마지막으로 이는 치료 상황에서 스토리텔링의 중심에 자기가 있다고 강조한 임상가들의 의견과도 일치한다.

마찬가지로 포나기도 항상 엄마와의 상호작용에서 발달하는 *정신화*(1장과 부록 C, "용어 해설" 참고) 능력의 측면에서 자기의 발달에 대해 광범위하게 저술했다 (11장 참고). 엄마는 아이가 강렬한 감정 상태를 조절할 수 있고 자기와 타인, 현실과 공상의 차이점을 이야기할 수 있는 자신감을 갖도록 도와주며 엄마의 아이 *정동 미러링(affect mirroring)*이 어떻게 아이의 정신화 발달의 기반을 이루는지 자세하게 기술했다. 만약 엄마의 정동 미러링이 잘 맞지 않거나 둔감하거나 결함이 있다면, 아이는 위니코트의 *거짓 자기*와 비슷한 *이질적 자기(alien self)*를 발달시킬 것이다 (Fonagy et al. 2002). 우리는 11장에서 이러한 아이들이 어떻게 경계성 인격장애로 발달하는지 이미 살펴보았다.

포나기의 연구에서 우리는 정동 인내, 정신화, 자기의 발달이 밀접하게 연관되어 있음을 알 수 있다. 또한 아이가 정동 인내를 발달시키는데 있어 엄마의 중요한 역할을 강조했던 비온의 생각들을 다시 떠올리게 된다 (Bion 1962, 1963, 1967, 1970). 실제로 많은 자기심리학자들은 자기심리학의 치료 작용에 대한 관점이 치료자가 환자에 대해 공감적 미러링을 하는 것(코헛의 관점) 뿐만 아니라 환자가 다루기 어렵거나 정신병리의 발달에 이르게 하는 강렬한 감정들을 다루도록 돕는 안아주는 엄마의 역할을 하는 것(비온의 관점)까지 포함하도록 재해석하자고 주장한다 (Newman 2007; Socarides와 Stolorow 1984). 우리는 여기서 실제 임상가들이 환자들과 작업하면서 여러 종류의 마음의 모델을 종종 이용한다는 것을 알 수 있다. 모든 모델들의 좋은 특성들을 포함시키는 정신분석적 모델을 어떻게 개발할지 고민해 볼 13장 ("통합된 정신분석적 마음의 모델을 향하여")으로 넘어가면서 독자들은 임상가들이 코헛과 비온의 관점을 혼합한 이 예시를 기억하고 있어야 한다.

자기에 대한 연구: 일반 심리학부터 뇌과학까지의 공헌

정신역동적 정신치료자들이 환자를 보며 자기심리학을 어떻게 활용할지 노력하는 동안에 인격 이론을 비롯한 일반 심리학, 발달 심리학, 사회 심리학을 비롯한 여러 분야의 연구자들도 각 분야에 적합한 연구 방법론을 이용하여 자기의 개념에 대해 연구했다. 그 연구 분야에는 자기 개념(self-concept)(인간이 스스로의 행동, 특성, 특징에 대해 명시적으로 이해하는 것)(Baumeister 1998), 자기 서사(self-narrative)(인간이 자신에 대해 이야기하는 것)(McAdams 1993; McLean 2008), 자기 스키마(self-schema)(인간이 스스로를 정의하는데 필요한 특성)(Markus 1977), 자기 연관성(self-relevance)(인간이 스스로와 관련된 현상을 인식하는 것)(Rogers et al. 1977), 자기 개념과 기억(self-concept and memory)(Kihlstrom et al. 2002), 자기 검증(self-verification)(인간이 자신의 자기 개념에 대해 확인하려고 증거를 찾는 경향)(Swann et al. 2003); 관리 의식(the feeling of agency)(인간의 주도적 의식)(Haggard와 Tsakiris 2009), 통제점(locus of control)(인간이 사건의 원인을 자기 내부나 외부에서 찾으려는 습관적 경향)(Rotter 1966), 자기 일관성(self-consistency)(일관성에 대한 욕구와 일관성을 느끼는 정도)(Lecky 1945), 자존감(self-esteem)(인간이 스스로를 좋아하고 평가하며 수용하는 정도)(Baumeister et al. 2003; Brown 1993), 자기 불일치(self-discrepancy)(인간의 자기 스키마가 스스로 추구하는 자기 스키마와 일치하는 정도)(Higgins 1987), 자존감과 상태의 관계(the relationship between self-esteem and status)

(Barkow 1980), 자존감과 소속감의 관계(the relationship between self-esteem and a sense of belonging)(Leary와 Baumeister 2000), 자기 효율성(self-efficacy)(인간이 스스로 효율적이라고 느끼는 정도)(Bandura 1977), 이기적 편향(self-serving bias)(성공은 자신의 공으로 돌리고 실패는 책임지지 않으려는 인간의 경향)(Miller와 Ross 1975; Shepperd et al. 2008)을 비롯한 것들이 있다. 또한 일반 심리학의 결과들과 정신분석을 통합하려는 노력들도 있었다 (Andersen et al. 2005; Westen 1992). 뇌과학자들도 자기에 바탕이 되는 신경 구조들을 연구하고 있다 (Damasio 1984, 1999; Feinberg 2001; LeDoux 2002; Macrae et al.2004; Mitchell et al. 2002; Morin 2002). 공감은 심리학자들과 뇌과학자들 모두에게 많은 관심을 받고 있다 (Carr et al. 2003; Decety와 Ickes 2009). 추가로 자기란 개념은 국립정신건강연구소의 연구 영역 기준 "사회적 과정(Social Processes)" 영역, "지각과 자기에 대한 이해(Perception and Understanding of Self)" 구조, "관리(agency)"와 "자기 인식(Self-Knowledge)" 하위 구조와 접해있다 (Cuthbert와 Insel 2013).[1]

정신분석적 마음의 모델에서의 자기

자기는 심리학이란 학문에서 매우 중요하기 때문에 여기서 마지막으로 소개한 정신분석적 마음의 모델인 자기심리학이란 분야가 20세기 후반에 이르기까지 발달하지 않은 것이 이상하게 보일 수 있다. 사실 코헛과 같은 몇몇 이론가들은 프로이트가 모델들을 개발하며 자기(self)를 무시했거나 아마도 당연시했을 것이라고 주장했다. 어떤 경우라도 우리는 이 논쟁에 휘말릴 필요가 없다. 우리는 프로이트가 개발한 정신분석적 마음의 모델과 그 이후의 학자들이 개발한 모델들 모두에서 장점을 배울 수 있기 때문이다. 만약 우리가 이 모델들을 하나의 마음의 모델로 통합할 수 있다면 어떤 것을 더 선호한다고 결정할 필요가 없다. 13장에서 모든 마음의 모델들을 활용하여 하나로 통합된 모델로 접근하는 법을 제안하고자 한다.

1 nimh.nih.gov/research-priorities/rdoc/index.shtml 참고 (역자 수정 2016년 1월 접속).

이 장의 요약과 핵심 차원에 대한 표

표 12-1은 자기심리학의 핵심 차원으로 다음의 주요 개념들을 소개하고 있다.

- **지형적 관점 :** 자기와 자기대상은 대체로 무의식적이다.
- **동기적 관점:** 사람은 인격에서 동기를 위한 주된 힘으로 작용하는 *자기애적 추구(narcissistic strivings)*의 집합을 선천적으로 갖고 태어난다. 이러한 선천적인 자기애적 추구에는 살아있음(aliveness), 진실성(authenticity), 일관성(coherence), 통달(mastery), 안전(safety), 자율성(autonomy), 고유함(uniqueness), 창의력(creativity), 관리의식(a sense of agency), 그리고 자존감(self-esteem)이 있다. 자기애적 추구는 자기대상들과의 상호작용에서 발달하고 따라서 이를 종종 *자기대상 추구(selfobject strivings)*라고 부른다. 자기대상 추구는 계속해서 확장하기보다 좀 더 성숙한 형태로 발달한다.
- **구조적 관점:** *자기*는 인격의 핵심에 있는 마음 속 상위 구조이다. 자기는 주도성의 중심과 동일함에 대한 일관된 경험의 원천이다. *자기대상*이란 자기의 일부로 경험되고 자기의 욕구를 만족시켜주는 다른 사람에 대한 내적 경험이다. 꿈은 꿈꾸는 사람의 *자기상태*를 반영하기도 한다.
- **발달적 관점:** 자기는 선천적 요소들과 아기의 성장하는 자기에 *공감*으로 반응해야 하는 양육자들의 상호작용의 혼합으로 발달한다. 이러한 공감적 양육자들은 아이의 첫 번째 자기대상이며 *자기-자기대상 메트릭스*에서 발달이 일어난다. 발달하는 자기에 두 가지 중요한 요소로는 1) *미러링 자기대상*과의 상호작용에서 형성되는 *과대 자기*와 2) *이상화된 자기대상*과의 상호작용에서 형성되는 *이상화된 부모 이마고*가 있다. 시간이 지나며 과대 자기는 안정적인 자존감으로 성숙해가고, 이상화된 부모 이마고는 오래가는 이상으로 성숙한다.

  스턴은 엄마와의 첫 번째 관계에서의 상호작용으로 발달하는 자기에 대해 다섯 단계, *창발적 자기감(emergent sense of self)*(출생에서 2개월), *핵심적 자기감(core sense of self)*(2-6개월), *주관적 자기감(subjective sense of self)*(9개월 무렵 시작), *언어적 또는 단정적 자기감(verbal or categorical sense of self)*(18개월 무렵 시작), *서사적 자기*

감(narrative sense of self)(3, 4세에 시작)으로 기술했다.

- **정신병리에 대한 이론:** 자기의 건강은 응집, 연속성, 에너지와 주도적인 느낌, 성숙한 자기 주장, 자부심, 안정적인 이상들에 대한 투자의 측면에서 정신 건강의 지표가 된다. 정신병리는 강도, 일관성, 효율성, 선함의 부재를 경험하거나 목표와 이상에서 의미를 찾지 못하는 능력으로 반영되는 *자기의 장애*로 개념화된다. 자기의 장애는 양육자들이 아이의 과대를 비춰주지 않거나 아이가 이상화된 부모 이마고를 발달시키도록 못하게 하는 것과 같은 일부 양육자들의 자기대상 실패에서 비롯된다. 약한 자기를 보충하기 위한 보상 구조들이 발달한다.

  DSM-5에서 정의한 *자기애적 인격장애*를 코헛은 양육자들의 공감이 실패한 경우에 *유아기 자기애가 지속(persistence of infantile narcissism)*되는 것을 반영하여 개념화했고 컨버그는 *의존성에 대한 방어*를 담당하는 (병리적 자기애의 형태로) *병리적 과대 자기*를 표현한 것이라고 개념화했다.

  위니코트는 촉진시키는 모성 환경이 없는 아이들이 어떻게 양육자의 기대와 요구에 반응하여 *참 자기(true self)*를 깊숙이 숨기면서 *거짓 자기(false self)*를 발달시키는지에 대해서 기술했다. 포나기는 엄마의 아이 정동 미러링(affect mirroring)이 어떻게 아이의 정신화 발달 기반을 이루는지에 대해 자세하게 기술했다. 만약 엄마의 정동 미러링이 잘 맞지 않거나 둔감하거나 결함이 있다면, 아이는 위니코트의 *거짓 자기*와 비슷한 *이질적 자기(alien self)*를 발달시킬 것이다.

- **치료 작용에 대한 이론:** 정신역동적 정신치료는 자기가 새로이 발달할 수 있는 기회를 만드는 *자기애적 전이들을 동원*해서 치료한다. 또한 *불가피한 공감의 실패*–환자와 치료자 사이에 분열의 순간–*들을 탐색*하는 것이 치료 작용의 중심이다.

[표 12-1] 자기심리학

지형	동기	구조/과정	발달	정신병리	치료법
자기와 자기대상은 대체로 무의식적이다	자기애적 추구 또는 자기대상 추구	자기 자기대상	자기의 발달 자기-자기대상 메트릭스	자기의 건강/성숙은 정신 건강의 지표이다	자기애적 전이들의 동원
		자기 상태 꿈	공감적 양육자	정신병리는 자기의 장애로 개념화된다	불가피한 공감의 실패들을 탐색
			과대 자기는 미러링 자기대상과의 상호작용에서 형성된다 이상화된 부모 이마고는 이상화된 자기대상에서 형성된다	자기애적 인격 장애(NPD) 유아기 자기애의 지속 (코헛) 의존성에 대한 방어 (컨버그)	
			창발적 자기감 핵심적 자기감 주관적 자기감 언어적/단정적 자기감 서사적 자기감	병리적 과대 자기 병리적 자기애 거짓 자기 (대 참 자기) 이질적 자기	

인용문헌

American Psychiatric Association: Diagnostic and Statistical Manual of Mental Disorders, 5th Edition. Arlington, VA, American Psychiatric Publishing, 2013

Andersen SM, Reznik I, Glassman NS: The unconscious relational self, in The New Unconscious. Edited by Hassin RR, Uleman JS, Bargh JA. New York, Oxford University Press, 2005, pp 421–481

Auchincloss EL, Samberg E: Psychoanalytic Terms and Concepts. New Haven, CT, Yale University Press, 2012

Bandura A: Self-efficacy mechanisms in human agency. Am Psychol 37:122–147, 1977

Barkow K: Prestige and self-esteem: a biosocial interpretation, in Dominance Relations. Edited by Omark DR, Stayer FF, Freedman DG. New York, Garland, 1980, pp 319–322

Baumeister RF: The self, in The Handbook of Social Psychology, Vol 2. Edited by Gilbert DT, Fiske ST. New York, McGraw-Hill, 1998, pp 680–740

Baumeister RF, Campbell JD, Krueger JI, et al: Does high self-esteem cause better performance, interpersonal success, happiness, or healthier lifestyles? Psychological Science in the Public Interest 4:1–44, 2003

Bion W: Learning From Experience. London, Heinemann, 1962

Bion W: Elements of Psycho-analysis. London, Heinemann, 1963

Bion W: Second Thoughts: Selected Papers on Psycho-analysis. London, Heinemann, 1967

Bion W: Attention and Interpretation: A Scientific Approach to Insight in Psycho-analysis and Groups. London, Tavistock, 1970

Brown JD: Self-esteem and self-evaluation: feeling is believing, in The Self in Social Perspective: Psychological Perspectives on the Self, Vol 4. Hillsdale, NJ, Lawrence Erlbaum, 1993, pp 27–58

Carr L, Iacoboni M, Dubeau M, et al: Neural mechanisms of empathy in humans: a relay from neural systems for imitation to limbic areas. Proc Natl Acad Sci U S A 100:5497–5502, 2003

Cuthbert BN, Insel TR: Toward precision medicine in psychiatry: the NIMH research domain criteria project, in The Neurobiology of Mental Illness, 4th Edition. Edited by Charney DS, Sklar P, Buxbaum JD, et al. New York, Oxford University Press, 2013, pp 1076–1088

Damasio A: Descartes' Error: Emotion, Reason, and the Human Brain. New York, Putnam, 1984

Damasio A: The Feeling of What Happens: Body and Emotion in the Making of Consciousness. New York, Harcourt, Brace, 1999

Decety J, Ickes W (eds): The Social Neuroscience of Empathy. Cambridge, MA, MIT Press, 2009

Erikson E: Childhood and Society. New York, WW Norton, 1950

Erikson E: The problem of ego identity. J Am Psychoanal Assoc 4:56–121, 1956

Feinberg TE: Altered Egos: How the Brain Creates the Self. New York, Oxford University Press, 2001

Fonagy P, Gergely G, Jurist E, et al: Affect Regulation, Mentalization, and the Development of the Self. New York, Other Press, 2002

Haggard P, Tsakiris M: The experience of agency: feelings, judgments, and responsibility. Curr Dir Psychol Sci 18:242–246, 2009

Higgins ET: Self–discrepancy theory: a theory relating self and affect. Psychol Rev 94:319–340, 1987

Kernberg O: Borderline Conditions and Pathological Narcissism. New York, Jason Aronson, 1975

Kernberg O: Normal and pathological development, in Object Relations Theory and Clinical Psychoanalysis. New York, Jason Aronson, 1976, pp 55–83

Kihlstrom JF, Beer JS, Klein SB: Self and identity as memory, in Handbook of Self and Identity. Edited by Leary MR, Tangney JP. New York, Guilford, 2002, pp 68–90

Kohut H: The Analysis of the Self. New York, International Universities Press, 1971

Kohut H: Thoughts on narcissism and narcissistic rage (1972), in The search for the self. Selected Writings of Heinz Kohut: 1950–1978, Vol 2. Edited by Ornstein PH. New York, International Universities Press, 1978, pp 615–658

Kohut H: The Restoration of the Self. New York, International Universities Press, 1977

Kohut H: How Does Analysis Cure? Chicago, IL, University of Chicago Press, 1984

Kohut H, Wolf ES: The disorders of the self and their treatment: an outline. Int J Psychoanal 59:413–426, 1978

Leary MR, Baumeister RF: The nature and function of self–esteem: sociometer theory, in Advances in Experimental Social Psychology, Vol 32. Edited by Zanna MP. San Diego, CA, Academic Press, 2000, pp 1–62

Lecky P: Self–Consistency: A Theory of Personality. New York, Island Press, 1945

LeDoux JE: The Synaptic Self: How Our Brains Become Who We Are. New York, Viking, 2002

Macrae CN, Moran JM, Heatherton TF, et al: Medial prefrontal activity predicts memory for self. Cereb Cortex 14:647–654, 2004

Mahler M, Pine F, Bergman A: The Psychological Birth of the Human Infant. New York, Basic Books, 1975

Markus H: Self–schemata and processing information about the self. J Pers Soc Psychol 35:63–78, 1977

McAdams D: The Stories We Live By: Personal Myths and the Making of the Self. New York, Morrow, 1993

McLean KC: The emergence of narrative identity. Social and Personality Psychology Compass 2:1685–1701, 2008

Miller DT, Ross M: Self–serving biases in the attribution of causality: fact or fiction? Psychol Bull 82:213–225, 1975

Mitchell JP, Heatherton TF, Macrae CN: Distinct neural systems subserve person and object knowledge. Proc Natl Acad Sci U S A 99:15238–15243, 2002

Morin A: Right hemisphere self–awareness; a critical assessment. Conscious Cogn 11:396–401, 2002

Newman K: Therapeutic action in self psychology. Psychoanal Q 76 (suppl): 1513–1546, 2007

Ornstein PH: Sexuality and aggression in pathology and in the clinical situation, in Progress in Self Psychology, Vol 9: The Widening Scope of Self Psychology. Edited by Goldberg A.

London, Routledge, 1993, pp 109-125
Rogers TB, Kuiper NA, Kirker WS: Self-reference and the encoding of personal information. J Pers Soc Psychol 35:677-688, 1977
Rotter JB: Generalized expectancies for internal versus external locus of control of reinforcement. Psychological Monographs: General and Applied 80:1-28, 1966
Shepperd J, Malone W, Sweeny K: Exploring the causes of the self-serving bias. Social and Personality Psychological Compass 2:895-908, 2008
Socarides D, Stolorow R: Affects and selfobjects. Annual of Psychoanalysis 12:105-119, 1984
Stern DN: The Interpersonal World of the Infant: A View from Psychoanalysis and Developmental Psychology. New York, Basic Books, 1985
Stern DN: Developmental prerequisites for the self of a narrated self, in Psychoanalysis: Toward the Second Century. Edited by Cooper AM, Person E,
Kernberg OF. New Haven, CT, Yale University Press, 1989, pp 168-178
Swann WB, Rentfrow PJ, Guinn JS, et al: Self-verification: the search for coherence, in Handbook of Self and Identity. New York, Guilford, 2003, pp 367-383
Terman D: The self and the Oedipus complex. Annual of Psychoanalysis 12/13:87-104, 1984/1985
Tomkins SS: Script theory, in The Emergence of Personality. Edited by Aranoff J, Rabin AI, Zucker RA. New York, Springer, 1986, pp 147-216
Westen D: The cognitive self and the psychoanalytic self: can we put our selves together? Psychol Inq 3:1-13, 1992
Winnicott DW: Transitional objects and transitional phenomena. Int J Psychoanal 34:89-97, 1953
Winnicott DW: The Maturational Processes and the Facilitating Environment. New York, International Universities Press, 1965
Winnicott DW: Playing and Reality. New York, Basic Books, 1971

제V부

통합과 응용

제13장

통합된 정신분석적 마음의 모델을 향하여

이 책은 프로이트의 업적부터 다른 여러 사람들의 업적들을 살펴보며 정신 세계의 본질을 개념화시키려는 노력들의 발전을 추적했다. 네 개의 기본적 정신분석적 마음의 모델들이 마음을 어떻게 이해하고 정신병리와 치료법을 어떻게 설명하고 있는지 기술했다. 이번 마지막 장의 임무는 네 개의 마음의 모델이 환자를 이해하고 돕는데 어떻게 활용되는지 살펴보는 것이다.

이를 시작하면서 그 동안 책에서 모델들을 소개하고 중요한 특성들을 논의하면서 작성한 구성표(표 13-1)를 살펴보자. 표는 여섯 열-지형, 동기, 구조/과정, 발달, 정신병리, 치료법-로 나뉘어 있고 네 행으로 이 책에서 살펴본 각각의 마음의 모델들이 있다. 각각의 모델들의 여러 가지 용어와 개념들이 각 열의 제목 아래에 써있다. 여러 항목들이 우리를 압도하고 있다. 이렇게 많은 용어와 개념들을 어떻게 이해하고 이와 같은 다양한 생각들을 어떻게 통합해서 활용할 수 있을까?

[표 13-1] 통합된 정신분석적 마음의 모델

지형	동기	구조/과정	발달	정신병리	치료법
지형학적 모델					
마음은 세 영역으로 나뉘어 있다: 의식 전의식 무의식	무의식적 마음은 항상 표현을 추구하는 소망들로 구성되어 있다	무의식은 일차 과정에 따라 작동한다; 전의식/의식은 이차 과정에 따라 작동한다	일차 과정은 정신 활동의 초기 유형이다; 이차 과정은 후에 발달한다	신경증은 의식/전의식 영역과 무의식 영역 사이의 갈등에서 생긴다 억압된 것의 회귀 반복 강박	자유 연상 (“기본 규칙”) 전이와 저항에 대한 검토
	받아들일 수 없는 소망들은 전의식/의식적 마음으로부터 억압이란 힘이 억누르고 있다	검열은 무의식과 의식/전의식적 마음을 구분한다	소망은 유아기에서 비롯되며 유아 성욕의 기본을 이룬다		치료적 해석과 재구성
	오이디푸스적 추구 오이디푸스적 두려움	꿈	오이디푸스적 추구와 두려움은 청소년기와 성인기에도 지속된다		통찰 (“무의식을 의식으로 만든다”)
		콤플렉스 공상 서사			꿈 탐색
			소망은 점차 받아들일 수 없게 된다		
		양심 동일시	검열 능력은 성장한다		

[표 13-1] 통합된 정신분석적 마음의 모델 (계속)

지형	동기	구조/과정	발달	정신병리	치료법
구조적 모델					
자아와 초자아는 의식/전의식과 무의식적 측면을 모두 갖고 있다 이드는 전적으로 무의식에 있다	자아, 초자아, 이드는 각각 분리된 목적을 갖고 있다: 자아–항상성과 적응 초자아–도덕적 의무 이드–욕동 리비도 공격성 위험 상황 회피 상충되는 목적들 때문에 갈등은 항상 존재한다	마음은 자아, 초자아, 이드 세 개의 구조로 구분된다 자아 자아 기능 방어 내재화 동일시 신호 정동 타협형성 자아 정체성 성격 초자아 자아 이상 이드	자아 발달 에릭슨의 시기 초자아 발달 욕동의 발달 (이드) 정신성욕 시기 (구강, 항문, 초기 생식기[남근], 생식기/오이디푸스, 잠복, 청소년) 고착 퇴행	자아의 강도/자아의 나약함은 정신 건강/질병의 지표이다 부적응적 타협은 성격 장애로 이어질 수 있다 방어 대 결함 정신병리에 대한 이론	자아를 강화 갈등, 방어, 타협 탐색하기 “이드가 있던 곳엔 반드시 자아가 있게 된다”

[표 13-1] 통합된 정신분석적 마음의 모델 (계속)

지형	동기	구조/과정	발달	정신병리	치료법
대상관계이론					
대상 관계는 대체로 무의식적이다	친화되고 싶은 소망과 분리되고 싶은 소망 사이에 갈등 사랑/증오/양가 감정 (Love/hate/ambivalence) 선망/감사/수선 (Envy/gratitude/repair)	대상 관계 자기 표상 대상 표상 이 둘 사이에 상호 작용에 대한 표상 욕구-충족 대상 대상 항상성 자기 항상성 애착 행동 체계 애착의 내적 작동 모델 정신화	애착 타인으로부터 자기의 분리 편집 자리와 우울 자리 안아주기/안기기 충분히 좋은 엄마 감싸주는 환경 분리-개별화 분화 연습 화해 대상 항상성으로의 과정 부모되기(parenthood) 중년기 위기 정신화의 발달	대상 관계의 질은 정신 건강/질병의 지표가 된다 경계성 인격 구조 (BPO)	치료자-환자 관계에서 대상 관계들의 활성화 역전이 새로운 대상으로서의 치료자 전이 중점 정신치료 정신화 중심 치료법

[표 13-1] 통합된 정신분석적 마음의 모델 (계속)

지형	동기	구조/과정	발달	정신병리	치료법
자기심리학					
자기와 지가대상은 대체로 무의식적이다	자기애적 추구 또는 자기 대상 추구	자기 자기대상	자기의 발달 자기-자기대상 메트릭스	자기의 건강/성숙은 정신 건강의 지표이다	자기애적 전이들의 동원
		자기 상태 꿈	공감적 양육자		불가피한 공감의 실패들을 탐색
			과대 자기는 미러링 자기대상과의 상호작용에서 형성된다	정신병리는 자기의 장애로 개념화된다	
			이상화된 부모 이마고는 이상화된 자기대상에서 형성된다	자기애적 인격 장애(NPD) 유아기 자기애의 지속 (코헛) 의존성에 대한 방어 (컨버그)	
			창발적 자기감 핵심적 자기감 주관적 자기감 언어적/단정적 자기감 서사적 자기감	병리적 과대 자기 병리적 자기애	
				거짓 자기 (대 참 자기) 이질적 자기	

서로 다른 정신분석적 마음의 모델을 활용하는 가장 좋은 방법에는 1) 때로는 네 가지 마음의 모델을 하나의 모델로서 다루거나, 2) 필요할 때 각각의 모델을 따로 사용하는 두 가지가 있다. 이 과정은 어떻게 일어날까?

표의 축을 바꿔보면, 행이 열(지형학적 모델, 구조적 모델, 대상관계이론, 자기심리학)로 되고 열이 행(지형, 동기, 구조/과정, 발달, 정신병리, 치료법)으로 된다. 새로운 표(표 13-2)를 갖고 네 개의 모델을 구별하면서 함께 활용할 수 있는 방법에 대해 알아보자.

마음의 통합된 정신분석적 모델이 있을까?

표 13-2를 보면 각 모델이 정신 기능과 정신 질환/치료법의 핵심 차원들에 대해서 무엇을 말하고 있는지 파악할 수 있다. 그 예로 동기 행을 보면, 대상관계이론은 애착이나 분리의 욕구와 연관된 동기들을 강조하고 있는 반면에 구조적 모델은 쾌락을 위한 신체의 요구와 연관된 동기들을 강조한다. 이러한 정신이나 육체적 활동을 위한 추진력들은 서로 매우 다르지만 상호배타적이진 않다. 이는 모델들 간의 다른 핵심 차원들-지형, 구조/과정, 발달, 정신병리, 치료법-의 내용들을 비교할 때에도 동일하게 적용된다. 마음에 대한 다양한 정신분석적 관점의 공통적 특징을 기술하려고 시도했던 저술가들도 매우 유사한 차원들을 사용해왔다 (Cooper 1985a, Gedo와 Goldberg 1973; Klein 1976; Michels 2005; Rothstein 1985; Wallerstein 2000). 차원들을 하나 하나 살펴보며 네 개의 모델들 간의 공통적 특성을 찾아보자.

지형

지형이란 차원에 따라 통합된 정신분석적 마음의 모델을 살펴보면(표 13-2의 첫 번째 행), 마음의 구성 요소들 대부분이 몇몇 예외(예, 현대 정신역동적 치료에서 거의 활용되지 않는 이드의 개념)를 제외하고 의식적 요소와 무의식적 요소를 갖고 있다는 공통점은 상대적으로 단순하다. 즉, 통합된 정신분석적 관점에서 치료하는 임상가는 항상 환자가 의식하고 있는 것보다 더 많은 이야기들이 있으며 환자들은 어떤 것들이 숨겨져 있는지 알기 원치 않는다는 사실을 기억해야 한다. 사실 통합된 정신분석적 마음의 모델에서 가장 중요한 특징은 역동적 무의식이란 개념이다.

동기

우리는 마음의 어떤 내용들이 의식으로 접근할 수 있도록 허용할지 하는 문제가 동기적 관심과 분명하게 분리될 수 없다는 것을 알고 있다. 실제로 역동적 무의식은 우리가 "방어의 동기(motive of defense)"를 통해 피하는 마음의 모습이라고 정의된다 (Breuer와 Freud 1893/1895/1962, 285쪽). 통합된 마음의 모델을 활용하는 임상가들은 환자들이 무엇을 원하든 두려워하든 간에 부분적으로 스스로에 대한 인식을 숨기고 싶어한다는 것을 기억해야 한다. 사실 환자들의 이야기를 들으면서 임상가들은 언제든 환자가 무엇을 알고 싶어하지 않는가 항상 자문해야 한다. 추가로 정신역동적 임상가들은 환자의 모든 행동과 경험에 어떤 동기가 작용한 것인지 이해하기 위해 탐색하며 많은 현상들을 매우 강력한 동기적 관점에서 작업해야 할 것이다. 우리가 동기에 대해 이야기할 때 모든 마음의 모델에는 쾌락 원리와 현실 원리가 항상 작용하고 있다. 게다가 통합된 정신분석적 마음의 모델은 어떠한 관점이 치료자나 환자를 지배하고 있는지와 상관없이 신체적 쾌락(리비도), 공격적 충동, 다른 사람에 대한 애착과 분리되고 싶은 소망, 자기 실현(self-actualization) 소망 추구를 비롯한 서로 다른 동기들에 (네 개의 소망에 대한 위협들과 함께) 주의를 기울이고 있다. 곧 차이점들에 대해서 어떻게 생각해야 할지 살펴보자.

구조/과정

통합된 정신분석적 모델도 마음의 구조적 관점을 갖고 있다. 즉, 정신역동적 임상가들은 시간이 흘러도 환자의 마음은 항상 안정적인 방식으로 체계화되어 있다고 생각한다. 마음은 대부분 의식 바깥에 있는 잠깐 동안의 동기들로만 구성되어 있지 않고 조절하는 절차가 있는 일관된 배열이나 패턴들도 포함하고 있다. 통합된 정신분석적 마음의 모델에서 구조와 과정은 자기 조절감 (또는 항상성), 적응, 방어와 관련되어 있다. 또한 정신역동적 임상가는 경험 조직에서 서사적 구조나 이야기들의 중요성을 알고 있다. 마지막으로 정신역동적 임상가들은 항상 환자의 전체적인 구조나 *성격(character)*을 살펴본다. 다시 한번 뒤에서 차이점들을 논의할 것이다.

[표 13-2] 축 변환-통합된 정신분석적 마음의 모델

	지형학적 모델	구조적 모델	대상관계이론	자기심리학
지형	마음은 세 영역으로 나뉘어 있다: 의식 전의식 무의식	자아와 초자아는 의식/전의식과 무의식적 측면을 모두 갖고 있다 이드는 전적으로 무의식에 있다	대상 관계는 대체로 무의식적이다	자기와 자기대상은 대체로 무의식적이다
동기	무의식적 마음은 항상 표현을 추구하는 소망들로 구성되어 있다 받아들일 수 없는 소망들은 전의식/의식적 마음으로부터 억압이란 힘이 억누르고 있다 오이디푸스적 추구 오이디푸스적 두려움	자아, 초자아, 이드는 각각 분리된 목적을 갖고 있다: 자아–항상성과 적응 초자아–도덕적 의무 이드–욕동 리비도 공격성 위험 상황 회피 상충되는 목적들 때문에 갈등은 항상 존재한다	친화되고 싶은 소망과 분리되고 싶은 소망 사이에 갈등 사랑/증오/양가감정 (Love/hate/ambivalence) 선망/감사/수선 (Envy/gratitude/repair)	자기애적 추구 또는 자기대상 추구

[표 13-2] 축 변환-통합된 정신분석적 마음의 모델 (계속)

	지형학적 모델	구조적 모델	대상관계이론	자기심리학
구조/과정	무의식은 일차 과정에 따라 작동한다; 전의식/의식은 이차 과정에 따라 작동한다 검열은 무의식과 의식/전의식적 마음을 구분한다 꿈 콤플렉스 공상 서사 양심 동일시	마음은 자아, 초자아, 이드 세 개의 구조로 구분된다 자아 자아 기능 방어 내재화 동일시 신호 정동 타협형성 자아 정체성 성격 초자아 자아 이상 이드	대상 관계 자기 표상 대상 표상 이 둘 사이에 상호작용에 대한 표상 욕구-충족 대상 대상 항상성 자기 항상성 애착 행동 체계 애착의 내적 작동 모델 정신화	자기 자기대상 자기 상태 꿈

[표 13-2] 축 변환-통합된 정신분석적 마음의 모델 (계속)

	지형학적 모델	구조적 모델	대상관계이론	자기심리학
발달	일차 과정은 정신 활동의 초기 유형이다; 이차 과정은 후에 발달한다 소망은 유아기에서 비롯되며 유아 성욕의 기본을 이룬다 오이디푸스적 추구와 두려움은 청소년기와 성인기에도 지속된다 소망은 점차 받아들일 수 없게 된다 검열 능력은 성장한다	자아 발달 에릭슨의 시기 초자아 발달 욕동의 발달(이드) 정신성욕 시기 (구강, 항문, 초기 생식기[남근], 생식기/오이디푸스, 잠복, 청소년) 고착 퇴행	애착 타인으로부터 자기의 분리 편집 자리와 우울 자리 안아주기/안기기 충분히 좋은 엄마 감싸주는 환경 분리-개별화 분화 연습 화해 대상 항상성으로의 과정 부모되기(parenthood) 중년기 위기 정신화의 발달	자기의 발달 자기-자기대상 메트릭스 공감적 양육자 과대 자기는 미러링 자기대상과의 상호 작용에서 형성된다 이상화된 부모 이마고는 이상화된 자기대상에서 형성된다 창발적 자기감 핵심적 자기감 주관적 자기감 언어적/단정적 자기감 서사적 자기감

[표 13-2] 축 변환-통합된 정신분석적 마음의 모델 (계속)

	지형학적 모델	구조적 모델	대상관계이론	자기심리학
정신병리	신경증은 의식/전의식 영역과 무의식 영역 사이의 갈등에서 생긴다 억압된 것의 회귀 반복 강박	자아의 강도/자아의 나약함은 정신 건강/질병의 지표이다 부적응적 타협은 성격 장애로 이어질 수 있다 방어 대 결함 정신병리에 대한 이론	대상 관계의 질은 정신 건강/질병의 지표가 된다 경계성 인격 구조(BPO)	자기의 건강/성숙은 정신 건강의 지표이다 정신병리는 자기의 장애로 개념화된다 자기애적 인격 장애(NPD) 유아기 자기애의 지속 (코헛) 의존성에 대한 방어 (컨버그) 병리적 과대 자기 병리적 자기애 거짓 자기 (대 참 자기) 이질적 자기

[표 13-2] 축 변환–통합된 정신분석적 마음의 모델 (계속)

	지형학적 모델	구조적 모델	대상관계이론	자기심리학
치료법	자유 연상 (“기본규칙”) 전이와 저항에 대한 검토 치료적 해석과 재구성 통찰 (“무의식을 의식으로 만든다”) 꿈 탐색	자아를 강화 갈등, 방어, 타협 탐색하기 “이드가 있던 곳엔 반드시 자아가 있게 된다”	치료자–환자 관계에서 대상 관계들의 활성화 역전이 새로운 대상으로서의 치료자 전이 중점 정신치료 정신화 중심 치료법	자기애적 전이들의 동원 불가피한 공감의 실패들을 탐색

발달

마음의 어떤 부분도 역사와 떨어져서 이해할 수 없기 때문에 통합된 정신분석적 마음의 모델도 발달적 관점이 있다. 역사는 항상 아동기 이야기를 포함하고 양육자, 가족 구성원과 행복하거나 슬펐던 중요한 사건들이 주가 된다. 통합된 정신분석적 모델로 작업하는 임상가들은 어른 속에 살고 있는 아이의 마음을 이해하고 있다.

정신병리와 치료 작용(치료법)에 대한 이론

통합된 정신분석적 마음의 모델로 작업하는 임상가들은 환자들의 정신병리를 이해하기 위해 위에서 소개한 각각의 관점으로 모든 환자들을 살펴본다. 비록 이 책이 정신병리나 정신역동적 치료법에 대한 책은 아니지만, 다른 마음의 모델로 작업하는 정신역동적 임상가들 사이에 공통점은 많다. 정신역동적 치료 전략은 다를 수 있지만 치료자에게 가능한 솔직하게 말하는 환자의 이야기를 이해하려고 노력한다. 어떻게 이야기하는지 탐색하는 것은 항상 치료 작업의 일부이며, 전이 경험을 탐색하는 것도 항상 그 과정의 일부이다. 모든 치료법은 환자가 쾌락을 찾고 공격성을 조절하고 애착과 분리를 협상하고 자기를 표현하는 방식을 이해하고자 한다. 모든 치료법은 이러한 환자의 정신 세계 측면들과 연관된 감정과 두려움, 상충된 목표들 사이에 형성된 타협들을 이해하고자 한다. 치료자는 이러한 이해를 환자와 공유함으로써 인간이 겪는 어려움을 다룰 수 있다.

서로 다른 모델들이 있다는 것은 왜 유용하고 중요한가?

마음의 모델들은 여러 공통점들이 있지만 중요한 차이점들도 있다. 실제로 이 책의 주 목적은 독자들이 모델 간의 주요 차이점들을 알도록 하는 것이다. 어떤 모델이 가장 좋은가? 이는 명확하지 않다. 우리가 이 질문에 경험적으로(empirically) 대답할 수 있는 충분히 좋은 방법이 없어서 명확하지 않은 것은 일부 사실이다. 마음은 여러 움직이는 부분들로 이루어진 굉장히 복잡한 체계이기 때문이다. 따라서 이 질문에 대해 생각하는 방식과 개입하는 방식이 다양한 것은 당연하다. 즉, 우리가 마음의 여러 부분들끼리 역동적인 상호작용이 있다는 점을 인지한다면, 서로 다른 종류의 개입들에 따라서 전체 체계가 변화한다고 예상할 수 있다.

그 예로 강한 자기는 경솔한 젊은 남성이 주목받고 싶어하는 그의 지속적 요구에 화가 난 다른 사람들을 덜 성가시게 하도록 만들 수 있다. 동시에 강한 자기는 젊은 남성이 힘의 원천이라고 느끼는 그의 가학적인 초자아에 덜 굴복하게 할 수 있다. 그러나 덜 가학적인 초자아는 모든 권위에 대해 도덕적으로 반항하려는 욕구가 줄기 때문에 남성이 피학적 공격성을 적게 드러내도록 할 수 있다. 권위에 대해 줄어든 반항은 남성이 스스로 더욱 다양한 즐거움을 느낄 수 있도록 함으로써 즐거워하는 다른 사람들의 인기를 가로채고 싶은 욕구가 줄며 그들을 덜 원망하게 한다. 또 반항이 줄면서 아버지를 더 존경할 수 있고 스스로를 이상적으로 여기며 더욱 편안해질 수 있다. 만약 이 남성이 단순히 주목 받고 싶은 것이 아니라 실제 이상적인 감정을 좀 더 경험한다면 스스로를 좀 더 좋아할 것이다-기타 등등. 때때로 이 남성이 스스로를 "성가신 소년"이라고 여기며 금지된 오이디푸스 추구를 다루고 있다고 개념화하는 것이 최선일 수 있다; 어떨 때는 그가 사랑하는 사람들에 대한 공격성과 씨름하며 그들의 곁에 있고 싶어한다고 생각하는 것이 최선일 수 있다; 또한 어떨 때는 그가 약하고 인정받지 못하는 자기와 씨름하며 스스로 강하다고 느끼고자 공격성에 의존한다고 생각하는 것이 최선일 수 있다. 우리는 다양한 시점에 여러 개입들을 생각해볼 수 있다.

두 번째 예로 네일 샵에 방문한다는 암시에 공황 발작이 유발됐던 젊은 여성을 생각해보자 (5, 6장 참고). 분명히 이 여성은 스스로 더 여성스럽게 또는 아름답게 꾸미려고 시도할 때마다 불안해한다. 그녀는 경쟁적인 오이디푸스 소망들을 두려워할까? 그녀는 어머니처럼 다소 촌스럽게 있을 때 좀 더 어머니와 가깝고 애착되어 있다고 느낄까? 아마도 더 아름다워진다는 것은 고통스럽고 두려운 어머니로부터의 분리를 의미할 것이다. 한편으로 이 여성은 자신의 어린 시절 종종 우울해했던 어머니가 아름다워 보이려는 그녀의 노력들을 인정하고 즐기는데 실패했기 때문에 스스로 아름다워 보이려고 노력할 수 없을 것이다. 이러한 환자에 대한 각각의 생각들은 사실이며 다른 마음의 모델들을 대변한다.

책에서 우리는 각각의 마음의 모델이 이전 모델들의 단점을 어떻게 극복하려고 했는지 살펴보았다. 그러나 각각의 모델도 새로운 문제점과 맹점이 있다. 사실 다른 모델들을 제외하고 한 가지 마음의 모델만 활용하는 임상가는 환자의 마음에서 중요한 측면들을 무시할 위험이 있다. 이러한 이유로 마음의 다른 측면들을 강조하고 서로 다른 강점들을 가진 네 가지 모델 모두를 활용하는 것이 현명하다. 많은 이론가들은 각 모델이 다른 현상, 인생의 다른 시기, 다른 종류의 환자들에게 어떻게 적용될 수 있는지 저술했다 (Gedo와

Goldberg 1973; Pine 1988, 1989). 또한 우리는 소위 자기심리학 이론가들이 대상관계이론의 감싸주는 엄마라는 생각을 차용한 예와 같이 마음의 모델들이 서로 어떻게 차용했는지 살펴보았다 (12장 참고).

그럼 예시를 좀 더 살펴보자. 선반 위의 인형 꿈을 꾸었던 젊은 여성(6, 7장 참고)을 도우려면, 너무 두렵기 때문에 아래에서 움직이는 성적이고 경쟁적인 소망들에 대해 그녀가 말하도록 도와주는 것이 최선일까? 아니면 상실에 대한 두려움이나 본인의 화가 난 감정이 어머니를 죽음으로 이끌었을 수 있다는 두려움에 대해 말하는 것이 최선일까? 어린 시절 받지 못했던 칭찬을 찾아서 그녀의 우월감("누구보다도 더 낫다고" 느끼는)을 다뤄보는 것이 중요할 수도 있다. 아니면 환자의 우월감은 취약성이나 의존성에 대한 방어일까? 언니에 대한 선망을 다뤄서 선망 때문에 덜 자책하고 자신의 가장 깊숙한 곳의 소망들을 추구할 수 있도록 도와주는 것이 최선일 수도 있다. 최선의 답변은 환자와 위에서 이야기한 모든 주제들에 대해 다루어보는 것이다.

계속 아부를 하다 핸드폰을 떨어뜨렸던 소심한 젊은 의사(10장 참고)를 도우려면 우리는 그를 어떻게 이해해야 할까? 그가 치료자에 대한 공격적인 감정을 더 인식할 수 있게 도와줘야만 할까? 아니면 다른 사람들에게서 사랑받기 위해 순종적일 필요가 있는 그의 감정에 대해 이야기해야만 할까? 사랑받고자 하는 그의 비굴한 욕구는 스스로를 더욱 증오하게 한다; 아마도 우리는 그의 자기 증오감에 대해 이야기해야 한다. 아니면 그의 나약함과 관련된 감정이나 바쁘고 불행했던 부모들이 한 번도 인식하지 못했던 똑똑하고 성공한 것처럼 보이고 싶었던 그가 피하던 소망들에 대해서 이야기해야 할까? 다시 한번 최선의 답변은 우리가 위의 모든 주제들에 대해 이야기해봐야 한다는 것이다.

적절한 시점에 말해야 할 가장 중요한 주제를 선택하는 것은 경험이 필요하다. 환자가 겪고 있는 문제점에 어떤 마음의 모델이 가장 적합할지는 환자들마다 다르다. 또한 어떤 마음의 모델이 특정 시기의 문제를 가장 잘 설명하는지도 환자들마다 다르다. 하지만 네 가지 마음의 모델이 없다면 다양한 주제들의 존재를 알아차리기조차 어렵다. 우리의 정신역동적 도구상자에 모든 모델들을 소지함으로써 우리는 환자마다 이야기를 들으며 고통을 이해하고 도와줄 수 있는 방법을 찾을 수 있다. 즉, 각각의 환자를 돕는 가장 좋은 방법은 네 모델들 모두에서 빌려오는 것이다. 모든 환자들은 자신의 신체적 추구, 친화와 분리에 대한 소망, 자기 표현이나 의미에 대해 보다 편안해질 필요가 있다. 모든 환자들은 이 모든 것들과 연관된 두려움도 다룰 필요가 있다. 마지막으로 모든 환자들은 갈등, 한계, 상실을 포함한 현실적 제약들을 다루어야 한다. 특정 시기에 이 가운데 어떤 주제가 우세할지는 변한다. 하지만 임상가는 이들을 각각 듣기 위해선 네 가지 마음의 모델들이 필요하다.

생물학적 마음의 모델의 중요성

좋은 임상가는 정신역동적 관점 뿐만 아니라 항상 다양한 관점에서 환자를 본다. 최고의 정신역동적 임상가조차 항상 정신 질환에 대한 신경생물학적 이해를 활용하여 이를 고려해서 중재한다. 실제로 공황 발작을 겪는 젊은 여성은 불안에 대한 생물학적 치료나 일련의 인지행동치료가 필요할 수 있다. 줄어든 불안은 그 자체로 긍정적인 역동적 효과를 낼 것이다. 예를 들면 환자는 스스로에 대해 더 좋게 느끼고, 어머니에게 매달릴 필요가 줄어들고, 자율성을 덜 두려워할 것이다.

이 책의 서론에서 언급한 바와 같이 정신분석적 마음의 모델과 기저 정신 질환에 대한 신경생물학적, 인지적, 문화적 접근을 비롯한 다른 중요한 관점들 사이에 갈등이 존재할 필요는 없다. 임상 작업은 모든 분야의 경험적 연구들에 영향을 받고 그 분야들과 일관되야 한다. 예를 들면 우리는 발달심리학자들의 연구로부터 초자아는 프로이트가 가르친 것처럼 오이디푸스 시기 말에 갑자기 발달하지 않고 시간이 지나면서 천천히 발달한다고 알고 있다 (Emde et al. 1988). 이 사실은 우리가 오이디푸스 시기 이전의 사건들을 둘러싼 환자의 죄책감과 수치심에 주의를 기울이고 듣도록 영향을 끼친다. 또한 우리는 "슈퍼맘"이 기른 붉은털 원숭이가 불안이나 공격적 기질에 대한 유전적 취약성이 있더라도 정상적인 결과가 나올 수 있다고 알고 있다 (Suomi 2004a, 2004b). 이는 마찬가지로 정신역동적 정신치료에서 자기대상 기능의 중요성에 대해 깊게 생각해보게 하며 우리들의 작업에 영향을 끼친다.

책 전반에 걸쳐 정신분석적 마음의 모델과 뇌과학, 일반 심리학을 연결시키는 연구 분야들을 강조하고자 했다. 우리는 환자들을 더욱 이해하고자 탐구하는데 동반자여야 한다. 이러한 협력관계를 만들기 위해 모든 방면에서 다양한 좋은 노력들이 있어왔다 (Bucci 1997; Cooper 1985b; Gabbard 1992; Kandel 1998, 1999, 2005; Kihlstrom 1994; LeDoux

1999; Levin 1991; Mayes et al. 2007; Olds와 Cooper 1997; Shapiro와 Emde 1995; Solms와 Turnbull 2002; Westen 1998).

통합의 위험성: 정신분석가들을 위한 메모

모든 이들이 다양한 정신분석적 마음의 모델들을 통합하는 것이 가능하거나 현명하다고 생각하진 않는다. 실제로 이 책의 서론에서 간략하게 언급한 바와 같이 정신분석 분야에서 어떤 마음의 모델이 가장 좋거나 유용한지에 대해 논쟁이 많았다. 논쟁들을 여기서 요약하는 것은 너무 멀리 나가는 일이다. 지금은 우리가 정신분석적 다원주의 시대에 살고 있으며 이를 통합하려는 노력이 "너무 규범적"으로 여겨지는 제안된 통합으로 다원주의를 취소하려는 노력처럼 보일 수 있다고 말하는 것만으로도 충분하다.

실제로 에슬리 샘버그(Eslee Samberg)와 저자는 *정신분석적 용어와 개념(Psychoanalytic Terms and Concepts)* 서론에서 다원주의 시대와 보이지 않는 것-마음-과 보이지 않는 것의 보이지 않는 부분-무의식적 마음-을 모델로 만들려는 노력이 특징인 분야의 정신분석적 사전을 집필하는 문제점과 위험성에 대해 기술했다. 서론에서 우리는 이 문제점들을 어떻게 다루었고, 하나의 관점을 인정하는 것이 사전을 편집하는 작업을 진행시킬 수 있었는지 기술하고자 했다 (Samberg와 Auchincloss 2010). 주장하건대 다양한 정신분석적 마음의 모델들을 통합하는 일은 사전을 집필하는 일보다 더 많은 함축을 필요로 하기 때문에 문제가 훨씬 더 크다; 함축은 부득이하게 복잡함-여러 관점들-을 줄여야 한다. 다시 말하면 많은 이들은 이 책에서 중요한 관점들을 짧게 다룬 점을 인지할 것이다.

그럼에도 불구하고 통합하려는 시도는 모든 임상가들이 모든 상황에서 모든 환자에게 적용할 수 있는 견고하고 활용가능한 정신분석적 마음의 모델을 필요로 하기 때문에 중요하다. 정신 건강 분야의 대부분 학생들은 매일 정신분석 이론의 복잡성에 몰두하거나, 서로 다른 이론가들이 서로 다른 단어들을 사용하는 방식에 매료되거나, 의견의 차이점들을 흥미로워하는 정신분석가가 되지는 않을 것이다. 이러한 이유에서 통합은 지나친 단순화의 위험에도 중요하다. 미래의 임상가들은 환자를 돕기 위한 마음의 모델들을 활용할 수 있어야 한다. 이 책의 목적은 더 많은 독서나 교육을 통해 이론의 복잡성을 이해하는데 관심있는 임상가들에게 출발점을 제공하는 것이다. 나는 이전 논평에서 정신역동적 정신치료를 해보는 임상적 작업이 정신분석적 마음의 모델에 임상가들을 제일 많이 노출시킨다고 주장했다 (Auchincloss 2002). 여기서는 좋은 임상적 작업을 하기 위해서 정신분석적 마음의 모델이 필요하다고 주장하고 있다. 두 주장 모두 사실이다.

결론

책 전반에 걸쳐서 정신분석적 모델을 만드는 일은 진행 중인 과정임을 강조하고자 했다. 예를 들면 *초자아*란 단어는 프로이트가 대부분 사람들이 옳고 그름에 대한 생각에 많이 영향받는 모습을 관찰하며 지은 이름이다. 대상관계는 임상가들이 자신, 타인, 그 둘 간 상호작용의 경험을 어떻게 체계화하는지 생각하지 않고 몇몇 사람들이 어떻게 활동하는지 이야기하기 어려워할 때 필요하다. 자기심리학은 만약 자기의 구성요소에 대해 훨씬 자세하게 생각해보는 것이 유용하지 않았다면 생존하지 못했을 것이다. 임상가들은 항상 프로이트와 그의 추종자들이 도전했던 동일한 질문들을 접한다: 우리는 어떻게 환자들을 이해할 수 있을까? 우리는 어떻게 그들이 변하도록 도울 수 있을까? 우리가 살펴본 마음의 모델들은 이 질문들에 대답할 수 있는 범위에서만 중요하고 유용하다.

추가 참고 도서

Auchincloss EL, Samberg E: Psychoanalytic Terms and Concepts. New Haven, CT, Yale University Press, 2012

Gabbard GO, Litowitz BE, Williams P (eds): Textbook of Psychoanalysis, 2nd Edition. Washington, DC, American Psychiatric Publishing, 2012

Gilmore KJ, Meersand P: Normal Child and Adolescent Development: A Psychodynamic Primer. Arlington, VA, American Psychiatric Publishing, 2013

인용문헌

Auchincloss EL: Commentary on "The Place of Psychoanalytic Treatments Within Psychiatry," by Glen Gabbard, Peter Fonagy, and John Gunderson. Arch Gen Psychiatry 59:501–503, 2002

Breuer J, Freud S: Studies on hysteria (1893/1895), in The Standard Edition of the Complete Psychological Works of Sigmund Freud, Vol 2. Translated and edited by Strachey J. London, Hogarth Press, 1962, pp 1–335

Bucci W: Psychoanalysis and Cognitive Science: A Multiple Code Theory. New York, Guilford, 1997

Cooper AM: A historical review of psychoanalytic paradigms, in Models of the Mind: Their Relationship to Clinical Work. Edited by Rothstein A. Madison, CT, International Universities Press, 1985a, pp 5–20

Cooper A: Will neurobiology influence psychoanalysis? Am J Psychiatry 142:1395–1402, 1985b

Emde R, Johnson W, Easterbrooks M: The dos and don'ts of early moral development: psychoanalytic tradition and current research, in The Emergence of Morality. Edited by Kagan E, Lamb S. Chicago, IL, University of Chicago Press, 1988, pp 245–276

Gabbard GO: Psychodynamic psychiatry in the "decade of the brain." Am J Psychiatry 149:991–998, 1992

Gedo J, Goldberg A: Models of the Mind: A Psychoanalytic Theory. Chicago, IL, University of Chicago Press, 1973

Kandel E: A new intellectual framework for psychiatry. Am J Psychiatry 155:457–469, 1998

Kandel E: Biology and future of psychiatry: a new intellectual framework for psychiatry revisited. Am J Psychiatry 156:505–524, 1999

Kandel E: Psychiatry, Psychoanalysis and the New Biology of Mind. Washington, DC, American Psychiatric Publishing, 2005

Kihlstrom JF: Commentary: psychodynamic and social cognition—notes on the fusion of psychoanalysis and psychology. J Pers 62:681–696, 1994

Klein GS: Psychoanalytic Theory: An Exploration of Essentials. Madison, CT, International Universities Press, 1976

LeDoux J: Psychoanalytic theory: clues from the brain. Neuropsychoanalysis 1:44–49, 1999

Levin F: Mapping the Mind: The Intersection of Psychoanalysis and Neuroscience. Hillsdale, NJ, Analytic Press, 1991

Mayes L, Fonagy P, Target M (eds): Developmental Science and Psychoanalysis: Integration and Innovation. London, Karnac, 2007

Michels R: Basic principles of psychodynamic psychiatry, in Psychodynamic Concepts in General Psychiatry. Edited by Schwartz H, Bleiberg E, Weissman SH. Washington, DC, American Psychiatric Publishing, 2005, pp 3–12

Olds D, Cooper AM: Dialogue with other sciences: opportunities for mutual gain. Int J Psychoanal 78:219–225, 1997

Pine F: The four psychologies of psychoanalysis and their place in clinical work. J Am

Psychoanal Assoc 36:571-596, 1988

Pine F: Motivation, personality organization, and the four psychologies of psychoanalysis. J Am Psychoanal Assoc 37:31-64, 1989

Rothstein A (ed): Models of the Mind: Their Relationship to Clinical Work. Madison, CT, International Universities Press, 1985

Samberg E, Auchincloss EL: Psychoanalytic lexicography: notes from two "harmless drudges." J Am Psychoanal Assoc 58:1059-1088, 2010 (published also as Introduction, in Psychoanalytic Terms and Concepts. New Haven, CT, American Psychoanalytic Association and Yale University Press, 2012)

Shapiro T, Emde R: Research in Psychoanalysis: Process, Development, Outcome. Madison, CT, International Universities Press, 1995

Solms M, Turnbull O: The Brain and the Inner World: An Introduction to the Neuroscience of Subjective Experience. New York, Other Press, 2002

Suomi SJ: How gene–environment interactions influence emotional development in rhesus monkeys, in Nature and Nurture: The Complex Interplay of Genetic and Environmental Influences on Human Behavior and Development. Edited by Coll CG, Bearer EL, Lerner RM. Mahway, NJ, Lawrence Erlbaum, 2004a, pp 35-51

Suomi SJ: How gene–environment interactions shape the development of impulsive aggression in rhesus monkeys, in Developmental Psychobiology of Aggression. Edited by Stoff DM, Susman EJ. New York, Cambridge University Press, 2004b, pp 252-268

Wallerstein R: Forty–Two Lives in Treatment: A Study of Psychoanalysis and Psychotherapy. The Report of the Psychotherapy Research Project of the Menninger Foundation, 1954-1982. New York, Other Press, 2000

Westen D: The scientific legacy of Sigmund Freud: toward a psychodynamically informed psychological science. Psychol Bull 124:333-371, 1998

제VI부

부 록

부록 A

리비도 이론

리비도는 프로이트가 성적 쾌락을 위한 욕동에 붙인 이름이다. *리비도*란 단어는 라틴어 "소망" 또는 "열망"에서 유래했다. 리비도의 근원, 변형, 영향에 대한 생각들을 종합해서 *리비도 이론*이라고 일컫는다. 다음 도표에 대한 자세한 논의는 9장 ("이드와 초자아") "프로이트의 욕동 이론" 부분을 참고하면 된다.

[부록 A] 리비도 이론

리비도	→	방어를 통한 변환	→	결과
성감대로부터의 유아 성욕 **구강** **항문** **남근** **생식기/오이디푸스**	→	**흥분은 남아있지만 생각을 억압**	→	"정상적인" 성욕과 전희
	→	**생각과 흥분을 억압**	→	성적 억제
	→	**리비도의 요소를 직접 표현**	→	비전형적 성욕 ("성도착")
	→	**"억압된 것의 회귀"를 억압**	→	신경증
		"회귀"를 부분적으로 억압	→	신경증: 불안 장애
		전환	→	신경증: 전환 장애
		반동 형성	→	신경증: 강박 장애
		투사	→	신경증: 편집 장애
		전치	→	신경증: 공포증
	→	**억압, 승화, 반동형성**	→	성격
		구강기 고착	→	구강기 성격
		항문기 고착	→	항문기 성격
		남근기 고착	→	남근기 자기애적 성격
	→	**억압과 승화**	→	문화 예술 과학 종교 법

부록 B
방 어

많은 이론가들이 방어를 분류하고 체계화시키려고 노력해왔다. 그 예로 오토 컨버그(Otto Kernberg) (1970)는 정신병적, 경계성, 신경증적 기능 수준으로 정신병리를 분류하는 가장 널리 사용되는 체계를 제안했다. 추가로, 조지 베일런트(George Vaillant) (1977, 1992; Vaillant et al. 1986)는 대규모 남성으로 이루어진 종적 연구에서 얻은 자료를 활용하여 정신 건강의 수준과 방어 유형 사이에 상관성이 있다고 밝히고자 했다. 이 부록에서 우리는 두 체계 모두 이용할 것이다 (Auchincloss와 Samberg 2012; Dickerman과 Auchincloss, 출판중; Gabbard et al. 2012도 참고).

자아 기능 면에서 적은 비용이 드는 성숙한 방어

이타주의(altruism): 사람이 스스로의 안녕에 대한 불안과 같은 괴로운 감정을 피하고자 다른 사람들의 안녕에 관심을 보이는 방어.

> *예시 :* 부유한 여성이 많은 돈과 시간을 "가치 있는" 일에 기부함으로써 스스로가 중요하다고 느끼고 싶은 욕구를 충족시키고 받아들이기 어려운 이기심을 피했다.

유머(humor): 사람이 재미있는 태도로 괴로운 주제를 다루면서 괴로움을 줄이는 방어.

> *예시 :* 나이가 들어 죽음이 가까워진 여성이 자신의 장애에 대해서 유머러스한 언급을 하며 모든 사람들을 편하게 했다.

보상(reparation): 사람이 사랑하고 필요한 대상에 대해 공격적인 소망을 갖으며 경험한 죄책감이나 불안을 공격적 충동으로 생긴 상상 속의 피해나 손상을 고치려고 노력하며 경감시키는 방어.

예시: 젊은 남성은 남동생을 종종 놀렸던 것을 나쁘다고 느끼고 나서 동생에게 야구하는 방법을 알려줬다.

승화(sublimation): 사람이 소망의 본래 목적을 더 높은 사회적 가치를 지닌 목적으로 바꾸는 방어.

예시: 젊은 남성은 평소에는 상냥하게 대했지만 경쟁적인 운동을 하면서 받아들이기 어려운 공격적인 충동들을 표현했다.

억제(suppression): 사람이 의식적으로 불쾌한 생각이나 감정을 의식 밖에 두는 방어.

예시: 심장 중환자실에 입원한 중년 남성이 자신의 예후에 대해 긍정적 태도를 유지하고 위중한 몸상태에 대해서는 의도적으로 생각하지 않았다.

자아 기능 면에서 경도 혹은 중등도 비용이 드는 신경증적 방어

전치(displacement): 사람이 흥미를 갖고 집중했던 생각을 보다 받아들일 수 있는 다른 생각으로 바꾸는 방어.

예시: 자신을 비판하는 상사에게 화가 난 젊은 남성이 자기 아들에게 화나기 시작하며 약간의 자극에도 소리쳤다.

이상화(idealization): 사람이 실망을 피하거나 스스로의 자기에 대한 경험을 강화하고자 다른 사람을 과도하게 긍정적인 시각으로 바라보는 방어.

예시: 젊은 남성이 어려서 아버지가 자신을 실망시켰던 괴로운 의식을 피하고자 아버지의 모든 면을 좋게 바라보았다.

함입(introjection): 사람이 상실이나 실망과 같은 괴로운 감정을 피하고자 대개는 대상인 외부 세계의 일부를 내재화하는 방어.

예시: 어머니가 돌아가신 젊은 여성이 어머니의 중요한 부분이었던 요리에 굉장한 관심을 보인다.

정동의 고립(isolation of affect): 사람이 감정적 충격을 줄이고자 어떤 사건/생각을 의식하면서 그 사건이나 생각에 대한 정동적 의미를 분리시키는 방어. *지식화(intellectualization)*는 과도한 지적 활동을 사용하여 받아들일 수 없는 감정들을 조절하고 줄이는 점이 특징인 정동의 고립의 한 가지 형태이다.

예시: 엄마는 딸과 정서적으로 거리감을 두고 딸의 장애에 대해 감정적 반응을 보이지 않으며, 딸의 집중력-결핍/과다행동 장애를 뒤로 한 채 과학 분야에서 전문가가 되었다.

투사(projection): 사람이 받아들일 수 없거나 참을 수 없는 생각, 충동, 감정을 다른 사람 탓이라고 여기는 방어.

예시: 공격적이고 경쟁적인 젊은 여성이 "다른 사람들이 그녀에게 앙심을 품고 있다"고 여겼다.

합리화(rationalization): 사람이 감정이나 행동을 겉보기에 타당한 이유로 설명하며 더 괴로운 감정이나 동기를 인지하는 것을 피하는 방어.[1]

예시: 젊은 남성이 "직장의 시간 제약" 때문에 치료자와의 세션에 종종 지각한다고 이야기하며 치료자에 대한 화가 난 감정을 피했다.

반동 형성(reaction formation): 사람이 금지된 소망을 그 반대로 변환시키는 방어.

예시: 젊은 남성은 스스로의 동성애적 관심을 의식하는 것을 피하기 위해 극도의 동성애공포증을 보였다.

억압(repression): 사람이 받아들일 수 없는 생각과 감정을 의식에서 배제시키는 방어.

1 또한 Tierney J: Go ahead, rationalize. Monkeys do it, too. *New York Times,* 2007년 11월 6일자 참고.

예시: 젊은 여성이 옆집 남성에게 성적으로 관심이 있는 것을 인식하지는 못하지만 그가 있을 때 불안해했다.

취소(undoing): 사람이 이전 행동과 연관된 받아들일 수 없는 성적, 공격적, 수치스러운 감정들을 이전과 반대로 행동하거나 말하며 부인하는 방어.

예시: 동료들에 대해 종종 적대적인 농담을 하는 젊은 남성은 대개 그 다음에 "농담 한번 해본거야"라고 말했다.

자아 기능 면에서 상당한 비용이 드는 원초적 방어

부정/부인(denial/disavowal): 사람이 외부의 현실적 측면들을 부인하며 괴로운 감정을 줄이는 방어.

예시: 그 반대를 입증하는 증거들이 많은 와중에도 심장 중환자실의 중년 남성은 건강이 나아지고 있다고 주장했다.

해리(dissociation): 방어의 목적으로 정신적 경험의 연속성에 생긴 분열. *분열(splitting)*은 해리가 상호 모순적인 의식적 경험에 적용된 예이다.

예시: 젊은 여성은 전날 가장 친한 친구의 남편을 강렬하게 유혹한 사실을 무시한 채, 그녀가 그에게 성적으로 관심있을지도 모른다는 이야기에 분노했다.

원초적 이상화(primitive idealization): 사람이 다른 사람을 승격시킨 면과 평가절하한 면으로 분열시켜서 승격시킨 면만 경험함으로써 평가절하한 측면과 연관된 감정들을 피하거나 스스로의 자기에 대한 경험을 강화하려는 방어.

예시: 치료 초기에 권위적인 사람들에 대한 자신의 분노를 무서워했던 젊은 여성은 이전에 만났보았거나 알고 있는 모든 치료자들이 결점이 많다고 이야기했지만 현재 치료자는 "완벽하다"고 생각했다.

투사적 동일시(projective identification): 사람이 자기의 일부를 제거하고 내부에서 대상을 조종하고자 이를 대상에게 넘기는 대인관계 방어. 투사적 동일시를 사용할 때 사람은 자신이 투사한 것과 일관되게 타인이 행동하고 경험하도록 영향을 끼치게끔 행동한다.

예시: 자신이 공격적이고 침습적(intrusive)이라는 것을 강렬하게 부인하던 젊은 여성은 감정적으로 문제되는 주제들을 논의하려는 남자친구의 노력에 저항함으로써 그가 인내심을 잃고 그들의 상호작용을 논의하는데 그녀를 끌어들이고자 화를 내며 강요하게 만들었다.

신체화(somatization): 사람이 받아들일 수 없는 감정을 신체적 증상으로 표현함으로써 괴로운 충격을 줄이는 방어. 받아들일 수 없는 소망을 신체적 증상으로 상징적으로 변환시키는 *전환(conversion)*은 신체화의 고전적 예시이다.

예시: 아버지의 불륜에 대한 고통스러운 진실을 "보고 싶지" 않던 젊은 남성은 의사에게 "간헐적으로 시야가 흐릿하다"고 호소했다.

분열(splitting): 사람이 모순적인, 갈등을 겪는 의식적 경험들을 분리하여 그들의 통합을 막아 통합으로 생기는 감정적 충격을 예방하려는 방어.

예시: 예전에는 "완벽한" 치료자에 대해 나쁘게 이야기할 것이 없던 젊은 여성이 사소하게 실망한 후로 치료자를 "무정한 사람"이라고 말했다.

다른 방어 기제들

이타적 항복(altruistic surrender): 사람이 대리인에게 과도하게 이타적으로 헌신하면서 받아들일 수 없는 소망을 간접적으로 충족시키는 방어.

예시: 스스로 남자 아이들에게 관심있다는 것을 받아들일 수 없었던 십대 소녀는 가장 친한 친구를 더욱 매력적으로 끊임없이 가꿔줬다.

공격자와의 동일시(identification with the aggressor): 사람이 예전에 자신을 괴롭히거나 학대했던 사람의 특징이나 역할을 받아들이면서 괴로운 수치심과 수동적인 느낌을 피하려는 방어.

예시: "너무 여성스럽다"고 가족들에게 놀림받았던 젊은 게이는 스스로를 경멸했다.

자아를 위한 통제 하의 퇴행(regression in the service of the ego): 비록 본래는 방어의 목적으로 도입되었지만 더 혁신적이고 적응적인 정신 활동과 구조로 이끄는 (예술적 창조와 같은) 퇴행의 한 형태.

예시: 성공한 여성 작가는 작품에서 아이 목소리가 묻어났다.

자기에게로 향함(turning against the self): 사람이 보통은 받아들일 수 없는 공격적인 소망을 다른 사람에게서 스스로에게 돌리는 방어.

예시: 아내에게 화가 난 것을 받아들일 수 없던 남성은 아내와 논쟁을 벌일 때 스스로를 지나치게 비난했다.

수동적에서 능동적으로 바뀌는(turning passive into active): 상호작용에서 수동적이었던 참여자가 능동적인 역할을 맡으면서 조절할 수 없거나 무기력한 감정이나 기억을 피하는 방어.

예시: 어려서 아버지에게 신체적 학대를 받았던 중년 남성이 그를 위해 일하는 다른 사람들을 통제하는 직업은 좋아했지만 질병을 치료받는 것 같은 무력한 상황은 피했다.

인용문헌

Auchincloss EL, Samberg E: Psychoanalytic Terms and Concepts. New Haven, CT, Yale University Press, 2012

Dickerman AL, Auchincloss EL: Psychodynamic psychotherapy, in Contemporary Theory and Practice of Counseling and Psychotherapy. Edited by Tinsley HEA, Lease SL, Wiersma NSG. Thousand Oaks, CA, Sage (in press)

Gabbard GO, Litowitz BE, Williams P (eds): Textbook of Psychoanalysis, 2nd Edition. Arlington,

VA, American Psychiatric Publishing, 2012

Kernberg OF: A psychoanalytic classification of character pathology. J Am Psychoanal Assoc 18:800–822, 1970

Vaillant GE: Adaptation to Life. Boston, MA, Little, Brown, 1977

Vaillant GE (ed): Ego Mechanisms of Defense: A Guide for Clinicians and Researchers. Washington, DC, American Psychiatric Publishing, 1992

Vaillant GE, Bond M, Vaillant CO: An empirically validated hierarchy of defense mechanisms. Arch Gen Psychiatry 73:786–794, 1986

부록 C

용어 해설[1]

- **각인(imprinting)** 로렌츠의 이론(11장 참고)에서 새로 갓 태어난 동물이 다른 동물을 부모로 인식하는 행동.
- **갈등(conflict)** **마음** 속 상충된 목적을 지닌 생각, 감정, 또는 구조들 간의 다툼.
- **갈등 이론(conflict theory)** **자아**가 **타협**을 형성하며 **이드, 초자아,** 외부 현실의 상충된 목적을 어떻게 조절하는지 설명하는 이론.
- **감싸주는 환경(holding environment)** 위니코트의 이론(11장 참고)에서 **충분히 좋은 엄마**(또는 양육자)가 만든 환경.
- **개별화(individuation)** 말러의 **분리-개별화** 이론(11장 참고)에서 아이들이 자율성과 고유성에 대한 느낌을 발달시켜가는 과정.
- **거세 불안(castration anxiety)** 받아들일 수 없는 **소망**들이 자신의 생식기나 신체를 잃거나 다치는 형태의 처벌로 이어지게 할 것 같은 두려움.
- **거울 뉴런(mirror neurons)** 본인이 어떤 행동을 할 때나 다른 사람이 그와 동일한 행동을 수행할 때 발화되는 뉴런.
- **거울 전이(mirror transference)** **자기심리학**에서 **과대 자기**가 되살아나는 **정신치료** 상황으로서 환자는 치료자가 자신을 인정, 확인해주며 반응하기를 요구한다.

1 굵고 작은 글자는 용어 해설의 다른 곳에서 정의한 주요 개념을 나타낸다.

- **거짓 자기(false self)** 위니코트의 이론(12장 참고)에서 다른 사람의 욕구, 기대, 요구에 반응하여 생긴 자기 경험(스스로의 욕구, 기대, 요구에 반응하여 생긴 **참 자기**와는 반대).
- **검열(censor)** 프로이트의 **지형학적 모델**에서 받아들일 수 없다고 판단된 정신적 내용을 의식으로 올라오지 못하게 **억압**하는 기구(agent).
- **검열체계(censorship)** 프로이트의 **지형학적 모델**에서 **의식**이 **소망**들을 받아들일 수 없다고 평가하고 억압시키는 체계(system).
- **결함(deficit)** 조기 박탈로 생긴 정신적 **구조**의 약점.
- **경계성 인격 구조(borderline personality organization)** **자아의 나약함**과 **자기 표상**과 **대상 표상**이 제대로 통합되지 못한 것을 비롯한 **대상 관계**의 문제가 특징인 컨버그가 소개한 정신분석적 진단 (11장 참고).
- **경험주의(empiricism)** 우주에 관한 참된 지식의 원천은 감각의 증거에서 나온다는 믿음.
- **고립(isolation)** 사람이 감정적 충격을 줄이고자 사건, 생각, 정신적 경험의 일부를 다른 사건, 생각, 정신적 경험의 일부와 분리시키는 **방어.**
- **고착(fixation)** 성인의 기능에 특정 발달 단계가 지속적으로 압도하는 영향.
- **공감(empathy)** 다른 사람의 경험을 느끼고, 상상하고 감지할 수 있는 능력.
- **공격성(aggression)** 다른 사람을 복종하게 하거나, 보다 우위를 차지하거나, 해치거나, 파괴하려는 **소망**, 그리고 생각, 행동, 말, 또는 **공상**으로 이와 같은 **소망**을 표현하는 것.
- **공격자와의 동일시(identification with the aggressor)** 사람이 예전에 자신을 괴롭히거나 학대했던 사람의 특징이나 역할을 받아들이면서 괴로운 **수치심**과 수동적인 느낌을 피하려는 **방어.**
- **공격적 욕동(aggressive drive)** 프로이트의 **지형학적 모델**에서 소개한 유기체의 공격적 **소망**에서 나오는 **정신적 에너지**의 기원.

- **공상(fantasy)** 종종 감정이 가미된 상황에서 상상하는 사람이 주인공으로 등장하는 서사적 형태의 상상 시나리오.
- **과대 자기(grandiose self)** **자기심리학**에서 전지전능하고 특별하다는 타고난 자기애적 추구의 초기 표현을 나타내는 자기의 구성 요소.
- **관찰하는 자아(observing ego)** 자기 성찰이 가능하며 치료에서 활성화시키는 **의식적 마음**의 한 부분.
- **교정적 감정 경험(corrective emotional experience)** 알렉산더와 프렌치의 이론(11장 참고)에서 환자의 부모들과 다르게 치료자의 구체적 노력의 결과로 생기는 치료적 변화.
- **구강기(oral phase)** 구강의 **성감대**에서 생긴 **리비도**가 정신 세계 조직을 지배하고 있는 (대략 초기 18개월을 이루고 있는) 정신성욕 발달의 첫 번째 시기.
- **구강기 성격(oral character)** 구강의 **성감대**에서 생긴 **리비도**의 우세한 영향과 관련있다고 생각되는 탐욕적, 의존적이고, 요구가 많으며 참을성이 적은 것이 특징인 성격 스타일.
- **구성주의(structuralism)** **의식적 마음**의 구조들을 기술하는 **심리학**의 한 분야.
- **구조(structure)** 천천히 변화하는 상대적으로 안정된 심리적 배열.
- **구조적 관점(structural point of view)** 정신분석적 마음의 모델에서 세 가지 **구조**인 **자아, 이드,** 그리고 **초자아**의 영향을 탐색하여 행동과 정신 세계 측면들을 이해하려는 노력.
- **구조적 모델(Structural Model)** 정신의 영역을 세 부분 **자아, 이드, 초자아**로 본 지그문드 프로이트의 두 번째 정신분석적 마음의 모델 (8장 참고).
- **기능주의(functionalism)** 정신 세계의 기능 또는 목적을 탐구하는 **심리학**의 한 분야.
- **기본 규칙(fundamental rule)** 치료자가 환자에게 마음에 무엇이 떠오르든지 **검열**을 가능한 적게 하여 이야기하도록 요구하는 것.

- **기술적 무의식(descriptive unconscious)** 인식하지 못하지만 언제든지 주의를 기울이면 쉽게 인식할 수 있는 정신활동.
- **꿈(dream)** 잠자는 동안 발생한 이미지, 생각, 감정들의 집단으로 구성된 정신적 사건.
- **꿈 작업(dream work)** **잠재몽** 생각들을 **발현몽**으로 변환하는 과정.
- **남근 선망(penis envy)** 지그문드 프로이트에 따라 소녀 또는 여성이 갖는 자신의 생식기에 대한 불만스러운 감정. 남성의 생식기에 대한 갈망을 동반함.
- **남근기(phallic phase)** 남근(음경 또는 클리토리스)에서 생긴 **리비도**가 정신 세계 조직을 지배하고 있는(2세 무렵 시작하여 **오이디푸스 시기**에 막을 내리는) 정신성욕 발달의 세 번째 시기. 남근기를 종종 **초기 생식기 시기**라고도 부른다.
- **남근기 자기애적 성격(phallic narcissistic character)** 남근의 **성감대**에서 생긴 **리비도**의 우세한 영향과 관련있다고 생각되는 노출증, 극도의 성 역할 행동이 특징인 성격 스타일.
- **낯선 사람에 대한 불안(stranger anxiety)** 아기가 6개월 경에 엄마나 주 양육자가 아닌 사람들과 있을 때 보이는 **불안**의 한 종류.
- **낯선 상황(Strange Situation)** 양육자와 낯선 사람을 방에 들어가고 나오게 하며 놀고 있는 아이를 관찰하며 **애착** 패턴을 알아보는 에인스워드가 고안한 실험 상황 (11장 참고).
- **내성(introspection)** 본인의 내부 심리적 경험을 살펴보는 과정.
- **내성주의(introspectionism)** 주관적 경험의 가장 기본적인 요소들을 이해하기 위해 주관적 경험을 면밀하게 살피는 것이 특징인 분트(3장 참고)와 관련된 **심리학**의 한 분야.
- **내재화(internalization)** 사람이 외부 세계의 모습을 정신에서 받아들이는 하나의 과정.
- **내재화된 동성애공포증(internalized homophobia)** 동성애자가 자신을 동성애공포적으로 대하는 주변 환경이나 공격하는 사람들과 동일시하여 동성애공포증을 보이는 과정.

- **대상(object)** 한 사람의 **소망**과 욕구의 중심이 되는 사람.
- **대상 관계(object relations)** 세 부분, **자기 표상, 대상 표상,** 그리고 이 둘 사이에 정동적으로 차 있는 상호작용에 대한 **표상**으로 이루어진 심리적 배열.
- **대상관계이론(Object Relations Theory)** **대상 관계**가 아동기에 어떻게 발달하는지, 생애에 걸쳐 어떻게 유지되는지, 그들이 다른 **구조**와 동기들과 어떻게 상호작용하는지, 그들이 정신적 활동과 행동에 어떻게 영향을 미치는지를 이해하려는 것이 특징인 마음의 모델.
- **대상 영구성(object permanence)** **대상**(생물 또는 무생물)을 지각할 수 없을 때에도 대상이 존재한다고 알 수 있는 인지 능력.
- **대상 추구(object seeking)** 아이가 갖는 스스로의 신체를 향한 리비도적 목적(**자기성적**)과 반대인 다른 사람을 향한 리비도적 목적.
- **대상 표상(object representation)** 사람이 자신의 삶에서 **대상**에 대해 갖고 있는 정신적 이미지. **표상**에는 실제 외부 대상의 모습 뿐만 아니라 **대상**에 대한 개인의 **공상**도 가미되어 있다.
- **대상 항상성(object constancy)** 좌절, 화, 또는 실망의 감정을 마주하더라도 엄마(또는 다른 누군가)에 대한 긍정적인 감정을 유지할 수 있는 능력.
- **대상 항상성을 향한 과정(on the way to object constancy)** 말러의 이론(11장 참고)에서 아이가 엄마에 대한 긍정적인 감정/생각과 부정적인 감정/생각을 통합하는 것을 배우는 **분리-개별화**의 마지막 단계.
- **대인관계의(interpersonal)** 외부 세계의 둘 또는 그 이상의 사람들 사이.
- **동기적 관점(motivational point of view)** 정신분석적 마음의 모델에서 심리적 힘들의 상호작용 또는 목적과 그를 추구하려는 것과의 상호작용을 이해하려는 노력.
- **동일시(identification)** 개인의 **자기 표상**이 **대상 표상**을 닮도록 수정되는 과정.
- **리비도(libido)** 모든 정신성욕 발달 수준에서 유기체의 성적 **소망**으로부터 비롯된 **정신적 에너지**의 원천.

- **리비도 이론(libido theory)** 개인과 문화의 심리학에서 **리비도**의 기원, 변환, 그리고 효과에 대한 지그문드 프로이트의 이론 (9장과 부록 A 참고).
- **마음(mind)** 지각, 감정, 생각, 의지, 추론에 대한 사람의 **의식**적 혹은 **무의식**적 경험.
- **마음 이론(theory of mind)** 다음의 세 가지를 이해할 수 있는 능력. 1) 다른 사람들도 믿음, 열망, 의도를 갖고 있으며 이것들이 "마음"을 구성한다; 2) 그 마음은 내 마음과 다를 수 있다; 그리고 3) 그 마음이 다른 사람들을 행동하게 한다.
- **마음-신체 이원론(mind-body dualism)** **마음**과 신체는 전적으로, 본질적으로 다르다는 관점.
- **마음의 컴퓨터 모델(computational model of the mind)** 인간의 마음이나 인간의 뇌가 (또는 둘 모두가) (단계 별로 입력을 계산하고 출력을 만들어내는 상징적인 조작기라는 의미에서) 정보 처리 체계라고 바라보는 관점.
- **말하기 치료(talking cure)** 주로 **정신치료**와 같은 치료적 중재의 상호작용에서 서사를 공유하는 점을 강조한 속어.
- **메스머의 이론(Mesmerism)** 신체 안에 보이지 않는 가정된 액체의 자유로운 흐름에 문제가 생기고 막힌 흐름을 자기력("동물 자기[animal magnetism]")으로 교정할 수 있다는 프란츠 안톤 메스머의 믿음에 기반해서 그가 개발한 이론과 실제 (2장 참고). 메스머의 이론은 치료자 혹은 "자기화하는 사람"이 환자를 트랜스와 같은 상태로 유도하여 자신의 강하고 좋은 유체를 라포트란 채널을 통해 환자에게 전송해서 치유한다고 주장했다.
- **메타인지(metacognition)** 본인의 생각에 대해 생각하는 과정.
- **모델(model)** 전체를 직접 관찰할 수 없는 복잡계를 대변하는 상상의 구조(construction).
- **무의식(unconscious)** **마음**에서 의식 바깥에 있는 부분.
- **물질결정론(physical determinism)** 물질적 세계의 사건들이 물질적 세계의 다른 사건들을 일으킨다는 믿음.
- **물질주의(materialism)** 우주의 만물을 물질과 에너지의 속성으로 이해할 수 있고, 측

정하여 기술할 수 있다는 믿음.

- **미러링 자기대상(mirroring selfobject)** **자기심리학**에서 아이의 과대 자기를 인정하고 확인하고 즐김으로써 **과대 자기**가 발달하고 적절하게 성숙하도록 돕는 양육자.
- **박해 불안(persecutory anxiety)** 클라인의 이론(11장 참고)에서 자신이 투사한 **공격성**을 전부 가지고 있는 나쁜 **대상**이 자신을 파괴할 것 같은 위험에 대한 사람의 두려움.
- **반동 형성(reaction formation)** 사람이 금지된 **소망**을 그 반대로 변환시키는 **방어.**
- **반복 강박(repetition compulsion)** 초기에 나타난 **소망**들이나 **공상**들과 괴롭거나 자기파괴적인 행동/시나리오와의 관계를 인지하지 못한 채, 그러한 상황들을 다시 만들거나 그러한 행동 패턴들을 반복하려는 경향.
- **발달적 관점(developmental point of view)** 행동과 정신 세계를 유아기에서 성인기까지 의미있는 진전의 일부로서 이해하는 접근.
- **발달적 노선(developmental lines)** **소망**, 두려움, 자기-조절, 도덕성, **자기 표상**과 **대상 표상**, 자기애적 추구를 비롯한 기능과 행동의 뚜렷한 발달 순서.
- **발생적 관점(genetic perspective)** 정신분석적 마음의 모델에서 성인 환자가 본인의 발달에 대해 이야기하는 것이 경험의 중요한 결정요인이라고 이해 하려는 노력.
- **발현몽(manifest dream)** 사람이 잠에서 깨면서 회상하고 이야기하는 **꿈.**
- **방어(defense)** 괴로운 상태의 마음을 피하고자 사용하는 **무의식**적 심리 술수.
- **방어 기제(defense mechanism)** **억압, 반동 형성, 승화**와 같은 구체적이고 잘 기술된 **방어** 행동.
- **방어 유형(defensive style)** **성격**의 주요 구성 요소인 사람의 특징적 **방어** 방식.
- **병리적 과대 자기(pathological grandiose self)** 컨버그의 자기애적 인격장애에 대한 이론(12장 참고)에서 의존성을 피하고 싶은 방어적인 욕구를 담당하는 **자기**의 구조.
- **병리적 자기애(pathological narcissism)** 자기애적 정신병리를 컨버그가 개념화시키며(12장 참고) 명명한 **병리적 과대 자기** 구조의 핵심적 특성.

- **보상(reparation)** 클라인의 이론(11장 참고)에서 사랑하고 필요로 하는 **대상**을 향한 공격적 **소망**에서 경험하는 **죄책감**이나 **불안감**을, 공격적 충동으로 생긴 상상 속 피해 또는 손해를 고쳐보려는 노력들로써 줄이려는 개인의 시도.
- **본능(instinct)** 일반생물학에서 배우지 않아도 종-특이적으로 유전(inherited)되는 행동 패턴.
- **부분대상(part object)** 클라인의 이론(11장 참고)에서 **대상**을 전부 좋은 대상 또는 전부 나쁜 대상과 같이 한 가지 모습, 속성으로만 경험하는 것.
- **부인(disavowal)** **부정**을 참고.
- **부정(denial)** 사람이 외부의 현실적 측면들을 부인하며 괴로운 감정을 줄이는 **방어**. **부인**이라고도 부름.
- **분리(separation)** 말러의 **분리-개별화** 이론(11장 참고)에서 아이들이 **대상**에 대한 정신적 **표상**과 구별되는 **자기**의 정신적 **표상**을 형성하는 과정.
- **분리-개별화(separation-individuation)** 아이가 **대상**의 정신적 **표상**과 구별되는 **자기**의 정신적 **표상**을 형성(**분리**)하고 구체적인 특징이 발달하며 자기가 대상과 구별될 뿐 아니라 독특하고 자율적으로 (**개별화**)되는 말러가 제안한 발달 과정 (11장 참고).
- **분리 불안(separation anxiety)** 아기가 6개월 무렵 엄마나 주양육자로부터 떨어질 때 보이는 **불안**의 한 종류.
- **분열(splitting)** 사람이 모순적이고 갈등이 있는 **의식**적 경험들을 분리하여 그들의 통합을 막아 통합으로 인한 감정적 충격을 예방하려는 **방어**.
- **분화(differentiation)** 말러의 이론(11장 참고)에서 아기가 외부 세계에 관심을 보이기 시작하는 **분리-개별화** 과정의 하위 단계.
- **불안(anxiety)** 위험에 대한 걱정과 예상의 괴로운 경험이 특징인 **정동**.
- **삼요소 모델(Tripartite Model)** 지그문드 프로이트의 **구조적 모델**이 세 개의 **구조**, **자아**, **이드**, 그리고 **초자아**로 존재한다는 사실을 강조한 또다른 이름.

- **상징화(symbolization)** **대상** 또는 생각이 동일한 구체적인 이미지나 무엇인가로 표현되는 현상.
- **생식기 시기(genital phase)** 구강기, 항문기, 남근기에 이은 정신성욕 발달의 네 번째 시기. 생식기 시기를 때때로 **오이디푸스 시기**와 합쳐서 **생식기/오이디푸스 시기**라고도 부른다.
- **서사적 마음의 구조(narrative structure of the mind)** 정신분석적 마음의 모델에서 정신 세계가 이야기들로 구성되어 있다는 설명.
- **서사적 자기감(narrative sense of self)** 자기감이 엄마/양육자와의 상호작용에서 어떻게 발달하는지 설명하는 스턴의 이론(12장 참고)–3세나 4세부터 시작하는–자기 발달의 다섯 번째 단계.
- **선망(envy)** 다른 사람이 소유한 것을 갖고 싶은 감정으로 종종 그 사람에 대한 파괴적 감정이 동반됨.
- **성감대(erotogenic zone)** 리비도의 흥분이나 만족의 역할을 담당하는 신체 부위. 지그문드 프로이트는 성감대의 발달 단계를 구강, 항문, 남근, 생식기로 가정했다.
- **성격(character)** 개인의 안정되고 지속적인 특성, 태도, 인지 유형, 그리고 기분.
- **성격 장애(character disorder)** 자신을 곤경에 처하게 하거나 스스로의 목적을 실패하게 하지만 주관적인 고통은 적은 개인의 융통성 없는 행동 패턴을 고수하는 인격 구조 문제.
- **성욕/정신성욕(sexuality/psychosexuality)** 모든 형태의 감각적 신체적 쾌락을 추구하는 것.
- **성인 애착 면담(Adult Attachment Interview)** 애착과 관련된 초기 아동기 경험에 대한 성인들의 기억에서 그 패턴을 연구하는 메인(Main)이 개발한 도구 (11장 참고).
- **성찰 기능(reflective function)** **정신화** 참고.
- **소망(wish)** 열망 또는 동기적 목적에 따른 행동.

- **수동적에서 능동적으로 바뀌는(turning passive into active)** 상호작용에서 수동적이었던 참여자가 능동적인 역할을 하며 조절할 수 없거나 무기력한 감정, 기억을 피하는 **방어**.
- **수치심(shame)** 다른 사람들이 자신을 나쁘거나 열등하다고 바라본다는 인식과 연결된 나쁜 감정 또는 **불안**.
- **스키마(schema)** 일반 **심리학**에서 구조 또는 상대적으로 안정적인 심리적 배열을 일컫는 단어.
- **승화(sublimation)** 사람이 **소망**의 본래 목적보다 더 높은 사회적 가치를 지닌 목적으로 방향을 바꾸는 **방어**.
- **신경증(neurosis)** **무의식적 갈등**에 대한 해결책으로서 융통성 없고 비적응적인 행동이 특징적인 정신병리의 한 종류.
- **신체 표지자 가설(somatic marker hypothesis)** 감정적 절차가 어떻게 인간의 행동, 선택, 의사 결정을 설명하는지 다마시오가 제기한 가설 (10장 참고).
- **신체화(somatization)** 사람이 받아들일 수 없는 감정을 신체적 증상으로 표현함으로써 괴로운 충격을 줄이는 **방어**.
- **신호 불안(signal anxiety)** **신호 정동** 참고.
- **신호 정동(signal affect)** 현재의 위험 가능성을 평가하는데 **자아**가 활용하는 과거로부터 기억하는 **정동** 경험(즐거움이나 괴로움)의 약화된 형태. **신호 불안**이라고도 일컬음.
- **실증주의(positivism)** 부인할 수 없는 진실과 종종 경험적 방법들로 세상의 모든 지식들을 체계화시키는 프로그램.
- **심리적 현실(psychic reality)** 내적 **소망**, 두려움, 외부 세계 간 지속적인 상호작용의 결과로서 설명되는 주관적인 심리적 경험.
- **심리학(psychology)** **마음**과 행동의 학문.
- **쌍둥이 전이(twinship transference)** **자기심리학**에서 환자가 자신과 치료자가 정확하게

동일하기를 요구하거나 기대하는 **정신치료** 상황. 환자는 이렇게 함으로써 자기를 강화하고자 한다.

- **안아주기/안기기(container/contained)** 비온의 이론(11장 참고)에서 아기의 혼란스러운 경험을 보다 참을 수 있도록 바꿔주는 달래고 표현하는 것을 비롯한 양육 행동.
- **암시(suggestion)** 마음의 외부(또는 마음의 한 부분)에서 제안한 생각을 마음 내부 (또는 마음의 다른 부분)에서 받아들이고 나서 종종 행동으로 변환되는 현상.
- **애착(attachment)** 아기와 양육자 사이에 생물학적 기반의 유대(bond).
- **애착 이론(attachment theory)** 생애 주기에 걸쳐있는 발달, 아이와 성인에서의 패턴, 후유증을 비롯한 볼비가 제안한 **애착**에 대한 관점 (11장 참고).
- **애착 행동 체계(attachment behavioral system)** 애착의 확립을 보장하는 아기와 양육자들의 선천적 특성을 포함하는 **애착 이론**의 요소.
- **애착의 내적 작동 모델(internal working models of attachment)** 볼비의 이론(11장 참고)에서 **애착**과 관련된 **자기 표상, 대상 표상,** 이 둘 사이에 상호작용을 포함한 심리적 **표상**들.
- **양가감정(ambivalence)** 다른 사람, 물건, 혹은 상황에 대한 상반된 감정이나 태도나 경향이 동시에 존재함.
- **양성 오이디푸스 콤플렉스(positive oedipus complex)** 아이가 이성의 부모는 사랑하는 대상으로 동성의 부모는 경쟁자로 여기는 아이와 부모들 간의 오이디푸스 상호작용.
- **억압(repression)** 사람이 받아들일 수 없는 생각과 감정을 **의식**에서 배제시키는 **방어**.
- **억압된 것의 회귀(return of the repressed)** 억압되었던 받아들일 수 없는 생각들이 증상의 형태로서 다시 나타나는 **신경증**의 기저를 이룬다고 생각되는 현상.
- **억제(suppression)** 사람이 의식적으로 불쾌한 생각이나 감정을 의식 밖에 두는 **방어**.
- **언어적/단언적 자기감(verbal/categorical sense of self)** 자기감이 엄마/양육자와의

상호작용에서 어떻게 발달하는지 설명하는 스턴의 이론(12장 참고)-18개월 무렵부터 시작하는-자기 발달의 네 번째 단계.

- **역동적(dynamic)** 다양한 심리적 힘들이나 동기들의 연속적인 상호작용이 있는 상태.
- **역동적 무의식(dynamic unconscious)** **억압**의 힘에 의해 **의식**으로 접근하는 것이 적극적으로 막혀있는 정신활동.
- **역전이(countertransference)** 주로 치료자 본인의 내적 세계에서 생긴 반응과 환자에 대한 반작용인 반응을 포함한 환자에 대한 치료자의 **의식**, **무의식**에서의 반응.
- **연습(practicing)** 말러의 이론(11장 참고)에서 아이가 엄마로부터 거리를 두고 떨어져 기어다니고 걸어다니며 새로 발달한 자신의 능력을 즐기며 실험하는 **분리-개별화** 과정의 하위 단계.
- **오이디푸스 승리자(oedipal victor)** 아빠를 이기고 엄마의 특별한 애정을 얻은 남자 아이의 경험. 또는 엄마를 이기고 아빠의 특별한 애정을 얻은 여자 아이의 경험.
- **오이디푸스 시기/단계(oedipal period/stage)** **오이디푸스 콤플렉스**가 생기는 시기(3세에서 6세 사이).
- **오이디푸스 콤플렉스(oedipus complex)** 아이가 부모와의 삼자 관계에서, 한 명의 부모와는 사랑하는 관계(romantic union)이고 싶은 **소망**과 경쟁하는 다른 부모를 제거하고 싶은 **소망**을 비롯한, 자신의 역할에 대해 갖고 있는 감정과 생각들의 집합.
- **욕구-충족 대상(need-satisfying object)** 아기가 자신의 욕구를 충족시키기 위해서만 **대상**이 존재한다고 경험하는 모성 **대상**에 대한 아기의 초기 경험.
- **욕동(drive)** 사람이 갖고 있는 생물학적 욕구의 결과로서 신체에서 발생한 동기적 힘의 심리적 **표상**.
- **욕동 이론(drive theory)** 발달, 정상 기능, 정신병리에서 **욕동**의 역할에 대한 이론.
- **우울 불안(depressive anxiety)** 필요하고 사랑하는 **대상**을 위협하거나 해칠지도 모르는 본인의 화난 감정에 대한 두려움.

- **우울 자리(depressive position)** 클라인의 이론(11장 참고)에서 **대상**과의 좋은 경험과 나쁜 경험을 통합할 수 있는 능력의 획득이 특징인 발달 단계.
- **원초경(primal scene)** 부모들의 성관계를 아이가 실제로 목격했든지 엿들었든지, 단지 상상했든지 간에 지각(perception)하고 그것에 부여한 의미.
- **원초적 이상화(primitive idealization)** 사람이 다른 사람을 승격시킨 면과 평가절하한 면으로 분열시켜서 승격시킨 면만 경험함으로써 평가절하한 측면과 연관된 감정들을 피하거나 스스로 자기에 대한 경험을 강화시키는 **방어**.
- **위험 상황(danger situations)** 중요한 **대상**의 상실, 대상의 사랑을 상실, **거세 불안**, **초자아**의 반감 (또는 **죄책감**)을 비롯한 모든 인간에게 **불안**을 일으키는 상황.
- **유머(humor)** 사람이 괴로운 주제를 재미있는 태도로 다루면서 괴로움을 줄이는 **방어**.
- **유아 성욕(infantile sexuality)** 특히 정신성욕 단계들에서 표현되는 아이들의 성적 또는 연애 감정.
- **유혹 가설(seduction hypothesis)** 양육자들이 아이에게 저지른 성적 행동이 증상을 일으킨다고 주장했던 **히스테리**에 대한 지그문드 프로이트의 초기 이론 (7장 참고).
- **음성 오이디푸스 콤플렉스(negative oedipus complex)** 아이가 동성의 부모는 사랑하는 대상으로 이성의 부모는 경쟁자로 여기는 아이와 부모들 간의 오이디푸스 상호작용.
- **의식(conscious)** 프로이트의 **지형학적 모델**에서 **마음** 가운데 인식할 수 있는 부분.
- **의식(consciousness)** 인식(awareness)과 자기-인식(self-awareness)이 특징인 정신 상태.
- **이드(id)** 지그문드 프로이트의 **구조적 모델**에서 성적 충동과 공격적 충동을 비롯한 **욕동**의 자리. 이드의 내용은 항상 **무의식**적이다.
- **이상화(idealization)** 어떤 사람 혹은 사물에게 뛰어난 우수함을 귀속시키는 것. 사람이 실망을 피하거나 스스로의 자기(Self)에 대한 경험을 강화하고자 다른 사람을 과도하게 긍정적인 시각으로 바라보는 **방어**.

- **이상화 전이(idealizing transference)** **자기심리학**에서 환자가 치료자란 사람 속에 **이상화된 부모 이마고**를 부활시키는 치료자를 우러러보는 관점.
- **이상화된 부모 이마고(idealized parental imago)** **자기심리학**에서 일차 양육자에게 완벽함을 선천적으로 요구하는 자기의 구성 요소.
- **이상화된 자기대상(idealized selfobject)** **자기심리학**에서 완벽하다고 경험할 수 있는 양육자. **이상화된 부모 이마고**의 건강한 발달을 가능하게 함.
- **이질적 자기(alien self)** 포나기의 이론(12장 참고)에서 엄마의 **정동 미러링**이 잘 맞지 않거나 둔감하거나 그 밖에 결함이 있을 때 발달하는 진정하지 않은 자기감. 위니코트의 **거짓 자기**와 비슷함.
- **이차 과정(secondary process)** **현실 원리**와 연결된 합리, 순서, 논리가 특징적인 사고 유형. 프로이트의 **지형학적 모델**에서 이차 과정은 **마음**의 **전의식**, **의식** 영역과 연관되어 있다.
- **이타적 항복(altruistic surrender)** 사람이 대리인에게 과도하게 이타적으로 헌신하면서 받아들일 수 없는 **소망**을 간접적으로 충족시키는 **방어**.
- **이타주의(altruism)** 사람이 자신의 안녕에 대한 **불안** 같은 괴로운 감정을 피하고자 다른 사람들의 안녕에 관심을 보이는 **방어**.
- **이행기 대상(transitional object)** 위니코트의 이론(12장 참고)에서 곰인형이나 담요와 같이 아이가 "나"이면서 "내가 아닌" 것으로 동시에 경험하며 애지중지하는 소유물.
- **인지심리학(cognitive psychology)** 사람이 사물을 어떻게 알고 있는지에 중점을 둔 **심리학** 분야. 인지심리학은 (컴퓨터에서 출력과 유사한) 행동을 설명하는 (컴퓨터의 소프트웨어와 유사한) 유기체 안에서 작동하는 안정되고 자율적인 인지 **구조**나 **표상**이 존재한다고 주장한다.
- **인지적 무의식(cognitive unconscious)** 정보 처리 과정과 연관된 대부분의 현상을 인식하지 못하는 정신활동.
- **일차 과정(primary process)** **쾌락 원리**와 연관되어 있고 **상징화**, **전치**, **함축**에 대한 의존

과 함께 논리적 연결, 모순, 시간에 대한 현실을 무시한 것이 특징인 사고의 원초적 형태. 일차 과정의 내용은 **소망, 정동, 갈등**이나 **무의식적 공상**들이 지배적이다. 프로이트의 **지형학적 모델**에서 일차 과정은 **마음**의 **무의식**적 영역과 연관되어 있다.

- **일차적 여성성(primary femininity)** 자신이 여성임을 의식하는 초기 인식이 **갈등**에 기반을 두거나 열등감에 반응한 것이 아니라는 여성 발달에 대한 관점.
- **자기(self)** "나"에 대한 사람의 주관적 의식으로 이루어진 정신적 **구조** 또는 **표상. 자기심리학**에서는 **마음**의 상위개념 **구조.**
- **자기대상(selfobject)** **자기심리학**에서 **자기**를 유지하고 지지하는 역할을 맡은 다른 사람.
- **자기대상 전이(selfobject transference)** **자기심리학**에서 치료자와의 관계에서 **자기대상** 욕구가 재활성화되는, **정신치료**에서 활성화되는 많은 **전이**들 가운데 하나.
- **자기성적(autoerotic)** 다른 사람을 향한 리비도의 목적과는 반대로 아이 스스로의 신체를 향한 리비도의 목적.
- **자기심리학(Self Psychology)** 자기의 발달과 기능에 기반을 둔 마음의 모델.
- **자기 표상(self representation)** 사람이 스스로에 대해 갖고 있는 정신적 이미지. **표상**은 내부 자극의 경험, **대상**들과의 관계에서 정교해지는 **자기**에 대한 **공상**, 다른 사람들이 자신을 대하는 방식을 내재화한 지각들로 이루어진다.
- **자기애(narcissism)** 스스로에 대한 또는 자기의 측면에 대한 개인의 투자.
- **자기애적 분노(narcissistic rage)** **자기의 장애**에 관한 코헛의 이론(12장 참고)에서 자기에 대한 위협이 촉발시킨 극도의 정동 상태-짜증부터 분노에 이르기까지 **수치심**, 모멸감, 실망이 동반됨.
- **자기에게로 향하는(turning against the self)** 사람이 보통 받아들일 수 없는 공격적인 소망을 다른 사람에게서 스스로에게 돌리는 **방어.**
- **자기의 장애(disorder of the self)** **자기심리학**에서 자기의 나약함이 특징적인 정신병리 유형.

- **자기 항상성(self constancy)** 실패 또는 자존감에 다른 위협들을 마주할 때에도 긍정적인 **자기 표상**을 유지할 수 있는 능력.
- **자기-상태 꿈(self-state dreams)** **자기심리학**에서 꿈꾸는 사람의 자기 상태를 드러내는 **꿈**.
- **자기-자기대상 메트릭스(self-selfobject matrix)** **자기심리학**에서 본래는 아기와 주 양육자의 조합으로 한 사람과 그 사람의 **자기**를 유지하고 지지하도록 도와주는 다른 사람과의 조합.
- **자동 사고(automatic thoughts)** **인지심리학**이나 인지-행동 치료에서 무의식적 정신활동(mentation).
- **자리(position)** 클라인의 이론(11장 참고)에서 소망, 생각, 감정의 복합적 영향과 양육자들과의 상호작용에서 비롯된 **자기 표상**들과 **대상 표상**들의 안정적인 배열.
- **자아(ego)** 프로이트의 **구조적 모델**에서 **욕동(이드)**, 외부 세계, **초자아**의 욕구들 가운데 조정하는 역할을 하는 **마음**의 실행 기관.
- **자아 동질적(ego syntonic)** 자기가 우세한 관점에 부합하는 개인이 경험한 행동들.
- **자아 이상(ego ideal)** 사람이 스스로를 평가하는 완벽에 대한 표준, 가치, 이미지들의 보고(repository).
- **자아 이질적(ego dystonic)** 자기가 우세한 관점에 부합하지 않는 개인이 경험한 행동들.
- **자아 정체성(ego identity)** 에릭슨의 이론(8장 참고)에서 사회의 고유한 개인으로서 갖는 안정적인 자아감의 강화.
- **자아를 위한 통제 하의 퇴행(regression in the service of the ego)** 본래 방어의 목적으로 도입되었지만 더 혁신적이고 적응적인 정신 활동과 구조로 이끄는 (예술적 창조와 같은) **퇴행**의 한 형태.
- **자아심리학(ego psychology)** **자아**의 개념과 심리적 기능에서 자아의 역할을 강조한 대략적으로 **구조적 모델**과 동등한 **정신분석**의 분파.

- **자아의 강도(ego strength)** **구조적 모델**에서 자기-조절이나, **현실 검증력**과 사회적 판단, 추상적 사고, **정동 인내,** 충동 조절, 적절한 **방어 기제**들을 융통성 있게 활용하는 것을 포함하는 **적응**을 위해 필요한 효율적으로 **자아 기능**을 수행할 수 있는 능력이 특징적인 심리적 건강 상태.
- **자아의 기능[ego function(s)]** **자아**가 자기 조절이나 **적응**을 위해 사용하는 인지, 지각, 기억, 활력, **정동,** 사고, 언어, **상징화, 현실 검증력,** 평가, 판단, **검열,** 충동 조절, **정동 인내, 방어, 갈등** 조정과 같은 특정 능력들.
- **자아의 나약함(ego weakness)** **구조적 모델**에서 자기-조절이나 적응에 필요한 **자아의 기능**들이 제대로 역할을 수행하지 못하는 것이 특징인 정신병리 상태.
- **자유 연상(free association)** 환자가 스스로의 생각 과정에 대한 **의식**의 조절을 보류함으로써 주관적 경험에 대한 **무의식**의 영향을 드러낼 수 있는 **정신역동적 정신치료** 기법.
- **자율적인 자아 기능(autonomous ego functions)** **갈등**으로부터 독립적으로 (또는 자율적으로) 발달하는 생각, 기억, 지각, 인지, 활력을 비롯한 **마음**의 선천적 능력.
- **잠복기(latency)** 본래 지그문드 프로이트가 **오이디푸스 시기**와 사춘기 사이라고 밝혔던, 리비도적 **욕동**과 공격적 **욕동**이 소강 상태이며 상대적으로 줄어든 성적 관심이 특징인 (대략 5세에서 12세 사이에) 아동기 발달 시기.
- **잠재몽 생각들(latent dream thoughts)** 받아들일 수 없는 생각과 감정으로 이루어진 **꿈** 기저의 내용.
- **재구성(reconstruction)** 치료자가 한 **해석** 중 잊었던 또는 억압된 과거에 대한 추론.
- **저항(resistance)** **정신역동적 정신치료**에서 환자가 눈에 띄게 연상의 흐름이 중단되는 현상.
- **적응(adaptation)** 변화하고 타협함으로써 자신의 외부 환경에 좀 더 적합해지는 사람의 능력.
- **적응적 관점(adaptational perspective)** 정신분석적 마음의 모델에서 외부 세계를 대처하려는 행동과 정신 세계의 모습을 이해하려는 노력.

- **전오이디푸스 시기/단계(preoedipal period/stage)** 출생부터 **오이디푸스 시기** 시작 전까지의 발달 시기(3세에서 6세 사이).
- **전의식(preconscious)** 프로이트의 **지형학적 모델**에서 (**의식, 무의식**과 함께) 정신 기구의 세 구성 요소 중 하나. 전의식의 요소들을 의식하지 못하지만 주의를 기울이면 의식으로 쉽게 가져올 수 있다.
- **전이(transference)** **무의식적 소망**이 어느 정도 받아들일 만한 **전의식적** 생각으로 **검열**을 피하기 위해 "넘어간(transfers)" 현상. 좀 더 흔하게는 환자가 (종종 아동기 때) 감정적으로 중요한 사람에 대한 강렬한 감정을 치료자에게 넘긴 임상적 현상.
- **전이 중점 정신치료(Transference-Focused Psychotherapy)** 컨버그의 이론에 기반한 **경계성 인격 구조**를 치료하려고 고안한 **정신치료**의 한 종류 (11장 참고).
- **전체대상(whole object)** 클라인의 이론(11장 참고)에서 다른 사람을- 특히 그 사람의 좋은 면과 나쁜 면을 고려하여-완전한 또는 통합된 사람으로 경험하는 것
- **전치(displacement)** 사람이 하나의 생각에서 다른 연관된 생각으로 흥미나 집중을 돌리는 과정; 종종 **방어**로 사용됨.
- **전환(conversion)** 받아들일 수 없는 **소망**들을 신체적 증상으로 드러내는 상징적인 변환.
- **정동(affect[s])** 생존의 목적으로 주변 환경과의 관계에서 자기를 평가하며 그 체계의 일부로서 신체에 생성된 복합적인 감정적/신체적 상태-즐겁고 괴로운 것 모두. 흔히 *감정(feelings)*이라고 부름.
- **정동 미러링(affect mirroring)** 엄마가 공감적으로 아이의 감정 상태를 파악하고 비춰주는 과정. 그렇게 함으로써 아이는 강렬한 **정동**을 조절하는 자신감을 얻고 자기와 다른 사람, 현실과 **공상**을 구분하는 것을 배운다. 아이에 대한 엄마의 정동 미러링은 아이의 **정신화** 발달에 바탕이 된다.
- **정동 인내(affect tolerance)** **방어**를 통해 **정동** 상태를 피하지 않고 경험하는 능력.
- **정동의 고립(isolation of affect)** 사람이 감정적 충격을 줄이고자 생각, 경험, 또는 기

억에서 연관된 감정을 분리하는 **고립**이 가장 흔히 활용되는 형태.

- **정신결정론(psychic determinism)** 다른 심리적 사건들이 심리적 사건을 일으키고 자연의 법칙에 따라 변환된다는 믿음 또는 심리적 세계가 합법적으로 정해져있다는 믿음.
- **정신분석(psychoanalysis)** 지그문드 프로이트가 소개한 **마음**의 **모델**, 치료법, 내적 세계를 탐구하는 방법을 포함하는 **심리학**의 한 분야. 정신분석적 마음의 모델은 지형학적, 동기적, 구조적, 발달적 매개 변수들을 따라 정신세계를 살펴보고 이 모델이 정신병리와 치료법에 대한 이해에 기여한 바를 검토한다.
- **정신성욕 시기(psychosexual phases)** 발달하는 아기와 아이에서 일련의 순차적인, 서로 겹치는 다른 **성감대**들의 우세한 감각적 투자를 대변하는 시기들–구강, 항문, 남근, 생식기–을 제안한 **리비도 이론**의 한 부분으로 소개된 발달 시기.
- **정신역동적(psychodynamic)** 정신적 힘 또는 동기와 관련된.
- **정신적 에너지(psychic energy)** 지그문드 프로이트 이론에서 모든 정신 활동의 배후에 있는 힘.
- **정신치료(psychotherapy)** 의학적인 방법보다 심리적인 방법을 활용하는 정신 장애 치료법.
- **정신화(mentalization)** 다른 사람들의 행동을 믿음, 열망, 감정, 기억과 같은 정신 상태 측면에서 이해하는 능력; 스스로의 정신 상태를 돌이켜보는 능력; 그리고, 본인의 마음 상태가 다른 사람들의 행동에 영향을 끼칠 수 있다는 것을 이해하는 능력. **성찰 기능**이라고도 부름.
- **정신화 중심 치료법(Mentalization-Based Treatment)** **정신화**를 키우는 노력을 통해 심한 인격 장애들을 치료하는 베이트만과 포나기(11장 참고)가 개발한 방법.
- **정체성(identity)** 사회에서 고유한 개인으로서 갖는 안정된 자아감.
- **정체성 혼미(identity diffusion)** **자기**의 모든 면을 통합하는데 실패하며 나타난 **자기 표상**에 대한 부족한 일관성.

- **조현병을 일으키는 보살핌(schizophrenogenic mothering)** 현재는 신빙성을 잃은 이론으로 조현병을 일으키는 양육의 속성.
- **죄책(guilt)** 도덕적 위반에 대한 생각들과 연관된 나쁘고 **불안**한 감정.
- **주간 잔재(day residue)** 꿈꾸기 전날 있었던 **꿈**에서 상징으로 나타나는 실제 사건.
- **주관적 자기감(subjective sense of self)** 자기감이 엄마/양육자와의 상호작용에서 어떻게 발달하는지 설명하는 스턴의 이론(12장 참고)-9개월 무렵부터 시작하는-자기 발달의 세 번째 단계.
- **중년기 위기(midlife crisis)** 사람의 인생에서 중년에 생기는 감정적 동요가 동반된 전환점.
- **중층결정(overdetermination)** 정신 세계의 한 가지 현상에서 복수의 심리적인 설명이 가능한 관찰.
- **지식화(intellectualization)** 사람이 과도한 지적 활동을 사용하여 받아들일 수 없는 감정들을 조절하고 줄이는 방어 과정.
- **지형적 관점(topographic point of view)** 정신분석적 마음의 모델에서 행동과 정신 세계의 측면이 **의식**에 접근 가능한지 여부를 살피며 이해하려는 노력.
- **지형학적 모델(Topographic Model)** 정신이 세 개의 영역, **의식, 전의식, 무의식**에 기반을 두고 있는 지그문드 프로이트의 첫 번째 정신분석적 마음의 모델 (5장 참고).
- **직면(confrontation)** 관찰가능하지만 피하거나 부인하는 **의식적** 경험에 대해 직접적으로 주의를 주는 치료적 개입.
- **착오행위(parapraxis)** 말실수를 하거나 이름 또는 단어를 잊거나 잘못 쓰거나 엉망으로 행동하는 것과 같은 인지적 또는 기능적 오류 가운데 하나의 증상인 행동.
- **참 자기(true self)** 위니코트의 이론(12장 참고)에서 촉진시키는 모성 환경에서 생긴-본인의 욕구, 기대, 요구를 통합시킨-자기 경험.
- **창발성(emergent property)** (**마음**이 뇌에 의존적인 것처럼) 다른 체계에 의존적이지

만 그 체계에 적합한 용어로는 설명할 수 없어서 새로운 (또는 창발적인) 용어로 기술해야 하는 어느 체계의 속성.

- **창발적 자기감(emergent sense of self)** 자기감이 엄마/양육자와의 상호작용에서 어떻게 발달하는지 설명하는 스턴의 이론(12장 참고)–출생부터 2개월까지–자기 발달의 첫 번째 단계.
- **천성과 양육(nature versus nurture)** 어떠한 현상이 사람의 타고난 속성(천성)에서 비롯된 것인지 외부 양육 환경(양육)의 효과에서 비롯된 것인지에 대한 지속적인 논쟁.
- **체계 간의 갈등(intrasystemic conflict)** **이드** 안에서와 같이 동일한 체계에서 상반된 **소망**, 생각, 또는 감정들 간의 마음 속 투쟁.
- **체계 내부의 갈등(intersystemic conflict)** **이드**와 **초자아** 같이 **마음**의 서로 다른 영역들의 상반된 **소망**, 생각, 또는 감정들 간의 마음 속 투쟁.
- **체화(embodiment)** **마음**은 본질적으로 신체와의 관계에서 만들어진다는 생각.
- **초자아(superego)** 지그문드 프로이트의 **구조적 모델**에서 이상, 가치관, 도덕적 원리, 도덕적 명령의 체계가 자리한 **마음**의 세 가지 주요 기관 중 하나. 흔히 **양심**이라고 부름.
- **충분히 좋은 엄마(good–enough mother)** 위니코트의 이론(11장 참고)에 나오는 아기가 잘 자랄 수 있도록 양육, 적절한 반응, 그리고 안전을 제공하는 엄마.
- **최면(hypnosis)** 종종 치료 목적으로 활용하는 특별한 기법들로 유도한 변화된 **의식** 상태(뇌파의 변화와 동반됨).
- **취소(undoing)** 사람이 이전 행동과 연관된 성적, 공격적, 수치스러운 받아들일 수 없는 감정들을 이전과 반대로 행동하거나 말하며 부인하는 **방어**.
- **치료 동맹(therapeutic alliance)** **전이**나 **저항** 상태와는 독립적으로 환자가 치료에 협력하려는 노력을 유지할 수 있는 능력을 환자 치료자 관계에서 반영한 모습.
- **카타르시스 방법(cathartic method)** **최면**과 격리된 생각과 연관된 **정동**들을 표현하는 것으로 이루어진 **히스테리** 환자들을 치료하는 브로이어의 기법 (2장 참고).

- **콤플렉스(complex)** **마음** 속 네트워크나 본보기를 형성하는 감정들, 생각들과 연관된 **무의식**의 집합.
- **쾌감 원리(hedonic principle)** 일반 심리학에서 행동과 정신 활동은 항상 즐거운 감정을 극대화하고 괴로운 감정을 최소화한다고 주장한 원리.
- **쾌락/불쾌 원리(pleasure/unpleasure principle)** 행동과 정신 활동은 항상 즐거움을 최대화시키고 불쾌함 또는 괴로운 감정은 최소화시킨다고 주장하는 원리.
- **타협/타협 형성(compromise/compromise formation)** 상충된 **이드**, **초자아**, 외부 현실의 요구들로 생긴 문제에 대한 **자아**의 해결책을 반영하는 정신적 산물.
- **퇴행(regression)** 평소 발달하는 방향과 반대 방향으로 일어난 심리적 현상의 변화. 예를 들면 사람은 발달의 후기 단계 쾌락을 후기 단계에서는 위험하다고 느껴서 **방어**로서 좀 더 앞 단계의 쾌락으로 바꿀 수 있다.
- **투사(projection)** 사람이 받아들일 수 없거나 참을 수 없는 생각, 충동, 또는 감정을 다른 사람 탓으로 여기는 **방어**.
- **투사적 동일시(projective identification)** 사람이 **자기**의 일부를 제거하여 내부에서 **대상**을 조종하고자 이를 **대상**에게 넘기는 **대인관계 방어**.
- **통찰(insight)** 종종 **해석**을 통해 얻는 **무의식**에 대한 지식.
- **편집 자리(paranoid position)** 클라인의 이론(11장 참고)에서 경험을 좋은 측면과 나쁜 측면으로 활발하게 **분열**시켜 **대상**에게 나쁜 측면을 **투사**하는 것(나중엔 **투사적 동일시**)을 동반하는게 특징인 정신의 초기 구조.
- **평균적으로 기대할 수 있는 환경(average expectable environment)** 아기의 능력이 예측가능하고 점진적인 방식으로 발달하게 하는 양육 환경.
- **표상(representation)** 마음의 바깥에 있거나 있었던 무언가를 의미하는 마음 속의 안정적인 심리 구조. 정신분석적 마음의 모델에서는 보통 **자기**, **대상**, 자기와 대상 간의 상호작용에 대해 내재화된 이미지를 일컫는 용어.
- **함께 만든 경험(co-created experience)** 관계에서 두 사람의 주관적 경험이 하나의

경험으로 통합되는 과정.

- **함입(introjection)** 사람이 상실이나 실망과 같은 괴로운 감정을 피하고자 외부 세계의 일부, 대개는 **대상**을 내재화하는 **방어.**
- **함축(condensation)** 개별적인 연상들로 연결되어 있는 여러 가지 관련된 생각들을 하나의 생각이 대변할 수 있게 되는 정신적 과정.
- **합리화(rationalization)** 사람이 감정이나 행동을 겉보기에 타당한 이유로 설명하며 더 괴로운 감정이나 동기를 인지하는 것을 피하는 **방어.**
- **항문기(anal phase)** 항문의 **성감대**에서 생긴 **리비도**가 정신 세계 조직을 지배하고 있는 (18개월에서 3세에 걸쳐있는) 정신성욕 발달의 두 번째 시기.
- **항문기 성격(anal character)** 항문의 **성감대**에서 생긴 **리비도**의 우세한 영향과 관련있다고 여겨지는 인색함, 정연함, 완고함이 특징인 성격 스타일.
- **항상성(homeostasis)** 안정적인 정신내적 평형 상태 또는 자기 조절 상태.
- **해리(dissociation)** **방어**의 목적에서 정신적 경험의 연속성에 생긴 분열.
- **해석(interpretation)** 치료자가 환자에게 **무의식적 마음**의 작용 또는 내용에 대해 솔직하게 말하는 추론.
- **핵심적 자기감(core sense of self)** 자기감이 엄마/양육자와의 상호작용에서 어떻게 발달하는지 설명하는 스턴의 이론(12장 참고)-2개월에서 6개월까지-**자기** 발달의 두 번째 단계.
- **행동주의(behaviorism)** 강화로 연결된 일련의 자극-반응 연관성으로 인간의 (그리고 동물의) 활동을 설명하는 **심리학**의 한 분야.
- **현실 검증력(reality testing)** 현실과 공상을 구별하는 능력부터 시작해서 여러 외부 현실의 모습들을 고려할 수 있는 능력.
- **현실 원리(reality principle)** 행동과 정신 활동은 쾌락을 추구할 때조차 고려해야 할 외부 세계의 제약이 있다고 주장한 원리.

- **화해 위기(rapprochement crisis)** 말러의 **분리-개별화** 이론(11장 참고)의 **화해** 하위 단계에서 엄마에게 의존하고 싶은 **소망**과 자율성에 대한 **소망** 사이에서 종종 화가 난 감정과 폭넓은 기분 변동이 동반되며 아이가 느끼는 **갈등.**
- **화해(rapprochement)** 말러의 **분리-개별화** 이론(11장 참고)에서 엄마로부터 **분리**된 것을 새로이 인식하며 생긴 의존성과 격노의 상충된 감정이 특징인 하위 단계.
- **활성화-합성 가설(activation-synthesis hypothesis)** 뇌가 기억 속에 저장된 정보와 무작위 신경운동 정보를 합성하며 꿈을 만든다는 홉슨(Hobson)과 맥칼리(McCarley)가 소개한 **꿈** 형성에 대한 이론 (6장 참고).
- **후성(epigenesis)** 각 시기의 결과가 이전 모든 시기의 결과들에 의존적이며, 개인과 환경 간의 연이은 상호작용으로 발달이 진행한다는 관점.
- **히스테리(hysteria)** 증명할 수 있는 해부적 또는 생리적 병리와 관련없는 신체적 증상들이 특징인 정신병리 유형.

참고 도서

Auchincloss EL, Samberg E: Psychoanalytic Terms and Concepts. New Haven, CT, Yale University Press, 2012

Gabbard GO, Litowitz BE, Williams P (eds): Textbook of Psychoanalysis, 2nd Edition. Washington, DC, American Psychiatric Publishing, 2012

찾아보기

-한글-

(ㄴ)

(ㅅ)

(ㅇ)

(ㅈ)

– 영문 –

(A)

(B)

(C)

정신분석적 마음의 모델

초판인쇄 2017년 3월 27일
초판발행 2017년 3월 31일

지 은 이 Elizabeth L. Auchincloss. M.D.
옮 긴 이 박 진 홍
펴 낸 이 오 무 근
펴 낸 곳 하나醫學社

출판신고 제25100-2013-000061호(1988. 4. 1.)
주 소 서울시 서대문구 거북골로 7-7(홍은동) 하나빌딩 1층

전화번호 (02)730-2555, 2556
팩 스 (02)730-2557
홈페이지 www.hanampc.co.kr
이 메 일 hanampc1@naver.com

값 23,000원

ISBN 979-11-85696-42-3 93510

• 역자와의 합의로 인지 생략
• 잘못된 책은 구입처에서 교환하여 드립니다.